名贵道地中药材研究与应用系列丛书

诃子的
研究与应用

罗 杰　梅全喜◎主编

全国百佳图书出版单位

中国中医药出版社

·北　京·

图书在版编目（CIP）数据

诃子的研究与应用 / 罗杰 , 梅全喜主编 . -- 北京：
中国中医药出版社 , 2025.6. -- (名贵道地中药材研究
与应用系列丛书).

ISBN 978-7-5132-9494-2

Ⅰ. R282.71

中国国家版本馆 CIP 数据核字第 20252000E8 号

中国中医药出版社出版

北京经济技术开发区科创十三街 31 号院二区 8 号楼

邮政编码　100176

传真　010-64405721

廊坊市佳艺印务有限公司印刷

各地新华书店经销

开本 710 × 1000　1/16　印张 18.75　字数 336 千字

2025 年 6 月第 1 版　2025 年 6 月第 1 次印刷

书号　ISBN 978 – 7 – 5132 – 9494 – 2

定价　75.00 元

网址　www.cptcm.com

服 务 热 线　010-64405510

购 书 热 线　010-89535836

维 权 打 假　010-64405753

微信服务号　zgzyycbs

微商城网址　https：//kdt.im/LIdUGr

官 方 微 博　http：//e.weibo.com/cptcm

天猫旗舰店网址　https：//zgzyycbs.tmall.com

如有印装质量问题请与本社出版部联系（010-64405510）

为"名贵道地中药材研究
与应用系列丛书"而题

名贵道地中药材是我国中
医药的宝贵资源，望势认
真开展研究，积极推广
应用！
己亥年 秋月
金世元

黄　序

我国地域辽阔，自然地理环境复杂多样，孕育了丰富的中草药资源。从最早的本草著作《神农本草经》载药365种起，至李时珍的《本草纲目》已发展至1892种，再到1999年出版的《中华本草》则猛增至8980种，而根据第四次全国中药资源普查统计，我国现有中药资源种类达13000多种。从古至今，中药资源不断被发现与应用，为历代人民防病治病、中华民族繁衍昌盛作出了不可磨灭的贡献，也极大地推动了中医药学的发展。

名贵道地中药在中医药临床防病治病过程中一直占据重要的位置，特别是在治疗某些疑难病、急性病及危重病方面，疗效显著，深受历代医家、患者的重视，在国内、国际医药市场享有较高声誉。名贵道地中药特指一些质量优良、药效独特、疗效显著、道地性强、资源稀缺的品种，主要有东北人参、鹿茸、冬虫夏草、蕲艾、新会陈皮、化橘红、广藿香、沉香、川附子、文三七、岷当归等。它们有的可单独用于疾病的治疗与养生保健，如由单味人参组成的独参汤能治疗元气欲脱、诸虚垂危之证；冬虫夏草对多种疾病有很好的治疗和保健作用，制作各种药膳和直接鲜用均备受欢迎；由蕲艾叶制作的艾灸用品成为养生保健热销产品；沉香、新会陈皮、化橘红等既是广东知名的地产药材，也是临床常用的道地药材，深受欢迎。有的药材又可配伍组成汤剂或中成药使用，如著名的参附汤，可治疗元气大亏、阳气暴脱的厥脱证，具补血止血、调经安胎作用的胶艾汤，以及主治痰湿咳嗽的二陈汤等。这些应用名贵道地中药材配伍的方药应用得当，则能效如桴鼓，救患者于垂危。此外，一些著名中成药配方中也有名贵道地中药材，这些中成药不仅畅销国内，还远销海外，为挽救世人的生命作出了重要贡献。

深入挖掘、研究与应用名贵道地中药材对确保中药质量、提高中药疗效及中医治疗水平等都具有重要意义。为此，全国各地中医药学者都十分重视开展名贵道地中药材的研究与应用工作，梅全喜教授就是其中一位代表。他早年就开展了蕲艾的研究与应用，持续几十年深入研究，取得骄人成果。近年来他又带领团队先后开展了鲜冬虫夏草、新会陈皮、沉香、鲜龙葵果等名贵道地中药材的研究与应用，取得显著成绩。为进一步收集、整理全国名贵道地中药材的研究与应用，梅全喜教授在前期工作的基础上，带领团队编写了这套《名贵道地中药材研究与应用系列丛书》。

这套丛书共计 50 种，所选药物均为我国名贵道地中药材，目前已完成蕲艾、冬虫夏草、沉香、新会陈皮、鲜龙葵果和重楼等，每种中药材独立成书。每本书全面系统地介绍了该名贵道地中药材的相关研究与应用成果，包括药用历史、本草学概述、生药学研究、炮制与制剂研究、化学成分、药理作用、临床应用及产业发展现状等内容，其中不少内容是作者团队研究的成果，具有较强的参考价值。相信本套丛书的出版，对名贵道地中药材的深入研究、推广应用及推动中医药产业的发展都将起到积极的作用。

有鉴于此，乐为之序。

中国工程院院士
中国中医科学院院长
2020 年元旦

前　言

中医药学是我国劳动人民几千年来同疾病做斗争的经验总结，是中华文明的瑰宝，也是打开中华文明宝库的钥匙。中药是中医药学的重要组成部分，是我国历代人民在漫长的岁月里与疾病做斗争的重要武器。我国地域辽阔，拥有丰富的中药资源，根据第四次全国中药资源普查结果，我国现有中药资源品种达 13000 多种，其中在中医临床上常用的有 600 多种，而能称为名贵道地中药材的有 200 种左右。

一般常见常用的中药材价格都不是很贵，但也有些非常珍贵的中药材品种，这些药材疗效显著，但资源极少，难以种植（养殖），物以稀为贵，因此它们的价格是十分昂贵的，有些珍品的价格甚至超过黄金的价格，这一类药材称为名贵中药材。1990 年上海中医药大学出版社（现上海浦江教育出版社）出版的《中国名贵药材》收载常用名贵中药材 50 种。我国目前常用的名贵中药材有人参、西洋参、冬虫夏草、灵芝、雪莲、三七、番红花、沉香、石斛、天麻、重楼、蛤蚧、鹿茸、阿胶、海马、燕窝、哈士蟆、血竭、麝香、羚羊角、牛黄、珍珠等，其中许多都是道地中药材。道地中药材又称地道药材，是一个约定俗成的中药标准化的概念，是指一定的中药品种在特定生态条件（如环境、气候）、独特的栽培和炮制技术等因素的综合作用下，所形成的产地适宜、品种优良、产量较高、炮制考究、疗效突出、带有地域性特点的药材。1989 年黑龙江科学技术出版社出版的由胡世林教授主编的《中国道地药材》一书收载常用道地中药材 159 种。我国常见常用的道地中药材有"四大怀药"（怀地黄、怀菊花、怀牛膝、怀山药）、"浙八味"（杭麦冬、杭菊花、浙玄参、延胡索、白术、温郁金、杭白芍、浙贝母）、"粤八味"（化橘红、广陈皮、阳春砂、广藿香、巴戟天、沉香、广佛手、何首乌），以及甘肃岷县的岷当归、山西长治的潞党参、江西清江的江枳壳、宁夏中宁的枸杞、山东东阿的阿胶、湖北蕲春的蕲艾等，这些都是闻名遐迩的道地中药材。这些名贵道地中药材一直是中医药防病治病的中坚力量，在治疗某些疑难杂症及危急重症方面疗效显著，深受古今医家、患者的欢迎，在中医临床上享有较高声誉。

为积极推动这些名贵道地中药材的研究、应用与产业发展，进一步挖掘整理其古今研究与应用的历史与经验，继承、发扬和推动名贵道地中药材在防治疾病、养生保健等方面的应用，笔者团队与相关单位及团队合作，决定在自己研究成果的基础上全面收集名贵道地中药材古今应用及现代研究资料，编写这套反映其本草记载、研究与应用历史，现代研究与应用情况的学术丛书《名贵道地中药材研究与应用系列丛书》。本套丛书初定 50 种，选择的都是国内外著名的名贵道地中药材品种，每种药材独立成书，全面系统地介绍该名贵道地中药材的相关研究与应用成果，包括药用历史、本草学概述、生药学研究、化学成分、药理作用、炮制与制剂、临床应用及产业发展现状等内容，其中不少内容是笔者团队的研究成果。这是国内第一套专门介绍全国名贵道地中药材的丛书，相信本套丛书的出版对于指导医药人员深入研究及合理应用名贵道地中药材，推动中医药对全民健康事业的发展，以及推动相关产业发展都具有重要的意义。同时也期待全国各地有更多的单位、团队与笔者合作开展当地名贵道地中药材的研究与资料整理工作，将其纳入这套丛书，为推动各地名贵道地中药材的研究与应用、推动中药产业的发展作出积极贡献。

本套丛书在编写出版过程中得到了诸多单位和个人的帮助与支持，国医大师金世元教授应邀担任本套丛书的编委会名誉主任委员，并为本套丛书题词，中国工程院院士、中国中医科学院院长黄璐琦教授为本套丛书作序。在此一并致谢！

本套丛书出版工作量大、出版周期较长，书中若有考虑不周及遗漏之处，敬请广大读者提出宝贵意见，以便再版时修订提高。

梅全喜
2020 年元旦

编写说明

  诃子是我国传统医学中的常用药材，也是著名的南药之一，又名诃黎勒，是使君子科植物诃子或绒毛诃子的干燥成熟果实。在藏药中，诃子被誉为"药中之王"，而在蒙药中则被称为"解毒之王"。其药用价值在传统中医药及民族医药中备受推崇，并以其独特的功效被用于多种疾病的治疗，体现了其极高的临床价值。

  诃子这味药历来为中医所重视，在我国中医临床中应用广泛，药用历史悠久，在众多本草医籍中均有相关记载。成书于东汉的《华佗神方》中就记载了诃子在方剂中的应用。诃子首次以诃梨勒为正名记载于唐代的《新修本草·木部下品》，其曰："诃梨勒，味苦，温，无毒。主冷气，心腹胀满，下宿物。"该书是第一本将诃子作为单独药材收录的本草著作，并在项下描述了诃子作为药材的性味、主治、产地、植物形态及服用方法等信息，为诃子的后续研究奠定了基础。其后《海药本草》《开宝本草》《嘉祐本草》《本草图经》《证类本草》《珍珠囊补遗药性赋》《普济方》《本草纲目》《本草备要》《本草从新》等医籍均对诃子有详细收载。延续至现代，《中药大辞典》《中华本草》《广东中药志》《现代中药学大辞典》《全国中草药汇编》《中华人民共和国药典》等国内权威本草著作均对诃子进行了详细收载。

  诃子古今应用的品种繁多，主要包括诃子、绒毛诃子、恒河诃子、柠檬色诃子、马来亚诃子、斯里兰卡诃子、粗毛叶诃子、矮诃子、银叶诃子。我国境内生长的诃子有 4 个品种，即诃子、绒毛诃子、银叶诃子、微毛诃子。现代研究表明，诃子主要含有鞣质类、酚酸类、三萜类、挥发性成分、黄酮类等化学成分，具有抗氧化、抗病原微生物、抗炎镇痛、保护神经、抗肿瘤、降血糖、降血脂、抗衰老，以及保护心脏、肝脏、肾脏、胃肠的作用。在民族医药中，诃子与毒药配伍还有很好的解毒作用。诃子的现代临床应用也非常广泛，其治疗多种疾病疗效显著，包括消化系统疾病，如肠易激综合征、溃疡性结肠炎、消化道出血、胃炎；呼吸系统疾病，如变应性鼻炎、咽炎、支气管炎、支气管哮喘；皮肤及外科疾病，如湿疹、脂溢性皮炎、荨麻疹、慢性甲沟炎、直肠脱垂；神经系统疾病，如失语症、失眠；内分泌及代谢疾病，如高脂血症；生殖系统疾病，如宫颈糜烂、早泄；泌尿系统疾病，如肾结石、慢性肾小球肾炎；其他疾病，如迎风流泪、乳糖不耐受等。

近年来，随着社会的快速发展，生活水平的不断提高，健康意识的不断增强，中医药养生理念逐渐深入人心，诃子的高药用价值受到人们的广泛关注。诃子除药用外，也可作保健品服用，如三勒浆、诃子饮料、诃子润喉糖、诃子粥、诃子膏、诃子健脾酒、保健品等。此外，诃子还可用于畜牧、水产养殖、个人护理、美妆、纺织等领域。全球诃子资源主要集中在南亚和东南亚地区，其中印度是诃子的主要生产国。我国生产及消费诃子量仅次于印度，可见应用之多。诃子在我国的产业发展涵盖了多个领域，主要包括种植与加工、药品制造、保健品开发、食品饮料生产，以及畜牧业应用等。

随着我国科研人员对诃子关注度的不断提升，以及对其药用功效研究的逐步深入，诃子的药用价值得到了更充分的挖掘与利用。目前，现有出版物中尚缺乏全面系统介绍诃子的专著。为积极推动道地药材深入研究、推广应用与产业发展，进一步挖掘和整理其在古今医药领域的研究与应用的历史与经验，继承、发扬和推广道地药材在疾病防治、养生保健等方面的宝贵医药价值，我们组织相关专业技术人员编写并出版了这本《诃子的研究与应用》专著。

本书共分为八章，内容包括诃子的药用历史、生药学研究、炮制与制剂、化学成分、药理作用、配伍减毒作用、临床应用，以及诃子的综合开发利用与产业发展，涵盖了中医药和藏医药两大领域。本书全面系统地挖掘和整理了传统中医药学家、本草医籍及藏医药在诃子研究和应用方面的宝贵经验，同时回顾和总结了现代医药工作者在诃子研究和应用领域取得的最新进展。相信本书的出版将为诃子作为传统中药材及藏药的深入研究与广泛应用提供重要参考，并对推动诃子产业的发展起到积极的促进作用。

本书作为深圳市宝安区中医院与西藏林芝市藏医院联合开展的药学学术援藏项目之一，由深圳市宝安区中医院、林芝市藏医院与西藏奇正藏药股份有限公司共同牵头组织编写，广州市中西医结合医院药学部、广东一方制药有限公司技术中心、中山大学附属第七医院药学部等单位的中医药和藏医药专业技术骨干共同参与编写完成，且在编写中还参考引用了部分医药专著和医药杂志公开发表的文献资料（参考文献附各章之后），在此一并表示衷心感谢！

由于时间仓促，加之水平有限，书中难免出现遗漏和差错，敬请广大读者提出宝贵意见，以便再版时修订提高。

《诃子的研究与应用》编委会

2025 年 5 月

目 录

第一章 诃子的药用历史

诃子是我国传统医学中的常用药材，也是著名的南药之一。在藏药中，诃子被誉为"药中之王"，而在蒙药中则被称为"解毒之王"。由于其广泛的临床应用和显著的疗效，诃子历来受到中医的重视。诃子的药用历史可以追溯到东汉时期，最早以组方的形式出现在《华佗神方》中。作为单独药材，诃子首次被收录于《新修本草》，并以"诃梨勒"为正名。此后，历代本草医籍中均有关于诃子的记载。本章全面梳理了历代本草医籍中关于诃子药用历史的相关内容，旨在为诃子的研究和应用提供翔实的参考依据。

第一节 诃子的药用历史

诃子又名诃黎勒、呵梨勒、诃梨勒、诃黎、随风子、老柯子等，是使君子科植物诃子或绒毛诃子的干燥成熟果实。诃子，作为外来品，原产于印度、伊朗等地，后经由"丝绸之路"由胡商、僧侣带入中国，通过与中医学的融合与创新，化身为治病救人的常用药材。中医学认为，诃子味苦、酸，性涩、平，归肺、大肠经，具有涩肠止泻、敛肺止咳、降火利咽的功效，临床可用于治疗久泻久痢、便血脱肛、肺虚喘咳、久嗽不止、咽痛音哑等症。诃子在我国作为药材始载于《新修本草》，其药用历史悠久、药用价值在中医学中备受推崇，被广泛应用于多种疾病的治疗，在临床上有着较高的应用价值。

一、汉代至南北朝时期

"呵梨勒"一词最早见于古印度佛典。《法苑珠林》记载："有一比丘来求索药，长者问曰：何所患苦？答曰：头痛。长者答曰：此必膈上有水，仰攻其头，是以头痛。即施一呵梨勒果，因服病除……"此后，诃子沿丝绸之路传入中国，并广泛用于医药领域。至迟在东汉末年，诃子已通过"丝绸之路"上的佛教僧侣和胡商传入中原，但也有人认为其传入时间可能更早。

早在汉武帝时期，中国与南海诸国已有往来，交往范围甚至延伸至古印度。《汉书·地理志》记载："自日南障塞、徐闻、合浦船行可五月，有都元国；又船行可四月，有邑卢没国；又船行可二十余日，有谌离国……自黄支船行可八月，到皮宗……黄支之南，有已程不国，汉之译使自此还矣。"这是西汉时中国向南的出海路线。汉武帝派遣黄门执掌贸易事务，"与应募者俱入海市明珠、璧流离、奇石异物，赍黄金杂缯而往。所至国皆禀食为耦，蛮夷贾船，转送致之"。这些使节在南海诸国受到礼遇，并进行了"明珠、璧流离、奇石异物"等贸易活动。因此，被誉为"能除一切病，无忌药中王"的诃梨勒，极有可能也在贸易或馈赠之列。

诃子进入中国主要是通过"丝绸之路"，包括海路和陆路两种途径，由往来的佛教僧侣和胡商传入中原。"诃梨勒"改名"诃子"是为了避后赵皇帝石勒之名讳，这表明魏晋时期北方人已普遍知晓此物。由此推断，诃梨勒通过海路传入中国的时间可能早至西汉中期。

东汉时期，随着中国南方与海外交流的日益频繁，产自南亚诸国的物品得以大量传入中国。这些国家与印度之间有着密切的往来，作为珍贵的药物和馈赠品，诃黎勒很可能在这些国家之间流通，并最终辗转进入中国。

东汉末年，著名医学家华佗在其著作《华佗神方》中收录了多则关于诃子的经方验方。例如，《华佗神方·华佗治胸胁痛神方》记载："诃黎勒（炮去核）四颗，人参二分，上药捣末，以牛乳二升煮三、四沸，顿服之。分为二服亦得。"此外，书中还记载了用诃黎勒皮治水痢、小儿腹痛、小儿腹胀，以及用诃子肉治暗哑等病症。这些记载表明，早在东汉时期，诃子已被广泛应用于儿科、五官科及胃肠道疾病的治疗。同时，华佗对诃子的皮与肉进行了区分使用，说明当时已认识到诃子不同部位的药用功效存在差异。东汉时期，地处沿海的闽粤地区是重要的对外港口，而长沙与闽粤地区交往密切。因此，时任长沙太守的张仲景得以接触到诃黎勒，并将其配制成"诃黎勒散"用于治病救人。这一事实进一步证明，诃子在东汉末年已传入中原，并得到了广泛应用。

东晋时期，医学理论进一步发展，葛洪所著的《肘后备急方》作为我国第一部临床急救手册，详细记载了诃黎勒的多种临床应用。例如，书中提到用诃黎勒皮配伍组方治疗"瘕癖病"，单用诃黎勒治疗"一切风痰、风霍乱、食不消、大便涩"，以及单用诃黎勒皮治疗"呕逆不能食"。

西晋时期，嵇含所著的《南方草木状》（公元304年）是中国最早的植物学著作，其中记载了诃梨勒的形态特征："诃梨勒树似木梡，花白，子形如橄榄，六路，皮肉相着，可作饮，变白，髭发令黑，出九真。"该书以诃黎勒为名描述了诃子的原植物形态，指出其果实呈类椭圆形，具6纵棱，并明确其产地为九真地区。这是国内最早对诃子性状进行详细记载的文献，表明诃子在西晋时期已被引入并种植在中国南方地区。然而，书中并未提及诃子的药用价值，这可能与诃子作为外来药物，当时的医学家对其功效认识尚浅有关，因此相关药用记载较少。

到了南北朝时期，雷敩所著的《雷公炮炙论》在"诃梨勒"项下详细记载了其炮制方法："雷公云：凡使，勿用毗黎勒、罨黎勒、榔精勒、杂路勒。若诃黎勒，文只有六路。或多或少，并是杂路勒。毗路勒个个毗；杂路勒皆圆；露文或八露至十三路，号曰榔精勒，多涩，不入用。凡修事，先于酒内浸，然后蒸一伏时，其诃黎勒以刀削路，细锉，焙干用之。"该书不仅专门记载了诃子的炮制工艺，还特别强调使用时需特别注意其特征，避免与其他类似品种混淆，以确保药材的质量和疗效。书中明确指出，真正的诃子只有六路，若路数不符则属于杂路勒，不宜入药。这些记载表明，南北朝时期医家已普遍认识并使用诃子这一外来药物，反映了诃子在当时中医药中的重要地位和应用价值。

二、唐宋时期

大唐盛世的繁荣开放与佛教的兴盛，为诃子的广泛传播创造了有利条件。唐代苏敬等编撰的《新修本草》（又称《唐本草》），是我国第一部由政府组织编写的药典，也是世界上第一部国家药典，具有重要的里程碑意义，极大地推动了我国药物学的发展。该书以"诃梨勒"为正名，将诃子收录于木部下品，并记载："诃梨勒，味苦，温，无毒。主冷气，心腹胀满，下宿物。生交、爱州。树似木梡，花白，子形似栀子，青黄色，皮肉相着。水磨或散水服之。"这是我国第一部将诃子作为单独药材收录的本草著作，其中描述了诃子的性味、主治、产地、植物形态及服用方法等信息。尽管《新修本草》对诃子的记载相对简略，但已明确将其列为药用品种。书中对诃子植物及花的描述与《南方草木状》一致，而对果实的描述则由"形如橄榄"改为"形似栀子"。橄榄和栀子的果形均与诃子相似，但栀子果实具纵棱，更接近干燥诃子的外形特征。此外，书中将诃子的产地从"出九真"调整为"生交、爱州"，并明确指出诃子为乔木，果实青黄色，为后续研究奠定了基础。此后，孙思邈在其集古代医学之大成的综合性医书《千金翼方》中，沿袭了《新修本草》中对诃子性味、毒性、主治及产地的记载。

唐代王焘辑录的《外台秘要》收录了多则关于诃子的方剂，如高良姜汤方、桃仁丸方、诃黎勒散方、地黄饮子方等，用于治疗呕逆不能多食、小儿食不下及不嗜食、小儿霍乱、心痛、胸胁痛等多种疾病。随着中医对诃子功效的不断发掘，其地位也日益提升。唐代僧人玄应甚至将其与"百草之王"人参和"不死草""还魂草"石斛相提并论。

李肇的《唐国史补》载："又有三勒浆类酒，法出波斯。三勒者谓庵摩勒、毗梨勒、诃梨勒。"这是我国最早记载三勒浆的文献。三勒浆起源于印度，沿"丝绸之路"向东西方传播，西至阿拉伯、波斯及罗马，东至中土，成为唐代皇家御用的外来高端珍稀佳酿。诃子作为古代饮品"波斯三勒浆"的三种基本原料之一，其引入和使用不仅丰富了唐代的饮品文化，也对中医药的发展产生了深远影响。

此外，古人还以诃子煮茶。唐贞元年间，秘书监包佶在《抱疾谢李吏部赠诃黎勒叶》一诗中写道："一叶生西徼，赍来上海查。岁时经水府，根本别天涯。方士真难见，商胡辄自夸。此香同异域，看色胜仙家。茗饮暂调气，梧丸喜伐邪。幸蒙祛老疾，深愿驻韶华。"诗中明确提到，诃黎勒叶来自西方，通过海上贸易传入中土。诗的作者认为，以诃黎勒叶入茶可调气养生，延年驻颜，功效胜似仙药。这反映了唐代对外来药物诃子的重视和广泛应用。诗中还提到，药商的推广，以及西域传法僧和中土医僧的传播，是诃子从贵族走向普通民众的主要途径。对诃子而言，胡商、胡僧、敦煌本地僧人形成了一个有机的传播网络。因此，诃子在唐代敦煌的街巷店铺中成为常见之物。

五代十国时期，许多本草著作都记载了域外输入的外来药材。波斯穆斯林后裔李珣撰写的《海药本草》，是我国古代第一部系统介绍和研究从阿拉伯传入中国药材的本草学专著。书中在木部项下记载："诃梨勒，按徐表《南州记》云：生南海诸地。味酸、涩，温，无毒。主五膈气结，心腹虚痛，赤白诸痢，及呕吐、咳嗽，并宜使。其皮主嗽。肉炙，治眼涩痛。方家使陆路诃梨勒，即六棱是也。按波斯将诃梨勒、大腹等，舶上用防不虞。或遇大鱼放涎滑水中数里，不通舡也，遂乃煮此，洗其涎滑，寻化为水。可量治气功力者乎。大腹、诃子，性焦者，是近铛下，故中国种不生。故梵云：诃梨恒鸡，谓唐言天堂，未并只此也。"李珣的记载不仅反映了诃梨勒消痰下气的药效，而且对其性味、主治及产地的描述与前人不同。书中同样强调诃子不同药用部位具有不同功效，如诃子皮止嗽，诃子肉炙后治眼涩痛。此外，书中还提到，诃子是波斯商人出海时常备的药物。

宋代刘翰、马志等人编著的《开宝本草》中记载："诃梨勒，味苦，温，无毒。主冷气，心腹胀满，下宿物。生交、爱州。唐本注云：树似木梡（音患），花白，子形似栀子，青黄色，皮肉相着。水磨或散服之。"《开宝本草》是在唐代《新修本草》基础上校补而成的，其对诃子的记载与《新修本草》基本一致。宋代王怀隐、陈昭遇编撰的《太平圣惠方》中记载了近百首含有诃子的经验方，如止霍乱木瓜丸方、补脾白术散方、诃黎勒散方、霍香散方等。但该书对诃子的记载侧重于使用诃子皮。

《嘉祐本草》是宋代掌禹锡等人编撰的一部重要的本草学著作，为《开宝本草》的修订本，其中对诃子的记载更为详细。该书在《开宝本草》的基础上参考了前人的本草学著作，对诃子的形态特征、药性、药用功效及应用方法等进行了补充："臣禹锡等谨按萧炳云：诃梨勒，苦、酸。下宿物，止肠澼久泄，赤白痢。波斯舶上来者，六路，黑色，肉厚者良。药性论云：诃梨勒，使，亦可单用，味苦、甘。能通利津液，主破胸膈结气，止水道，黑髭发。日华子云：消痰下气，除烦治水，调中，止泻痢，霍乱，贲豚肾气，肺气喘急，消食开胃，肠风泻血，崩中带下，五膈气，怀孕未足月人漏胎，及胎动欲生，胀闷气喘。并患痢人后分急痛，并产后阴痛，和蜡烧熏及热煎汤熏，通手后洗。"这段文字不仅详细描述了诃子的药用功效及其在治疗多种疾病中的应用，还特别提到"波斯舶上来者"，表明诃子很早就通过海上贸易传入了中国。这一记载标志着宋代对诃子在药用领域的认知达到了新的高度，为后世中医药学的研究提供了重要的文献支持。

宋代苏颂编撰的《本草图经》更是以图文并茂的形式对诃子进行了详细描述。书中对诃子植物形态的描述与《新修本草》大体一致，而在产地方面则进一步明确："诃黎勒，生交、爱州；今岭南皆有，而广州最盛。七月、八月实熟时采。六路者佳。"由此可知，宋代诃子主要分布于交州（今越南北部）、爱州（今越南清化）及岭南地区，尤以广州一带产量丰富；其品质以果核六纵棱者为优，采收时间一般在每年七八月果实成熟时。书中还援引《岭南异物志》的记载："广州法性寺佛殿前，有四五十株，子极小，而味不涩，皆是六路。每岁州贡，只以此寺者……今其寺谓之乾明，旧木犹有六七株，古井亦在。南海风俗尚贵此汤，然煎之不必尽如昔时之法也。"这段记载表明，唐代所产诃子被作为贡品每年供给皇家作为御药使用。唐代广州法性寺（今光孝寺，原为南越国第五代王赵建德故宅、三国时期吴国都尉虞翻贬居之寓所）院中已经种有诃子树，而时人称为诃林。在药用功效方面,《本草图经》提到:"诃梨勒主痢,《本经》不载。"书中还收载了张仲景、刘禹锡两位医学家使用诃子配伍治疗气痢及赤白下痢、目赤涩痛、痰嗽咽喉不利等病症的经验方,并引刘禹锡《传信方》曰:"其子未熟时,风飘堕者,谓之随风子……"表明在唐代刘禹锡所编著的《传信方》中已出现诃子"随风子"的别名。这段文字还强调了单用本品"治痰嗽咽喉不利"。

此后,北宋著名药学家唐慎微主修的《证类本草》广泛辑录了《唐本草》《药性论》《岭南异物志》《传信方》《海药本草》《子母秘录》《外台秘要》《广济方》《集验方》等医药学著作,以及萧炳、日华子、孙思邈等本草学家关于诃子性状、药用功效和相关医方的记载。书中对诃子的药性描述为:"诃梨勒,味苦,温,无毒,主冷气,心腹胀满,下食。"其临床应用被大致总结为"下宿物,止肠澼久泄,赤白痢;破胸膈结气,止水道,黑须发;消痰下气,除烦治水,调中,止泻痢,霍乱,贲豚肾气,肺气喘急,消食开胃,肠风泻血,崩中带下,五膈气,怀孕未足月人漏胎,及胎动欲生,胀闷气满,并患痢人后分急痛,并产后阴痛;呕吐,咳嗽"等。该书又引雷公论及诃子与混淆品之区别,强调正品诃子"只有六路","以刀削路,细锉焙干用之"。随后,寇宗奭在其编撰的《本草衍义》中补充了诃子的使用经验:"诃黎勒,气虚人亦宜,缓缓煨熟,少服。此物虽涩肠,而又泄气,盖其味苦涩。"他认为,诃子虽具有涩肠止泻的功效,但其苦涩之性亦能泄气,因此对于气虚者,需谨慎使用,建议煨熟后少量服用。

此外,宋代的《鸡峰普济方》《幼幼新书》《是斋百一选方》及《妇人大全良方》等代表性方剂学著作中,均收录了诸多诃子药用的经典方剂,如《鸡峰普济方》中记载了"治虚劳里急,两胁疼痛,四肢无力,不欲吃食"的诃梨勒散和"治虚劳,大肠久冷,泻痢不止"的荜茇散;《幼幼新书》则收录了"治惊疳、冷泻、霍乱、吐泻痢,调中平气"的开胃散、"治泻痢,久不差"的香矾丹,以及"惠眼治痢"的胡黄连丸;《是斋百一选方》中载有"调中养气,和胃健脾"的大建脾丸和"治久泻"的敛肠丸;《妇人大全良方》则收录了"治妇人血海不调"的茯苓散和"治肺间邪气,胸中积血作痛,失音"的含化丸方。由此可见,诃子在宋代被广泛用于多种疾病的治疗,为后世医家研究和应用诃子提供了宝贵的文献依据。

同一时期,宋人高承在《事物纪原》中记载:"诃子本出南海诸番国,胡人谓之诃梨勒。后赵时,避石勒名,改曰诃子,故今犹云然也。"可知,诃梨勒是胡人对这种药物的习惯称谓,这种称法一直沿用至明代。

三、金元时期

至金元时期，由于社会动荡，该时期对诃子的记载相对较少。"金元四大家"之一的李东垣在《珍珠囊补遗药性赋》中言："诃子生津止嗽，兼疗滑泄之疴。""泻痢有功，诃黎勒同名诃子……诃子味苦，温，无毒。开胃进食，消痰，治崩漏及肠风下血，兼主贲豚冷气。"其文指出诃黎勒与诃子为同物，并提出诃子具有调理脾胃的作用。元代医学家王好古撰写的一部重要的中药学著作《汤液本草》，其中秉持学派传承，总结了张元素、李东垣等诸多名医的药学理论。该书既是一部理论与实践相结合的本草学著作，又是我国金元时期本草学的代表著作之一。书中对诃子的记载与前人有所不同，如提出诃子："气温，味苦。苦而酸，性平。味厚，阴也，降也。苦重酸轻。无毒。"书中以"诃黎勒"作为诃子正名，并对其药性进行了较为深入的分析，明确指出其性平、味厚、苦重酸轻。该书还引用了《药类法象》《用药心法》《本草衍义》等著作内容，指出当时诃子系诃黎勒之俗名。《增广和剂局方药性总论》中的记载仍沿用宋代医籍对诃子性味、功效、主治的描述，谓其："味苦，温，无毒。主冷气，心腹胀满，下食。"并同样引用了《药性论》《日华子本草》的内容，对诃子的认识未有新的突破。同时期的收录中医内、外、妇、儿、骨伤、五官等各科疾病的医方著作《世医得效方》，其中收载的关于诃子的方剂有四将军饮、五噎散、诃子散、进食散、麻黄散等，主要用于脾胃虚弱、久泻久痢和肺虚咳喘等方面的治疗。

四、明清时期

明代大型方剂学著作《普济方》对诃子验方的收录尤为丰富，可见诃子在当时是一种很重要的中药材，且具有多重功效，被广泛用于各种疾病的治疗。如诃梨勒散中诃子与白术、人参、陈皮等配伍，治疗热病、心腹胀满等；应痛丸中诃子与白术、牛膝等配伍，治疗受冷后腰胯痛；杏蜜汤中诃子与半夏、杏仁等配伍，治疗停饮、咳嗽等。其后医方著作《卫生易简方》《奇效良方》《证治准绳》等对诃子配伍应用的记载亦颇多，对诃子后期的发展具有重大影响。

至明代，唯一的官修大型综合性本草著作《本草品汇精要》，该书基本沿用了《南方草木状》《本草图经》等的叙述框架，少有更改。书中对诃子的描述为："道地：广州者最胜，波斯舶上者良。［时］生：春生叶。采：七月、八月取实。［收］曝干。［用］子肉厚、六棱者良。［质］类橄榄而有棱。［色］青黄。［味］

苦、酸。[性]温。[气]气薄味厚,阴中之阳……"明确了广州为诃子道地药材产地,肯定了进口诃子的品质,并对诃子的生长、采收时间、品质、色泽,以及性质、气味等进行了全面总结,同时指出诃子形似橄榄。同时期,陈嘉谟编著的《本草蒙筌》中记载:"味苦、酸,气温。苦重酸轻,性急喜降,阴也。无毒。岭南俱生,广州独胜。六棱黑色为美,火煨去核才煎。"由此可知,虽然岭南地区都有种植诃子,但广州的质量最佳;并强调六棱黑色的诃子是品质最好的,使用时需要火煨去核。该书亦对诃子的功效进行了描述:"消宿食,去腹膨,且通津液;破结气,止久痢,兼遂肠风。开胃涩肠,驱痰住嗽。"该书中还指出,诃子味酸苦,有收敛降火的功效,因此可以"治肺金伤极郁遏,胀满喘急,咳嗽无休也。"

明代医药学家李时珍在其巨著《本草纲目》中对诃子的记载承袭了前人的精华,以诃黎勒为正名,释名为诃子,并载:"[时珍曰]:诃黎勒,梵言天主持来也。"表明其来源可能与佛教传入有关。李时珍还综合了《南方草木状》《本草图经》的记载,认为诃子形似栀子、橄榄,为青黄色。李时珍在引用并总结了前人用药经验的前提下,进一步阐述了个人的发现与学术见解,认为:"诃子同乌梅、五倍子用则收敛,同橘皮、厚朴用则下气,同人参用则能补肺治咳嗽。"《本草纲目》中还对诃子核及诃子叶进行了记载:"核[主治]磨白蜜注目,去风赤痛,神良(苏颂)。止咳及痢(时珍)。叶[主治]下气消痰,止渴及泄痢,煎饮服。"表明李时珍认为诃子叶和诃子核均可入药。

缪希雍在《本草经疏》中首次系统总结了诃子的配伍用法:"得人参,治肺虚受寒喘嗽。得橘皮、砂仁,主冷气入内,心腹胀满,及因寒食不下。得益智,止气虚寒小水不禁。佐樗根白皮,止肠澼泻血。佐白术、莲实,止久泄因于虚寒。同蛇床子、五味子、山茱萸、杜仲、续断,止虚寒带下。同人参、肉豆蔻,则实大肠。"后世医家多依此说。除此以外,缪希雍还提出了诃子的使用禁忌证,认为肺有实热型咳嗽、湿热型泄泻、火逆冲上所致之气逆、虚热型带下、肾家虚火所致之小便不禁及肠澼初发、湿热正盛应忌用诃子。李中梓在广泛吸收《药性论》《丹溪药性》《东垣药性》《仲景全书》等著作精华的基础上,结合《雷公炮炙论》的内容,编撰了《雷公炮制药性解》。该书首次系统论述了诃子的归经,并对其功效及炮制方法进行了总结:"诃黎勒,味苦酸涩,性温,无毒,归肺、肝、脾、肾、大肠五经。主冷气心腹胀满、久泻痢、霍乱喘急、肠风泻血、崩中带下、奔豚肾气,开胃消食,生津止渴,治嗽开音。酒浸蒸熟用。未熟时风飘坠者,谓之随风子。肺因火伤、郁遏胀满、痰嗽咽喉不利者,含三四枚,殊胜。"

《本草乘雅半偈》作为明代卢之颐所撰的一部重要药学著作，其中对诃子的记载承袭了前人的精华，并增加了对诃子炮制方法的新见解："凡使，酒浸六时，蒸六时，刀削去路，用肉则去核，用核则去肉，并锉焙用。"由此可见，明代本草著作除了同样延续了历代本草对诃子的有关记载，更增补了诃子归经、配伍、使用禁忌等理论，使诃子在本草典籍中收载的内容日臻成熟完善。

延至清代，诃子的药用历史得到了进一步的丰富和发展。蒋介繁的《本草择要纲目》在温性药品下首次以诃子为正名，载："诃子（梵言诃黎勒。凡用以酒浸后蒸一伏时。刀削去皮，取肉锉焙。用核则去肉）［气味］苦温无毒。又苦酸平，苦重酸轻味厚，阴也降也。"

清代汪昂的《本草备要》以诃子为正名记载："诃子，涩肠，敛肺，泄气。苦以泄气消痰，酸以敛肺降火（东垣曰：肺苦气上逆，急食苦以泄之，以酸补之。诃子苦重泄气，酸轻不能补肺，故嗽药中不用），涩以收脱止泻，温以开胃调中。"该书还提到诃子是从番外传来的，番名为诃黎勒，强调岭南亦有种植，形状六棱黑色，肉厚者为良。书中还记载了诃子的炮制方法及生、熟用的功效："酒蒸一伏时，去核取肉用，用肉则去核。生用清金行气，煨熟温胃固肠。"《本经逢原》则以诃黎勒为名列于乔木部下，其文载："诃黎勒（即诃子），苦涩温无毒。六棱者佳，去核用。［发明］诃子苦涩降敛。生用清金止嗽，煨熟固脾止泻。古方取苦以化痰涎，涩以固滑泄也。殊不知降敛之性，虽云涩能固脱，终非甘温益脾之比。"《绛雪园古方选注》由清初名医王子接所著，其文载："诃黎勒味苦温，功专下气涩肠。得乌梅、五味则收敛，得橘皮、厚朴则泄气，得肉果治水泻下利。"该书还收载了木香散、苏合香丸、十一味木香散三首含有诃子的方剂。

清代吴仪洛所著的《本草从新》在乔木类下载："诃黎勒一名诃子（涩肠敛肺、泄气）。"该书基本沿袭了《本草备要》《本经逢原》中的内容，并沿用李时珍的见解，认为诃子核的功效为止咳及止痢。《得配本草》对诃子的性味、归经、功效、主治、配伍及炮制等进行了详细描述："诃黎勒，苦酸，温，入手太阴、阳明经。敛肺降火，止胎漏，疗崩带，治肾气奔豚，止痰嗽喘急，收泻血脱肛，去心腹胀满。得橘皮、厚朴，泄气。配乌梅、五味子，敛血。佐肉果，止水泻。佐白术，厚肠胃。六路纹者良，或多或少，便是他种。酒蒸去核，取肉用。清金行气生用，温胃固肠煨用。元气虚陷者，当避其苦降之性。嗽痢初起，肺与大肠实热，俱禁用。"该书还提到了诃子皮可以"消腹中之恶物"。同时期的著作《本草求真》中记载："诃子，专入大肠、肺。味苦酸涩，气温无毒。虽有收脱止泻之功，然苦味居多，服反使气下泄，故书载能消痰降火，止喘定逆……且于虚人不宜独用。"其后的《本草撮要》《本草述钩元》《本草分经》《本草易读》等均沿袭了前人对诃子的记载，少有修订或增补。

五、民国时期

民国时期，社会动荡，因此该时期对诃子的记载相对较少。1921年，谢观编著的《中国医学大辞典》记载："诃子，诃黎勒实之简称……诃梨勒即诃黎勒……诃黎勒，乔木类。[形态]产南方诸省，树似木槵，开白花。[实]似栀子，色青黄，皮肉相著，背后秋时熟，以上有凹纹六行者为佳，与［叶］［实核］皆可疗疾。""诃黎勒叶［功用］与实同。诃黎勒实［性质］苦温，无毒（或作酸涩）。［功用］涩肠，敛肺，下气，泻气，调中，开胃，降火，开音，除烦，止渴，消痰，化食……［杂论］此物性降属阴，入肺、大肠二经，为收敛之良品。生用清肺行气，热用温胃固肠。以色肉厚六棱者为佳，八棱至十二棱者，并不堪用。［制法］酒浸，蒸一伏时，去核，取肉焙干用。然能泄气，若气虚或嗽痢初起，及肺有实热、湿热泻痢、火冲气喘者，均忌之。"该书沿袭了古人对诃子性味功效及炮制方法等的记载，并收纳了各时期古籍中关于诃子的经典方剂，如诃子汤、诃子散、诃子人参汤、诃黎勒丸等。

陈守真撰写的《儿科萃精》中记载了5首有关诃子的方剂，主要用于小儿肛门内合、疳泻、寒痢、盗汗及中寒泻的治疗。张宗祥编著的《本草简要方》载："诃黎勒主治消痰，下气，化食，开胃，除烦，调中，止渴，降火，破胸膈结气，通利精液，止肠澼久泄，赤白痢，呕吐，霍乱，心腹虚痛，奔豚，肾气，肠风泻血，妇人崩中带下，漏胎，胎动欲产。"该书中还沿用了一些前人应用诃子治疗疾病的方剂，如诃子丸、诃子散等。

六、中华人民共和国成立后

从各版《中华人民共和国药典》（以下简称《中国药典》）来看，诃子的收载情况经历了显著变化。自1963年颁布的《中国药典》首次收载诃子开始，诃子被历版药典所收载。2025年版《中国药典》对诃子的描述为："诃子为使君子科植物诃子或绒毛诃子的干燥成熟果实。秋、冬二季果实成熟时采收，除去杂质，晒干。"1977年，由江苏新医学院编纂的第一部中药学工具书《中药大辞典》面世。书中比较广泛地汇集了古今中外有关中药的文献资料，其中记载的诃子异名为"诃黎勒(《金匮要略》),诃黎(《千金方》),诃梨(《外台》),随风子(刘禹锡《传信方》)";基原为"使君子科榄仁树属植物诃子和微毛诃子的果实"。该书还对诃子原植物、栽培、采收加工、药材的性状及鉴别、成分、药理作用、炮制方法及古籍记载的药性特点、功用主治、用法用量、宜忌,以及相关方剂等内容进行收载,极大地丰富了诃子的药学资料。

《广东中药志》是一部全面反映广东中药资源及其生产、采制、鉴别、应用等现状的大型本草著作。该书记载的诃子别名为"老诃子……又名诃黎勒";其来源为"使君子科诃子属植物诃子的干燥成熟果实"。同样对原植物、栽培、药材的产地、采收加工、炮制方法等相关内容进行收载,并指出广东属于诃子优势产地。《中华本草》对诃子的来源记载与《中药大辞典》基本一致,书中还收载了很多经典著作中关于诃子的名方,且内容详尽。《全国中草药汇编》(第三版)中记载:"诃子别名为诃黎勒,为使君子科榄仁属植物诃子或绒毛诃子的干燥成熟果实。"《现代中药学大辞典》《中华人民共和国药典临床用药须知》等著作均对诃子进行了详细收载。

由此可见,现代对诃子的研究与记载丰富而全面,尤其在临床应用研究方面更加深入,有力推动了诃子这一传统中药在现代社会中的应用、传承、创新与发展。

附:藏医药诃子的药用历史

在漫长的历史长河中,藏族人民在防病治病的过程中,充分利用当地丰富的动物、植物和矿物资源,逐步筛选并积累了本民族的有效药物——藏药。经过几千年的岁月积淀,藏医药学已形成完整并独具特色的理论体系。它不仅凝聚了藏族人民长期与疾病斗争的智慧,也蕴含着深厚的文化内涵,是藏族文化与生态环境相互适应的产物。藏药以其独特的药材来源、炮制工艺、用药配方及显著疗效,成为中华医药宝库中一颗璀璨的明珠,一直被世人所关注,并在保护人类健康方面发挥着日益重要的作用。

诃子被称为"藏药之王",临床应用广泛。"诃子"的藏文音译是"阿如拉",其含义在《扎拉嘎解释》中阐述道:"'阿'为众字之最,能治隆、赤巴、培根所成之病;'如'指具有肉骨皮,能治三因病;'拉'指象犀角,能治七精之病。因此,称为阿如拉。

诃子作为藏药首载于藏医学著作《月王药诊》(约成书于公元710年)。书中记载:"诃子有益于百病,升体温,助消化,治风、胆、痰、血所生的单纯病、并发病和混合病。该药为药中之王，与其他药配伍，治一切疾病。"

成书于公元 8 世纪、被誉为藏医学奠基之作的《四部医典》对诃子也有记载，在其"根本续第一章"中有关于诃子应用的介绍。该书记载：诃子根能治骨病，茎能治肌肉病，枝能治筋脉病，皮能治皮肤病，叶能治腑病，花能治五官病，果实能治脏病；在香积山山顶，有五种成熟的诃子，具备六样性味、八种性能，消化后有三种化味、十七种效用，能医治一切疾病；其药味芬芳，令人心旷神怡，药香所到之处，四百零四种疾病都不会发生。《四部医典》第二部"论述本"载：诃子有五种，分别是殊胜、无畏、甘露、增盛、干瘦，并分别记载五种诃子的不同功效。无畏诃子对治疗眼病及邪磨病疗效显著，甘露诃子能使消瘦者骨肉丰满，增盛诃子对治疗疮伤是上品，干瘦诃子能医治小儿的赤巴病。《四部医典》第三部"秘诀本"中有关诃子的记载达 370 余条，分布在包括隆病治法、赤巴病治法、培根病治法、木布病的治法、不消化症的治法等 60 余章中。

《度母本草》中记载："诃子树高大，叶厚，花色黄，果实分为八种、七种或五种。"

噶玛·让穹多吉编著的《药名之海》中记载：诃子分为七品种，滋补生肌肥诃子，尖嘴诃子泻诸病，殊胜无畏两诃子，有效治疗邪磨病，补养净垢和增力，三种诃子为下品。

布拉道吉所著的《奇妙目饰》中记载：诃子，别名曼扎勒、中吉、脑莫吉得、吉曼。

此外，藏医药著作《子书精要》《药王宝库》《年麦达布零星医集》《千万舍利子》《临床札记·札记精粹》均记载了大量关于诃子的内容。

《中华藏本草》中记载：诃子的来源为使君子科植物诃子 *Terminalia chebula* Retz. 及其变种绒毛诃子 *Terminalia chebula* Retz. var.tomentella Kurt. 的果实。诃子植物形态为落叶乔木，高 15 ～ 25m。树皮灰黑色或灰白色，粗裂而厚，皮孔细长，白色至淡黄色。幼枝黄褐色，被绒毛。叶互生或近对生，椭圆形至长椭圆形，长 7 ～ 14cm，宽 4.5 ～ 8.5cm，顶端钝尖，基部钝圆，密被细瘤点，侧脉 6 ～ 10 对。花序腋生或顶生组成稀疏的圆锥花序；萼管杯状，长约 3.5mm，5 齿裂，三角形，内面被棕黄色柔毛；花瓣缺；雄蕊 10 枚，伸出萼管外；子房圆柱形，被毛，花柱粗而长，柱头二叉状。核果卵形或椭圆形。花期 5 月，果期 7 ～ 9 月。生长在海拔 800 ～ 1540m 的疏林地或阳坡林缘。产于云南，广东、广西亦有分布。其功能为清血热、涩肠、敛肺、降气、愈"赤巴"和"隆"。主治"培根"病、"隆"病、黄水病。

《藏药志》中有关于"阿如拉"的记载:"[考证]《晶珠本草》记载:阿如拉利诸病。树高大,外皮的颜色似核桃树的中皮,叶厚,绿色,花黄色。果实有黑、黄两类:黑色者如普通品。黄色者又分5种,第1种状如葫芦尾,色似葫芦黄色而有红色光泽,尾长,中部卵形;第2种呈椭圆形;第3种果实肉多而厚;第4种圆形,如瓶;第5种果实肉少而干,多皱纹,柄细长,基部圆形,先端细长。上述5种类型的果实均为金色,印度产的皮粗个大,肉厚;尼泊尔等地的河沟产的细小,肉少,以肉多、核坚、断面平整、坚实、外表粗糙者质佳。各地藏医用使君子科诃子及杜英科美脉杜英入药。美脉杜英不符合上述记载。而诃子为乔木;树皮褐色;叶革质,绿色;花黄色;果实卵形,略肉质,黄褐色,表面无毛,干时具不明显的5棱;种子核硬,外皮黄褐色,断面为黄白色相间,呈放射状。其形态较符合于上述黄色类的第2种或第3种,在尼泊尔的地方名为 Harro。其余数类,因无药材,无法肯定。[原植物]诃子 *Terminalia chebula* Retz.……我国有栽培。原产于印度、缅甸。[药材]干燥的果实。[采集加工]9~11月果实成熟时摘下果实晒干。[性味功用]苦、涩、温;治风、胆、痰、血所生的单纯病、并发病和混合病。该药为药中之王,与其他药配伍,治一切疾病。"

从上述藏医药学著作的记载来看,诃子可谓藏药的重要药材。诃子的藏药药用历史悠久,被广泛用于治疗多种疾病,如消化不良、咳嗽、感冒等。其药用形式多样,包括煎剂、散剂等。如今,在藏医院应用的藏药和藏药制剂中,诃子的使用已相当普遍。例如,西藏林芝市藏医院的常用藏药制剂中诃子的使用比例高达68%,居所有药物之首。

总之,诃子不仅在传统医学中占据重要地位,其调理身心的功效在现代养生中的挖掘潜力也很大。

第二节　诃子的古今记载

一、汉代

1.汉代华佗《华佗神方》

(1)华佗治水痫神方　茯苓、白龙骨、诃黎勒皮、黄连、酸石榴皮各八分,上捣筛为末,蜜丸如梧子大,空心服三十丸,日再服,瘥止。

（2）华佗治胸胁痛神方　诃黎勒（炮去核）四颗，人参二分，上药捣末，以牛乳二升煮三四沸，顿服之。分为二服亦得。

（3）华佗治小儿食积神方　生地黄汁、生姜汁各三合，诃黎勒四分（研蜜），白蜜一匙，上相和，调匀，分温服之，微利尤良。

（4）华佗治声哑神方　硼砂一两，诃子肉二钱，元明粉、胆星各一钱，龙脑三分，上共为末，用大乌梅一两，捣烂和丸，如弹丸大，含于口中，经宿即愈。

2. 汉代张仲景《金匮要略》

（1）诃梨勒散　气利，诃梨勒散主之。诃梨勒（十枚，煨）。上一味，为散，粥饮和，顿服。

（2）诃梨勒丸　诃黎勒（煨），陈皮、厚朴（各三两）。上三味，末之，炼蜜丸如梧子大，酒饮服二十丸，加至三十丸。

二、唐宋元时期

1. 唐代王焘《外台秘要》

（1）广济疗呕逆不能多食方　诃黎勒（三两，去核煨）。上一味捣为散，蜜和丸，空腹服二十丸，日二服，以知为度，利多减服。无所忌。

（2）诃黎勒丸　疗气胀不下食，尤除恶气方。诃黎勒、青木香。上二味，等分，捣筛，融砂糖和，众手一时捻为丸。随意服之，气甚者每服八十丸，日再；稍轻者，每服四五十丸则得。性热者，以生牛乳下；性冷者，以酒下；不问食之前后。

（3）地黄饮子方　《广济》疗小儿心腹满，吃食不下。生地黄汁（三合），生姜汁（三合），诃黎勒（四分，末），白蜜（一匙），上四味相和调匀，分温服之，微利尤良。

（4）疗小儿霍乱方　诃黎勒（一枚）。上一味，先煎沸汤，研一半许，与儿服立止，再服神妙。

（5）诃黎勒散方　《广济》疗气结筑心，胸胁闷痛，不能吃食。诃黎勒（四颗，炮，去核），人参（二分）。上二味，捣筛为散，以牛乳二升，煮三四沸，顿服之。分为二服亦得，如人行三二里进一服。无所忌。

2. 宋代王衮《博济方》

（1）人参诃子散　治伤寒气不顺，食呕，胸膈不利，有时泄泻。人参、干葛、厚朴（去皮）、地黄（各二分），丁香（一分），诃子（七枚），豆蔻（一个，去皮）。上七味，同为末，水一盏，末二钱，入生姜、枣同煎，热服。

（2）四倍散 治脾元气不和，大补虚损。诃子（一两，煨），人参（二两），白茯苓（四两，去皮），白术（半斤）。上四味，同为细末，每服二钱，水一盏，入生姜、枣子，同煎至六分，去滓，温服，空心食前服。如早晨常服，有大功效。

（3）揩齿七圣散 牢牙益齿。白面（四两），皂角（二挺，不去皮子，锉碎），诃子（一两），盐（一两）。上件一处，以面裹用槐枝子烧，烟尽为度，后次入升麻、细辛各一两，同杵为末，每日早揩，须臾，漱口。

（4）诃子散 治脚气疼痛，发肿，热闷，或上攻，或即吐逆，令人不觉，大抵地方多卑湿处多，厥状多般，有此疾。诃子、大腹皮（煨热，和皮用）、木香、汉防己、沉香、紫苏茎子、干木瓜、羌活、芍药、杉木节（各半两）。上十味，锉为细末，分作十服，每服用水八合，煎至二合，去滓，通口服，每二服，滓并煎一服，兼大治风气上冲。

（5）食膏 治眼目昏花。井盐（五钱，无，以青盐代之），诃子（一个，去核），黄连（去须，五钱），乌贼鱼骨（二钱半，去甲），黄丹（三两，水飞）。上为细末，用好蜜一十两，熬去白沫滤净，入前药末，于银铜器内，用文武火慢熬，用槐柳条搅成膏，紫色为度，用净瓷器盛贮。于地内埋一伏时，去其火毒，取出，每用豆大一块，温水化开，洗眼。

（6）紫金霜 治大人小儿口疮。黄柏（如两指大二片，以蜜慢火炙紫色），诃子（一枚，烧过，盏子盖少时），麝香（少许），腻粉（少许）。上件捣罗为末，每服二字许，掺于舌上，立瘥。

3. 宋代太医局《太平惠民和剂局方》

（1）人参诃子圆 治大人小儿上膈热，或伤风感冷，搏于肺经，语声不出，痰涎不利，咳嗽喘急，日夜不止，咯唾稠黏。缩砂仁、诃子（去核）、藿香（去梗）、龙脑、薄荷叶（各一两），百药煎、葛粉（各八两），甘草（五两），乌梅肉（三两），人参（一两二钱）。上为末，面糊为圆。每服一二圆，含化咽津，食后，临卧。

（2）集效圆 治因脏腑虚弱，或多食甘肥，致蛔虫动作，心腹搅痛，发作肿聚，往来上下，痛有休止，腹中烦热，口吐涎沫，即是蛔咬，宜服此药，若积年不瘥，服之亦愈。又疗下部有虫，生痔痒痛。大黄（锉，炒，十五两），木香（不见火）、槟榔、诃黎勒（煨，去核，酒浸，焙干）、附子（炮，去皮、脐）、羌活（炒，研）、鹤虱（炒）、干姜（炮，各七两半）。上为末，炼蜜为圆，如梧桐子大。每服三十圆，食前，橘皮汤下，妇人醋汤下。

（3）木香白术散 治小儿冷痢腹痛，四肢不和，饭食减少，渐至羸瘦。诃黎勒（炮，去核）、龙骨、厚朴（去粗皮，姜汁炙）、当归（微炒，各半两），木香、干姜（炮）、白术（各一分）。上捣罗为散。三岁小儿每服一钱，以水一小盏，入枣二枚，同煎至五分，去滓，温服，食前，量儿大小加减。

（4）小黄连阿胶圆 治小儿乳食无度，冷热不调，下痢赤白，或如鱼脑，白多赤少，后重腹痛，烦渴引饮，小便不利，便圊频数，食减少力。肉豆蔻、茯苓（去皮）、诃子（炮，去核，各一两），黄连（去须，微炒，二两）。上为细末，用阿胶一两，醋煎溶，搜为丸，如粟米大。每服一岁儿十粒至十五、二十粒，用温饮下，随乳亦得，更量岁数加减服，不计时候。

（5）小驻车圆 治小儿冷热不调，或乳哺失节，泄泻不止，或下痢鲜血，或赤多白少，腹痛后重，肠胃虚滑，便数频并，减食困倦，一切泻痢，并宜服之。当归（去芦，二两），诃子（炮，去核，一两），干姜（炮）、黄连（去须，各三分）。上为细末，用阿胶一两三分，水煎成汁，搜和为圆，如粟米大。每一岁儿服十粒至二十、三十粒，温饭饮下，随乳亦得，更量岁数加减与服。

4. 宋代张锐《鸡峰普济方》

（1）诃梨勒散 治虚劳里急，两胁疼痛，四肢无力，不欲吃食。诃黎勒（一两），木香、陈橘皮、当归、白术、桂心（各三分），黄芪、白茯苓、人参、白芍药各一两，甘草半两。上为粗末。每服三钱，水一中盏，生姜半分，枣三枚，煎至六分，去滓食前温服。

（2）荜茇散 治虚劳，大肠久冷，泄痢不止。荜茇、肉豆蔻（各三分），赤石脂、诃黎勒（各一两），丁香、白茯苓、阿胶、当归、桂心、陈橘皮（各二分），白龙骨、缩砂、人参、厚朴（各三分），甘草（一分）。上为细末。每服艾粥饮调下二钱，空心及晚食前服。

（3）橘皮煮散 治脾胃虚弱，心腹满，饮食进退，大腑不调。黄橘皮、白术（各二两），诃子、干姜、枳壳、桂心、木香、人参、甘草（各一两），草豆蔻（七个）、槟榔（五个），半夏（三分），厚朴（一两半）。上为细末。每服三钱，水一盏，煎至七分，去滓，空心温服。

（4）固阳丹 治脾胃虚弱，脏腑不调，或冷热相杂，下痢赤白。肉豆蔻、缩砂、诃黎勒、当归、厚朴、白术（各半两），干姜（一分）。上为细末，水煮，面糊和丸如梧子大。空心，米饮下三十丸。

（5）魂停汤 补脾脏劳极。白芍药、桔梗、人参、茯苓、诃子、丁香、甘草（各一两）。上七味为末。每服二大钱，水一盏，入蜜一匙头，同煎八分，通口服不拘时候。每晚食前空心临卧服，即一夜，中脘温温有冲和之气，每服时须念救苦真人一十遍。

5. 宋代刘昉《幼幼新书》

（1）没食子膏 《吉氏家传》治惊，胃气虚弱，吐后手足搐搦、眼下及唇青者，不进饮食，是夹惊伤寒。没食子（三个，生用），人参、诃子（炮）、白术（各二钱），丁香（五七个），甘草（炙，半两），香附子（三十七个，去皮）。上末匀，煮猪肉，研丸如梧桐子大。不进饮食，白术汤下。

（2）紫苏子散（钱乙附方） 治小儿咳逆上气，因乳哺无度，内夹风冷，伤于肺气。或小儿啼气未定，与乳饮之，乳与气相逆，气不得下。紫苏子、诃子（去核，杵）、萝卜子、杏仁（去皮尖，麸炒）、木香、人参（切去顶，各三两），青橘皮、甘草（锉炒，各一两半），上为细末。每服一钱，以水一小盏，入生姜三片，煎至五分，去滓，不计时候温服。量大小加减。

（3）温脾散（长沙医者丁时发） 治脾胃不和，腹胁虚胀，不欲乳食，精神困倦，或壮热憎寒。人参、诃梨勒（各三分），白术、木香、黄芪、茯苓、藿香、陈皮、桔梗（各半两），甘草（一分，炙），没石子（一个）。上为末。每服一钱，水一盏，姜一片，枣一个，煎五分服。

（4）斗门散（《谭氏殊圣方》） 小儿泻痢甚青黄，久患时多转滑肠，下部脱肛频努咽，朝朝焦瘦渐羸尪。诃子、枳壳、地榆（各等分）。上为末。每服一钱，米饮调下。一岁以下半钱。

（5）张涣香矾丹方 治泄泻久不瘥。木香、白矾（慢火枯成粉。各一两），诃黎勒皮（微炮）、酸石榴皮（炒黑。各半两）。上件捣罗为细末，炼蜜和丸如黍米大。每服十粒，粥饮下。量儿大小加减。

6. 宋代佚名《小儿卫生总微论方》

（1）丁香散 治小儿脾怯多汗。陈皮（一两），青皮（去瓤）、诃子肉（去核）、甘草（各半两），丁香（二钱）。上为细末，每服二钱，水一盏，煎六分，食前温服，儿小分之。

（2）还肌散 治洞泻、聚泻、疳泻等，肌肤瘦弱，乳食不进。肉豆蔻（一个），诃子（三个，去核），没食子（一个，三味各用大麦面裹，慢火煨黄熟，勿令烟出）。上为细末，每服半钱，米饮调下，如人行五里久，再一服，须用陈米饮下，神效。

（3）诃黎勒散　治霍乱不止。以诃黎勒一枚，去核为末，沸汤研，顿服，如未瘥再作。

（4）厚朴圆　治脏寒泄泻，下痢纯白，腹中绞痛，虚气胀满，手足逆冷。厚朴（姜制，各半两），诃子（半两，炮，去核），白龙骨（半两），白矾（半两）。上用一器盛之，盐泥固济，留一窍子，木炭火煅，烟息为度，取出，为末，面糊和圆，黍米大，每服十圆，米饮下，食前。

7. 宋代王璆《是斋百一选方》

（1）定喘饮子　诃子（三两），麻黄（四两，不去节）。上二味为粗末，每服四大钱，用水二盏，煎至一盏二分，去滓，入好腊茶一大钱，再同煎至七分，通口不拘时候，临卧服尤佳，立有神效，老幼皆可服。一方，加人参二两，名诃参散。

（2）厚肠圆　白龙骨、干姜（炮）、附子（炮，去皮脐）、厚朴（姜制）、诃子（炮，去核）、肉豆蔻（面裹煨）、陈皮。上等分为末，酒糊为圆，桐子大，每服五十圆，米饮下。

（3）王连圆　治脾积下痢，蛊痢。木香、诃子（连核。各半两），黄连（一斤，炒紫色）。上为细末，研粳米饮糊为圆，如梧桐子大，每服一百圆，米饮下，空心食前，日进二服。

（4）史检法仲华方　治脚上生疮。诃子（烧存性，灰敷之）。

（5）谢景愚家方　治奔豚气，褚日新传。诃黎勒、槟榔（鸡心者。各五个）。上各将两个半炮过带性，余两个半只生用，并切，作呹咀，分四服，用水二大盏，入新紫苏三十叶，若陈者添十叶，煎至八分，通口服。遇发时，半饥半饱服；急时，不拘时。

8. 宋代陈自明《妇人大全良方》

（1）出声音方　诃子（炮，去核）、木通（各一两），甘草（半两）。上呹咀，用水三升，煎至升半，入生地黄汁一合，再煎数沸，放温，分六服，食后，日作半料。

（2）含化丸方　治肺间邪气，胸中积血作痛，失音。蛤蚧（一双，去口足，炙），诃子（去核）、阿胶（粉炒）、麦门冬（去心）、北细辛、甘草、生干地黄（各半两）。上为细末，炼蜜为丸如鸡子头大。食后含化一丸。

（3）桃仁散　治妇人冷劳气滞，经脉不通，腹胁妨闷，四肢羸瘦，不思饮食。白姜、桃仁、人参（各半两），陈皮、琥珀、桂心（各一两），赤芍药、延胡索、赤茯苓、川牛膝、当归、白术（各三分）。上㕮咀，每服四钱。水一盏，姜三片，煎至七分，去滓，空心温服。

（4）神曲圆　治妇人血风攻脾胃，腹胁气满，不思饮食。白术、附子（炮）、枳壳（制）、诃子、桂心、人参、木香、吴茱萸（炮）、陈皮（各一两），苦梗、干姜（各半两）。上为细末，以酒煮神曲末二两，作糊为圆如梧桐子大。每服二十圆，空心，姜汤吞下。

9. 元代危亦林《世医得效方》

（1）四将军饮　治疟作时仆厥，撼掇不醒，是心中抑郁，阴阳交战所致，先依灸法。仍服此药。附子（一两），诃子（四个），陈皮（四个，全者），甘草（四寸）。上锉散。每服四钱，水二盏，生姜七片，枣七枚，煎至七分。初服或不纳，再进则渐能咽，四服尽顿愈，更不复作。

（2）诃子散　治心脾疼，冷痛不可忍，一服见效。及老幼霍乱吐泻，其效如神。诃子（炮，去核）、甘草（炙）、厚朴（姜汁炒）、干姜（炮）、草果（去皮）、陈皮、良姜（炒）、茯苓、神曲（炒）、曲蘖（炒。各等分）。上为末。每服二钱，候发剌不可忍时，用水一盏，煎七分，入盐服。

（3）二仁圆　专治虚人、老人风秘，不可服大黄药者。杏仁（去皮尖，麸炒黄）、麻仁（各另研）、枳壳（去瓤，麸炒赤）、诃子（慢火炒，捶去核）。上等分，末，炼蜜圆如梧子大。每服三十圆，温水下。

（4）秘元丹　治内虚里寒，自汗时出，小便不禁。白龙骨（三两），诃子（十个，去核），缩砂（一两，去皮）。上为末，糯米粥圆，梧桐子大。每服五十圆，空心，盐、酒下。

三、明清时期

1. 明代朱橚《普济方》

（1）诃梨勒散（出《太平圣惠方》）　治热病，心腹胀满，不能饮食，四肢羸乏，宜服。诃梨勒（三分，去核，生用），赤茯苓（一两半），陈橘皮（汤浸，去白瓤，焙），人参（去芦头），白术、槟榔（各一两），甘草（半两，炙微赤，锉）。上为散，每服三钱，以水一中盏，入生姜半分，煎至六分，去滓，不计时候，温服。

（2）瘦病咳嗽方　取猪胆和小便，生姜、橘皮、诃黎勒，煎服。

（3）治咳嗽药　麻黄、甘草、杏仁、诃子、木香（少许）、青皮、陈皮。上各等分。每服二钱，水二盏，煎至八分，临卧时服。

（4）蛤蚧丸（出《杨氏家藏方》）　治肺脏内伤，咳嗽气急，积久不除，渐加羸瘦。蛤蚧（一双，炙，去口足）、诃子（煨，去核）、阿胶（蛤蚧粉炒成珠子）、熟干地黄（洗，焙）、麦门冬（去心）、细辛（去叶、土）、甘草（炙。以上六味各等分）。上为细末，炼蜜和丸，每一两作十丸，每服一丸，食后含化。

（5）诃子汤（出《普济本事方》）　利膈去涎，思食止嗽。诃子（煅，去核）、麦门冬（各半两），槟榔（四个），半夏（三分），青皮、甘草（各一分）。上为粗末，每服四钱，水二盏，生姜七片，煎至七分，去滓温服，日三服。

（6）异功散　治久咳嗽。陈粳米（一升，生姜半斤，捣自然汁浸，焙干），厚朴（去粗皮，涂生姜汁，蜜炙二两），诃黎勒（煨，三枚小者），槟榔（锉，一枚），甘草（半两，半生半炙，锉）。上为末，每服一钱，米饮调下，食后，日三服。

2. 明代胡濙《卫生易简方》

（1）久患气嗽方　用生诃梨（一枚），含之咽汁，瘥后口不知味，却煎槟榔汤一碗，服之立便知味。

（2）一切风痰食不消化、大便涩滞方　用诃梨（三枚，捣），和酒顿服，三五度良。

（3）又方　用白沙蜜（半斤），黄丹（水飞过，二两），诃子（四个，沉水者，去核），柳枝（东南向者，四十九条），置蜜内炼，滤过，盛瓷器内。将诃子、黄丹入蜜内，风炉上熬，顺搅，不许太过，熬成金丝膏，用手捻，不黏为度。又用东南槐条折寸长一碗，水三碗，熬一碗，将前膏解稀，用瓷器收贮、密盖，顿放地上三日，去火毒，再用绢滤过方用。忌鸡、犬、妇人见。不问远近皆效，及治诸般眼疾昏花，惟内障不治。

3. 明代董宿《奇效良方》

（1）诃黎勒饮　治伤寒后，气不和，自利无度。诃黎勒（四枚，二生二煨，去核），草豆蔻（四枚，二生二煨，去皮）。上㕮咀，每服二钱匕，浆水一盏，煎至六分，去渣，空心温服。

（2）诃黎勒散　治脾胃虚弱，内夹冷气，心胁刺痛，呕吐恶心，肠鸣泄痢，水谷不化，渐成痢疾。诃子（去核）、肉豆蔻（面裹煨）、青皮（去瓤。各四两），附子（炮，一两），肉桂（去皮，五钱）。上为细末，每服三钱，淡生姜汤调下，不拘时服。

（3）水煮木香丸　治一切下痢赤白，脓血相杂，里急后重。木香（不见火）、诃子（炮，去核）、当归（洗，去芦。各六两），青皮（去白）、甘草（各二两四钱），罂粟壳（去瓤、蒂，二两八钱）。上为细末，炼蜜为丸，如弹子大，每服一丸，用水一盏，煎至六分，空心服。

（4）痢药乳香散　白梅（一两，烧灰），枣子（一两，烧灰），诃子（半两，烧灰），罂粟壳（一两，烧灰）。上为粗末，每服一二钱，用水一小盏，入乳香一小豆许，同煎至七分，不拘时温服。

（5）止痢法　肉豆蔻（一个），诃子（二个，炮，去核）。上为末，每服一钱，空心用米饮调下。

（6）实肠散　治泄泻不止。苍术（二钱，炒），诃子（炮）、缩砂、肉豆蔻、陈皮、茯苓（各一钱半），木香、甘草（炙，各半钱），厚朴（姜制，一钱）。上作一服，水二盏，生姜五片，红枣三个，煎一盏，不拘时服。

（7）止泻秘方　人参（去芦）、白术、干姜（炮）、诃子（去核）、茯苓（去皮）、木香、藿香（去土）、甘草（炙）、肉豆蔻（面裹煨。各一钱半）。上作一服，水二盏，煎至一盏，去滓，食前通口服。

4. 明代李时珍《本草纲目》

（1）下气消食方　诃黎一枚为末，瓦器中水一大升，煎三两沸，下药更煎三五沸，如曲尘色，入少盐，饮之。（《食医心镜》）

（2）一切气疾，宿食不消方　诃黎一枚，入夜含之，至明嚼咽。

（3）一切气疾，宿食不消又方　诃黎三枚，湿纸包，煨熟去核，细嚼，以牛乳下。（《千金方》）

（4）风痰霍乱，食不消，大便涩方　诃黎三枚，取皮为末。和酒顿服，三五次妙。（《外台秘要》）

（5）小儿霍乱方　诃黎一枚，为末。沸汤服一半，未止再服。（《子母秘录》）

（6）小儿风痰壅闭，语音不出，气促喘闷，手足动摇方　诃子（半生半炮，去核）、大腹皮等分，水煎服。名二圣散。（《全幼心鉴》）

（7）风热冲顶、热闷方　诃黎二枚为末，芒硝一钱，同入醋中，搅令消，摩涂热处。（《外台秘要》）

（8）气痢水泻方　诃黎勒十枚面裹，煻火煨熟，去核研末，粥饮顿服。亦可

饭丸服。一加木香。(《图经本草》)

（9）气痢水泻长服方 诃黎勒、陈橘皮、厚朴各三两，捣筛，蜜丸大如梧子。每服二三十丸，白汤下。(《图经本草》)

（10）水泻下痢 诃黎勒（炮）二分，肉豆蔻一分，为末。米饮每服二钱。(《圣惠方》)

（11）下痢转白 诃子三个，二炮一生，为末，沸汤调服。水痢，加甘草末一钱。(《普济方》)

（12）赤白下痢 诃子十二个，六生六煨，去核，焙为末。赤痢，生甘草汤下；白痢，炙甘草汤下。不过再服。(赵原阳《济急方》)

5. 明代王肯堂《证治准绳》

（1）补遗秘元丸 治内虚自汗，小便不禁。白龙骨（三两），诃子（十个，去核），缩砂仁（一两）。为末，糯米粥丸，如梧子大。每服五十丸，空心盐油吞下。

（2）安胎和气饮 治胎冷腹胀，痛引两胁，小便频数，大便虚滑。诃子（面裹煨，去核）、白术（各二钱），陈皮（去白）、高良姜（炒）、木香（不见火）、白芍药、陈米（炒）、甘草（炙，各一钱）。上作一服，水二盏，生姜五片，煎至一盏，不拘时服。忌食生冷之物。

（3）四将军饮 治寒热疟疾，作而仆厥，手足俱冷，昏不知人，此虽一时急用之有验。附子（炮，去皮，二钱），诃子（二钱半），陈皮（三钱），甘草（一钱半）。上作一服，水二盏，生姜七片，枣七枚，煎至一盏，不拘时服。

（4）枳实散 治息贲气，腹胁胀硬，咳嗽见血，痰黏不利。枳实（麸炒）、木香、槟榔、赤茯苓（去皮）、五味子、甜葶苈（隔纸炒令紫色）、诃黎勒（去核）、甘草（微炙。各半两），杏仁（一两，汤洗，去皮、尖、双仁，麸炒黄色）。上㕮咀，每服三钱，水一中盏，生姜半分，煎至六分，去滓温服，不拘时。

（5）木香槟榔散 治积气不散，结伏奔豚，发即上冲心胸，令人喘逆，骨痿少力。木香、槟榔（煨）、磁石（火煅，醋淬）、诃黎勒（去核）、牡蛎、桂心（去粗皮）、怀香子（炒）、川芎、沉香、白芷（炒。各半两），陈橘皮（汤浸去白，七钱半）。上为细末，每服二钱，炒生姜、盐汤下。

（6）润肺丸（《统旨》） 诃子、五味子、五倍子、甘草（各等分）。上为末，蜜丸噙化。久嗽，加罂粟壳。

6. 明代武之望《济阴纲目》

（1）四等丸　治妇人痃癖气，心腹疼痛，饮食不消。大黄（锉碎，微炒）、诃黎勒（去核）、槟榔、木香（各等分）。上为细末，酒煮面糊和丸，如桐子大。每食前以生姜橘皮汤下十五丸，温酒亦可。

（2）诃黎勒散　疗妊娠心腹胀满，气冲胸膈烦闷，四肢少力，不思饮食。诃黎勒、赤茯苓、前胡（各一两），陈皮、大腹皮、桑白皮（各七钱半），枳壳、川芎、白术（各半两）。上为粗末，每服四钱，姜三片，枣一枚，水煎服。

（3）妊娠小便不通，腹胁痞闷，不思饮食方　大黄、木通、槟榔（各一两），枳壳（麸炒，七钱半），诃黎勒（四个，去核，半生半煨），大腹子（三枚）。上为末，用童便一盏，葱白二寸，煎六分，调服二钱。

7. 清代吴世昌《奇方类编》

（1）咳嗽吐血男女可用方　三两苏油四两蜜，三两生姜自然汁。明矾诃子各五钱，文武煎来黑如漆。不论临睡并起早，远年咳嗽无踪迹。

（2）言语不出方　真苏子二两，诃子三两，山楂三十个，百草霜三两，共为末。每服二钱，热酒调下。

（3）久咳言语不出方　诃子一两（去核），杏仁一两（去皮尖），通草二钱，共锉。每服四钱，煨姜五片，水煎，食远服。

（4）宁嗽琼玉散　治一切久嗽，诸药罔效。诃子肉一两（煨，去核），白桔梗一两，百药煎五钱，五倍子一两（炒），粟壳五钱（水泡，去筋），生甘草五钱，乌梅肉五钱（焙），共为末。蜜汤调一钱，临卧服。

（5）益黄汤　陈皮一钱，丁香二分，青皮五分，诃子五分，炙甘草五分，水煎服。

（6）马骡打破脊梁方　诃子五钱，银朱五钱，共为细末，搽患处。

8. 清代陈复正《幼幼集成》

（1）益黄散　治食积盗汗。正广皮（五钱），杭青皮（四钱），诃子肉（四钱），粉甘草（四钱），公丁香（二钱）。共为末，大儿二钱，小者一钱。如感冒吐泻，加姜、枣同煎服。

（2）调元托里汤　治痘疮作痒而兼泄泻。官拣参、炙黄芪、炙甘草、南木香、广陈皮、诃子肉、嫩柳桂、北防风、川羌活、赤芍药、荆芥穗，生姜为引，水煎服。

9. 清代吴仪洛《成方切用》

（1）诃子散（东垣）　治虚寒泄泻，水谷不化，肠鸣腹痛，脱肛，及便脓血，日夜无度。御米壳（去蒂蜜炒，五分），诃子（煨，去核，七分），干姜（炮，六分），橘红（五分）。上为末，空心服。御米壳酸涩微寒，固肾涩肠。诃子酸涩苦温，收脱住泻。炮姜辛热，能逐冷补阳。陈皮辛温，能升阳调气。共以固气脱，亦可收形脱也。（泄泻为气脱，脱肛为形脱）。

（2）河间诃子散　诃子（一两，半生半煨），木香（五钱），甘草（二钱），黄连（三钱）。为末。每服三钱，用白术芍药汤调下，治泻久腹痛渐已，泻下渐少，以此止之。如不止，加厚朴一两，竭其余邪。（唯积滞未消者，宜之）

（3）玉关丸　治肠风血脱，崩漏不止，带浊不固。诸药难效者，宜用此方兼煎药治之，及泻痢滑泄不能止者。白面（炒熟，四两），枯矾、文蛤（醋炒黑，二两），北五味（一两），诃子（二两，半生半熟）。共为末。熟汤和丸，桐子大。以温补脾肾等药，随证加减，煎汤送下，或人参汤亦可。如血热妄行者，以凉药送下。

（4）圆明膏（东垣）　治内障生翳，及瞳子散大，因劳心过度，饮食失节。柴胡、麻黄、黄连、生地（五钱）、诃子（湿纸裹煨）、粉甘草（二钱），归身（三钱）。以水二碗，先煮麻黄至一碗，去沫，入后药同熬，至滴水不散，去渣，入蜜少许，再熬点之。柴胡麻黄，发表散邪；当归生地，和肝养血；黄连清肝火；甘草和中州。瞳子散大，故加诃子以收之也。

四、民国时期

1. 民国谢观《中国医学大辞典》

（1）诃子丸　《类证普济本事方》方。治脾胃不和，泄泻不止。诃子皮、川姜、肉豆蔻、龙骨、木香、赤石脂、附子各等分。研为细末，米糊和丸，如梧桐子大。每服四十丸，米饮送下。

（2）诃子汤　刘河间方。治失音不能言语。诃子四个（半生半炮），桔梗一两（半生半炙），甘草二寸（半生半炙）。研为细末，每服二钱，童便一盏，清水一盏，煎五七沸，温服，甚者不过三服即愈。或用诃子四个（半生半炮），甘草二两（半生半炙），研为细末，每服一钱匕，加砂糖一小块，清水五盏，煎至三盏，时时细呷，一日服尽，其效甚速。方中桔梗通利肺气，诃子泄肺导气，童便降火甚速。

（3）诃子灰散 《疡医大全》方。治下疳。诃子灰、黄柏（炒存性）各二钱，麝香少许（一方无黄柏）。共研极细末，掺于患处，令睡，睡醒服冷水两三口，勿令阳道兴起，以致胀断疮靥，二七日即愈。

（4）诃子人参汤 《证治准绳》方。治阳气下陷。诃子（煨，去核）、人参、白茯苓、白术、甘草（炙）、莲肉、升麻、柴胡各等分。加生姜，清水煎服。

（5）诃子青黛丸 《沈氏尊生书》方。诃子、青黛、杏仁、海粉、香附（童便制）、瓜蒌仁、半夏曲。共研细末，姜汁和蜜为丸，如芡实大。每服一丸，口含化下。

（6）诃灰散 《证治准绳》方。治小儿因疳下血。诃子不拘多少（烧灰存性）。研为末，三岁儿每服一钱，食前米汤调下。

（7）诃黎勒散 《金匮要略》方。治下利失气。诃黎勒十枚（煨）。为散，粥饮和，顿服。气利者，肺气下脱，肠胃俱虚，气随屎下，急用此方湿肠胃以固脱，又用粥饮扶中以转气，气转而泻自止矣。

2. 民国陈守真《儿科萃精》

中寒泻方 小儿过食生冷，以致寒邪凝结，肠鸣腹胀，时复疼痛，所泻皆澄澈清冷，面色淡白，四肢厥冷，饮食懒进，古方主理中汤以温中（方见前）。止泻，古方主诃子散（如面煨诃子、肉豆蔻、土炒白术、人参、茯苓、煨木香、陈皮、炙甘草，共为细末），每服一钱，姜汤调服。[真按]小儿寒泻，但用炒白术钱半、赤茯苓二钱、白通草五分、结猪苓二钱、白泽泻钱半，引用北干姜二片。

3. 民国张宗祥《本草简要方》

（1）诃子丸 治脾胃不和，泄泻不止。诃子皮、川姜、肉豆蔻、龙骨、木香、赤石脂、附子各等分。研末，米糊丸梧子大，每服四十丸。

（2）诃子丸又方 治休息痢昼夜无度，脐腹撮痛，诸药不效者。诃子五钱，椿根白皮二两，母丁香三十粒。研末，醋煮米糊丸梧子大，每服五十丸，日三次。

（3）诃子丸又方 治劳嗽。诃子皮五钱，海蛤粉、青黛、香附（童便制）、杏仁、贝母、栝蒌仁各二钱五分。研末，姜汁和蜜丸樱桃大，每服一丸，嚼化。

（4）诃子散 治霍乱吐利，九种心痛，及心脾冷痛不可忍。诃子（炮）、炙草、厚朴、干姜（炮）、神曲（炒）、草果、高良姜（炒）、麦芽（炒）、白茯苓、陈皮各等分。研末，每服二三钱。水煎，入盐少许服。

（5）诃子散又方 治嵌甲流脓。诃子二枚，降香、青黛各一钱，五倍子五钱。研末。先用葱盐汤洗净，剪去指甲，用药末敷，或麻油调涂。

五、中华人民共和国成立后

1.《中华本草》

【异名】诃黎勒（《金匮要略》）、诃黎（《备急千金要方》）、诃梨（《外台秘要》）、随风子（《传信方》）。

【释名】诃黎勒，为阿拉伯语 halileh 的音译名，简称诃梨。因其为果实，省称作诃子。随风子者，《传信方》："其子未熟时，风飘随者谓之随风子。"

【品种考证】诃子原名诃黎勒，始载于《金匮要略》。《新修本草》云："树似木梡，花白，子形似栀子，青黄色，皮肉相著。"《本草图经》云："诃黎勒生交、爱州，今岭南皆有，而广州最盛，七月八月实熟时采，六路者佳。"从以上本草文献所述植物形态特征和产地分布考证，古代所谓诃黎勒、诃子，即为现代使君子科植物诃子 *Terminalia chebula* Retz.。

【来源】诃子为使君子科植物诃子和微毛诃子的果实。

【原植物】①诃子 *Terminalia chebula* Retz.。②微毛诃子 *Terminalia chebula* Retz. var. *tomentella*（Kurz.）C.B.Clarke。

【采收加工】秋末冬初果实成熟时，选晴天采摘。采收的成熟果实，晒干或烘干即为药材诃子。采收未木质化的幼果，放入水中烫 2～3 分钟后，取出晒干即为藏青果。

【药材及产销】诃子 *Fructus terminaliae chebulae* 主产于云南省临沧地区和德宏傣族景颇族自治州。

【炮制】诃子的炮制品有诃子、诃子肉、炒诃子肉、麸炒诃子肉、诃子炭、烫诃子、土炒诃子、煨诃子、蒸诃子。

现代对诃子的炮制有去核用肉、面煨、麸炒、土炒等法。一般认为，诃子生用治久咳失音，制熟用于止泻。相关研究报道，诃子药材中鞣质的含量与炮制方法有关，其中生诃子为 15.70%、炒诃子为 38.97%、面煨诃子 140～160℃为 17.29%、240～260℃为 24.59%，砂烫诃子 160～180℃为 33.88%、260～280℃为 31.97%。带核诃子各炮制品的鞣质含量均有显著性差异（$P < 0.01$），其中以炒诃子含量最高。诃子核各炮制品的鞣质含量：生诃子核为 4.16%，炒诃子核为 7.05%，面煨诃子核为 4.66%。诃子核各炮制品鞣质含量有显著性差异（$P < 0.01$），其中以炒诃子核含量最高。诃子核占带核诃子重量的 40.7%。古代

和现今大多采用去核的方式，是为了除去诃子质次部分以增强疗效。

诃子不同炮制品对离体兔肠自发性活动和乙酰胆碱及氯化钡引起的肠肌收缩均有明显的抑制作用，各炮制品之间未见明显差异；诃子核加大剂量可与带核诃子得到同样结果。诃子各炮制品对麻油所致小鼠腹泻皆有较好的止泻作用，各炮制品间无明显差异，但对小鼠小肠输送功能的抑制作用，麸煨诃子略强。

综上所述，诃子炮制后鞣质含量增高，对离体兔肠收缩有明显的抑制作用，对小鼠腹泻有较好的止泻作用。但实验发现，纯鞣质不能使兔离体肠管松弛，而是使肠管趋于强直。诃子素可直接作用于平滑肌，对抗乙酰胆碱引起的肠管收缩。诃子中还含有番泻苷 A，经胃和小肠吸收后在肝脏分解，分解产物可以兴奋骨盆神经节，从而收缩大肠，引起腹泻。因此，炮制对诃子番泻苷 A 和诃子素含量的影响，更值得研究。

【功能与主治】涩肠，敛肺，下气，利咽。主治久泻，久痢，脱肛，喘咳痰嗽，久咳失音。

【用法用量】内服，煎汤，3 ～ 6g；或入丸、散。敛肺清火宜生用，涩肠止泻宜煨用。

【使用注意】外邪未解、内有湿热积滞者慎服。

2.《中药大辞典》

【异名】诃黎勒（《金匮要略》）、诃黎（《备急千金要方》）、诃梨（《外台秘要》）、随风子（《传信方》）。

【基原】为使君子科榄仁树属植物诃子和微毛诃子的果实。

【原植物】①诃子 *Terminalia chebula* Retz.。②微毛诃子 *T. chebula* Retz.var. *tomentella* Kurz.。

【采收加工】秋末冬初果实成熟时，选晴天采摘。采收的成熟果实，晒干或烘干即为药材诃子。采收未木质化的幼果，放入水中烫 2 ～ 3 分钟后，取出晒干即为藏青果。

【药性】苦、酸、涩、平。归肺、大肠、胃经。

【功用主治】涩肠下气，敛肺利咽。主治久泻久痢，脱肛，喘咳痰嗽，久咳失音。

【用法用量】内服，煎汤，3 ～ 6g；或入丸、散。敛肺清火宜生用，涩肠止泻宜煨用。

【宜忌】外邪未解、内有湿热积滞者慎服。

3.《全国中草药汇编》

【别名】诃黎勒。

【来源】诃子为使君子科榄仁树属植物诃子 *Terminalia chebula* Retz. 或绒毛诃子 *Terminalia chebula* Retz.var.*tomentella* Kurt. 的干燥成熟果实。

【生境与分布】①诃子多栽培于屋旁、路边空地。广西、广东及云南等地有栽培。②绒毛诃子生于海拔 800～1100m 的阳坡、林缘。分布于云南。

【道地与产区】以身干、表面黄棕色、微皱、有光泽、肉厚者为佳。主产于云南临沧地区和德宏傣族、景颇族自治州。

【采集加工】播种繁殖者 7～10 年结果，质量较差；嫁接树 2～3 年结果，质量好，一年可采收 3 批，分别于 9、10、11 月收获，将成熟果实采下，晒干。

【性味归经】苦、酸、涩，平。归肺、大肠经。

【功能主治】涩肠止泻，敛肺止咳，降火利咽。适用于久泻久痢，便血脱肛，肺虚喘咳，久嗽不止，咽痛音哑。

【用法用量】3～10g。

【附注】广西另产一种大诃子为银叶诃子 *Terminalia argyrophylla* Pott.，在邕宁、南宁有栽培，其幼枝及叶密被银白色绒毛，为广西收购的主要商品。药材果实形状呈卵圆形，棕色，质坚硬，顶端收缩成短尖，基部通常近圆形，长 2.2～3.4cm，径 1.8～2.7cm，表面具 5 条明显纵棱及数条不规则的纵皱纹。

附：藏青果

【来源】为诃子树的干燥幼果。

【药材性状】扁长卵形，略似橄榄，下部有果柄瘢痕，长 2～3cm，宽 0.5～1.2cm；外表黑褐色，满布明显的纵皱纹。质坚硬，断面不平坦，有胶质样光泽，果肉厚，呈黄绿色，核不明显，中心稍空，小者黑褐色，无空心。

【采集加工】9～10 月采收，摘回或拾取被风吹落的幼果，经蒸煮后晒干。

【性味归经】苦、微甘、涩，凉。

【功能主治】清热生津，利咽解毒。适用于慢性咽喉炎，声音嘶哑，咽喉干燥。

【用法用量】用量 3～9g，或含服。

4.《现代中药药理与临床应用手册》

【别名】诃黎勒、诃黎、随风子。

【来源】为使君子科植物诃子 *Terminalia chebule* Retz. 或绒毛诃子 *Terminalia*

chebula Retz.var.*tomentella* Kurt. 的干燥成熟果实。

【性味】苦、酸、涩，平。

【功能主治】涩肠敛肺，降火利咽。用于久泻久痢，便血脱肛，肺虚喘咳，久嗽不止，咽痛音哑。

【主要成分】果实含鞣质 23.6% ~ 37.36%。其成分为诃子酸（Chebulagic acid）、诃黎勒酸（Chebulagic acid）、鞣云实精（Corilagin）、原诃子酸（Terchebin）、葡萄糖没食子鞣苷（Glucogallin）、并没食子酸（Ellagic acid）、没食子酸（Galic acid）、莽草酸、去氢莽草酸、奎宁酸、氨基酸、毒八角酸（Shikimic acid）、去氢毒八角酸（Dehydroshikimic acid）。还含番泻苷 A（Sennoside A）、诃子素（Chebulin）、鞣酸酶（Tannase）、多酚氧化酶（Polyphenoloxidase）、过氧化物酶（Peroxydase）等，并含 β–谷甾醇、三十烷酸、软脂酸、莽草酸甲酯、没食子酸乙酯、苯甲酸、甘露醇、胡萝卜苷、阿江榄仁素、抗坏血酸氧化酶（Ascorbic acid oxidase）、阿拉伯糖（Arabinose）、果糖（Fructose）、葡萄糖（Glucose）、蔗糖（Sucrose）、鼠李糖（Rhamnose）等。

【药理作用】

（1）抗菌作用　诃子水煎剂（100%）除对志贺、福氏、史氏及宋氏痢疾杆菌均有抑制作用外，对铜绿假单胞菌、白喉杆菌抑制作用较强，对金黄色葡萄球菌、大肠埃希菌、肺炎链球菌、溶血性链球菌、变形杆菌、鼠伤寒杆菌亦有抑制作用；对痢疾杆菌、金黄色葡萄球菌、铜绿假单胞菌的有效浓度分别为 1∶32、1∶128、1∶64（试管法）。

（2）对平滑肌的作用　诃子素对平滑肌有罂粟碱样的解痉作用，能缓解平滑肌痉挛。

（3）泻下与止泻作用　诃子所含番泻苷 A 经胃、小肠吸收后，在肝中分解。分解产物经血行而兴奋胃盘神经节以收缩大肠，引起腹泻，作用广泛而强烈。而本品是重要的涩肠止泻药，临床用于各种久痢、久泻效果显著。药理实验亦表明，本品所含鞣质有显著的止泻作用，说明本品对于泻下与止泻有双向调节作用。

（4）抗氧化作用　诃子醇提取物、水提取物均可抑制 Fe^{2+}、维生素 C 诱发的小鼠肝、肺匀浆和线粒体的脂质过氧化，明显清除核黄素 + 光产生的 O_2^- 和对抗 H_2O_2 引起的溶血。醇提取物作用强于水提取物，醇提取物在较低浓度（10 ~ 25μg/mL）时即有显著作用，而水提取物则必须在较高浓度（100 ~ 400μg/mL）

时才有作用。诃子鞣质亦有抗活性氧作用，对 O_2^- 有清除作用，且能显著抑制 O_2^- 的产生，其清除效力随剂量增大而增强。目前研究发现，诃子中的酚酸类和黄酮类成分是诃子抗氧化的主要活性成分。

（5）护肝及保护白细胞作用　诃子鞣质能对抗亚硝酸钠加氨基比林对小鼠肝急性损伤的作用，能对抗其引起的小鼠 SGPT 升高，有清除体内亚硝胺的作用。诃子醇提取物 20μg/mL 能显著抑制十四酰基佛手醇乙酯（TPA）20μg/mL 诱发的白细胞 DNA 断链，对白细胞 DNA 损伤有保护作用。

（6）抗动脉粥样硬化作用　诃子树皮提取物药理实验表明，诃子能减轻胆固醇诱导的家兔动脉粥样硬化。家兔连续给予诃子醇提取物 16 周，能明显降低饲以胆固醇家兔的血液、肝及动脉中的胆固醇含量，减轻胆固醇诱发的家兔动脉粥样硬化。给实验动物每天喂饲 100μg/kg 的诃子树皮粉，连续给药 30 天，可使血脂含量下降，高密度脂蛋白含量上升，表明诃子具有良好的调节血脂能力。诃子树皮粉及其提取物均具有减少冠状动脉中脂肪堆积物、增加血流量和减少心肌梗死发作次数的作用。

（7）强心作用　离体蛙心实验表明，诃子果皮提取物具有强心作用。大剂量诃子的苯及氯仿提取物具有中等强心作用，乙酸乙酯、丁酮、正丁醇和水的提取物具有很强的强心作用。醋酸乙酯提取物 100、300、500μg/kg 可使心脏收缩力增加 3%～20%，心输出量增加 2%～10%，而心率不变，0.33～3mg/kg 剂量可使收缩力过低的小鼠心脏收缩增加 4%～36%。丁酮和正丁醇提取物也有相似作用。

（8）抗心绞痛作用　诃子树皮提取物对心绞痛有显著疗效，口服诃子醇提取物可明显降低心绞痛的发病率，还可明显提高心绞痛患者的运动能力。

（9）抗病毒作用　诃子醇提取物 6.25mg/mL 浓度对 HBsAg、HBeAg 的抑制率分别为 99.67% 和 71.40%，同一浓度下诃子对细胞的破坏率为 30.65%。从诃子分离得到的没食子酸、没食子酰糖类对 HIV–1 整合酶具抑制活性，其结构中没食子酰部分对于整个化合物的活性起重要作用。

（10）抗炎镇痛作用　诃子乙醇提取物能显著抑制甲醇和 CFA 氟试剂诱导的大鼠关节肿胀，降低血中 TNF–α 的水平，并减少关节滑液中 IL–1β、IL–6 和 TNF–R_1 的表达。诃黎勒酸能降低 5– 脂氧合酶（5-LOX）和 2– 环氧合酶（COX–2）的活性，从而减轻炎症反应。

（11）抗肿瘤作用　诃子具有明显的抗肿瘤活性。诃子 70% 甲醇提取物对

MCF-7、PC-3、PNT1A 等细胞具有一定抑制作用，能够抑制肿瘤细胞的产生和分化，促进细胞凋亡。

（12）其他作用　诃子还具有抗胆碱酯酶活性、抗胃溃疡、抑制细胞色素 P450 酶等生物活性。

【现代应用】

（1）慢性腹泻及痢疾　诃子 10～15g，乌梅、焦山楂各 18～24g，罂粟壳 10～15g，焦地榆、白芍各 15g，甘草 6g，加减治疗慢性泄泻 18 例，痊愈 7 例，显效 9 例，无效 2 例，总有效率为 88.9%。治疗休息痢 12 例，痊愈 5 例，显效 5 例，不明结果 2 例，总有效率为 83.3%。20% 诃子液保留灌肠，并同服诃子肠溶胶囊，治疗 25 例细菌性痢疾，痊愈 23 例。

（2）内痔出血　诃子、五倍子、枯矾、五味子等量为末，水泛为丸，每丸重 2.5g。每日 3 次，每次 10 粒。1 周为 1 疗程。治疗内痔出血 37 例，便秘者合槐角丸，气血虚弱明显者合归脾丸。结果痊愈 23 例，好转 12 例，无效 2 例，总有效率 94.6%。

（3）咯血　诃子 12g，全瓜蒌 12g，海浮石 10g，侧柏炭 12g，炒山栀子 10g，鱼腥草 15g，水煎服。治疗咯血 50 例，显效 40 例，好转 6 例，无效 4 例。

（4）胃痉挛　诃子 80g，塞知 50g，赛卖 17g，黑冰片 74g，五灵脂 17.5g(蒙医方)。上药研成粉末，每天服 2g。治疗 20 例，治愈 12 例，占 60%；显效 7 例，占 35%，总有效率达 95%。

参考文献

［1］赵鹿，廖翠萍，杨秀娟，等.诃子的研究进展及质量标志物的预测［J］.中草药，2020，51（10）：2732-2744.

［2］阿如罕，张金渝，韩国庆，等.经典名方中诃子的本草考证［J/OL］.中国实验方剂学杂志：1-15［2025-01-09］.https://doi.org/10.13422/j.cnki.syfjx.20250465.

［3］陈宪良.从诃梨勒到诃子：中印文化交流视域下的本草"中国化"［J］.陕西师范大学学报(哲学社会科学版)，2024，53（4）：53-65.

［4］华佗.华佗神方［M］.孙思邈，编集.杨金生，赵美丽，段志贤，点校.北京：中医古籍出版社，2002.

［5］张仲景.金匮要略［M］.范永升，点校.北京：中国中医药出版社，2003.

［6］古求知，梅全喜，吴新明，等．肘后备急方校注［M］.北京：中医古籍出版社，2015.

［7］嵇含．南方草木状［M］.广州：广东省出版集团，2009.

［8］王兴法．雷公炮炙论：辑佚本［M］.上海：上海中医学院出版社，1986.

［9］张峰，杨英，孟萌．诃子在中、蒙、藏医中的应用及比较［J］.中兽医学杂志，2007（6）：39-41.

［10］孙思邈．千金翼方［M］.彭建中，魏嵩有，点校．沈阳：辽宁科学技术出版社，1997.

［11］陈建南，徐鸿华．诃子的产地和品种考证［J］.中药材，1996，19（10）：533-535.

［12］尚志钧．新修本草：辑复本［M］.合肥：安徽科学技术出版社，1981.

［13］王焘．外台秘要［M］.北京：人民卫生出版社，1955.

［14］李肇．唐国史补校注［M］.王福元，校注．济南：山东人民出版社，2020.

［15］李珣．海药本草：辑校本［M］.尚志钧，辑校．北京：人民卫生出版社，1997.

［16］卢多逊，李昉．开宝本草：辑复本［M］.尚志钧，辑校．合肥：安徽科学技术出版社，1998.

［17］宋怀隐．太平圣惠方［M］.郑金生，汪惟刚，董志珍，点校．北京：人民卫生出版社，2016.

［18］掌禹锡．嘉祐本草辑复本［M］.北京：中医古籍出版社，2009.

［19］苏颂．本草图经［M］.尚志钧，辑校．合肥：安徽科学技术出版社，1994.

［20］林有能．光孝寺六祖慧能迹址考析［J］.广东社会科学，2014（6）：109-118.

［21］柏宇亮．从光孝寺植物看海上丝绸之路［J］.客家文博，2014，3（15）：26-29.

［22］唐慎微．证类本草［M］.尚志钧等，校点．北京：华夏出版社，1993.

［23］寇宗奭．本草衍义［M］.颜正华等，点校．北京：人民卫生出版社，1990.

［24］张锐．鸡峰普济方［M］.北京：中医古籍出版社，1988.

［25］刘昉．幼幼新书［M］.陈履端，编订．北京：中医古籍出版社，1981.

［26］王璆．是斋百一选方［M］.上海：上海科学技术出版社，2003.

［27］陈自明．妇人大全良方［M］.余瀛鳌等，点校．北京：人民卫生出版社，1992.

［28］李东垣.珍珠囊补遗药性赋［M］.王晋三，重订.上海：上海科学技术出版
　　社，1958.

［29］王好古.汤液本草［M］.陆拯等，校点.北京：中国中医药出版社，2013.

［30］佚名.增广和剂局方药性总论［M］.郝近大，校点.北京：中医古籍出版
　　社，1988.

［31］危亦林.世医得效方［M］.王育学等，校注.北京：中国中医药出版社，
　　1996.

［32］朱橚.普济方［M］.北京：人民卫生出版社，1959.

［33］胡濙.卫生易简方［M］.北京：人民卫生出版社，1984.

［34］董宿.奇效良方［M］.方贤，续补.田代华，等，点校.天津：天津科学技
　　术出版社，2003.

［35］刘文泰.本草品汇精要［M］.北京：中国中医药出版社，2013.

［36］陈嘉谟.本草蒙筌［M］.王淑民等，点校.北京：人民卫生出版社，1988.

［37］李时珍.本草纲目［M］.张守康等，主校.北京：中国中医药出版社，
　　1998.

［38］缪希雍.神农本草经疏［M］.北京：中医古籍出版社，2017.

［39］郭霞珍.《雷公炮制药性解》评注［M］.北京：人民军医出版社，2010.

［40］卢之颐.本草乘雅半偈［M］.北京：中国中医药出版社，2016.

［41］裘庆元.珍本医书集成：第一册［M］.北京：中国中医药出版社，2012.

［42］汪昂.本草备要［M］.余力，陈赞育，校注.北京：中国中医药出版社，
　　1998.

［43］张璐.本经逢原［M］.赵小青，裴晓峰，校注.北京：中国中医药出版社，
　　1996.

［44］王子接.绛雪园古方选注［M］.赵小青，点校.北京：中国中医药出版社，
　　1993.

［45］吴仪洛.本草从新［M］.朱建平，吴文清，点校.北京：中医古籍出版社，
　　2001.

［46］严西亭，施澹宁，洪缉庵.得配本草［M］.上海：上海科学技术出版社，
　　1958.

［47］黄宫绣.本草求真［M］.王淑民，校注.北京：中国中医药出版社，1997.

［48］谢观.中国医学大辞典［M］.赖鸿铭等，整理点校.天津：天津科学技术出

版社，2002.

[49] 陆拯.近代中医珍本集：儿科分册 [M].杭州：浙江科学技术出版社，1993.

[50] 张宗祥.本草简要方 [M].上海：上海书店出版社，1985.

[51] 江苏新医学院.中药大辞典 [M].上海：上海科学技术出版社，1986.

[52] 《广东中药志》编辑委员会.广东中药志：第一卷 [M].广州：广东科技出版社，1994.

[53] 国家中医药管理局《中华本草》编委会.中华本草 [M].上海：上海科学技术出版社，1999.

[54] 王衮编.博济方 [M].王振国，宋咏梅，点校.上海：上海科学技术出版社，2003.

[55] 陈承.太平惠民和剂局方 [M].彭建中，魏富有，点校.沈阳：辽宁科学技术出版社，1997.

[56] 许叔微.普济本事方 [M].刘景超，李具双，点校.北京：中国中医药出版社，2007.

[57] 佚名氏著.小儿卫生总微论方 [M].上海：上海卫生出版社，1958.

[58] 陈言（无择）.三因极一病证方论 [M].北京：人民卫生出版社，1957.

[59] 严用和.重订严氏济生方 [M].浙江省中医研究所文献组，湖州中医院，整理.北京：人民卫生出版社，1980.

[60] 王肯堂.证治准绳：女科 [M].上海：上海科学技术出版社，1959.

[61] 王肯堂.证治准绳：类方 [M].上海：上海科学技术出版社，1959.

[62] 武之望.济阴纲目 [M].汪淇，笺释.张黎临，王清，校注.北京：中国中医药出版社，1998.

[63] 吴世昌.奇方类编 [M].王远，辑.朱定华，曹秀芳，点校.北京：中医古籍出版社，1986.

[64] 陈复正.幼幼集成 [M].蔡景高，叶奕扬，点校.北京：人民卫生出版社，1988.

[65] 吴仪洛.成方切用 [M].上海：上海科学技术出版社，1958.

[66] 鲍相璈.验方新编 [M].梅启照，增辑.李世华，校注.北京：中国中医药出版社，1994.

[67] 宋立人.现代中药学大辞典 [M].北京：人民卫生出版社，2001.

［68］王国强.全国中草药汇编［M］.3 版.北京：人民卫生出版社，2014.

［69］国家药典委员会.中华人民共和国药典临床用药须知：中药饮片卷［M］.北京：中国医药科技出版社，2022.

［70］玉妥·云丹贡布.四部医典［M］.马士林，罗达尚，等，译.上海：上海科学技术出版社，1987.

［71］玉妥·云丹贡布.草本药库［M］.北京：民族出版社，2006.

［72］帝玛尔·丹增彭措.晶珠本草［M］.毛继祖，罗达尚，王振华，等，译注.上海：上海科技出版社，1986.

［73］贡珠·云丹加措.临床札记：札记精粹［M］.北京：民族出版社，2005.

［74］达布·索朗仁青.年麦达布零星文集［M］.北京：民族出版社，2017.

［75］玉妥·萨玛云丹贡布.子书精要［M］.北京：民族出版社，2002.

［76］仲迪·班旦坚参.斗金换斗银换［M］.北京：民族出版社，2004.

［77］苏喀·娘尼多吉.千万舍利子［M］.北京：民族出版社，2002.

［78］中国科学院西北高原生物研究所.藏药志［M］.西宁：青海人民出版社，1991.

［79］罗达尚.中华藏本草［M］.北京：民族出版社，1997.

［80］国家中医药管理局《中华本草》编委会.中华本草［M］.上海：上海科学技术出版社，1999.

［81］江苏新医学院.中药大辞典（上册）［M］.上海：上海科学技术出版社，1986.

［82］《全国中草药汇编》编写组.全国中草药汇编：上册［M］.北京：人民卫生出版社，1975.

［83］梅全喜.现代中药药理与临床应用手册［M］.3 版.北京：中国中医药出版社，2016.

第二章　诃子的生药学研究

　　本章主要梳理了诃子生药学研究的几个方面，包括诃子不同变种的来源与历史沿革、诃子在不同地区的产地特征和品种差异，以及诃子各类品种的特点和质量标准。这些对于我们后续研究诃子药用价值、有效成分及临床应用具有重要意义，同时也有助于我们在实际应用过程中做出更加科学合理的选择，以确保其药效的稳定性与可靠性。

第一节　诃子的品种、资源、种植、采收、鉴定、质量标准

　　诃子的药用历史悠久、品种繁多，系统梳理诃子从古至今的变迁和发展脉络，将有助于我们更加清晰地认识和运用诃子。

一、诃子的品种

　　诃子为使君子科植物诃子（*Terminalia chebula* Retz.）或绒毛诃子（*Terminalia chebula* Retz. var. *tomentella* Kurt.）的干燥成熟果实，主要产自云南、四川、广西、新疆等地区，也有进口品种。《中国植物志》中只记载了微毛诃子变种；《中国树木志》中记载了微毛诃子变种和恒河诃子变种，但对其他变种均未提及。

（一）历史变迁

　　诃子的品种从古代到现代既有延续也有变迁。唐代僧人义净于 671 ～ 695 年曾前往天竺，他在《南海寄归内经法传》中，比较了中印两国的药物，提道："西（指今印度、尼泊尔、巴基斯坦等地）则多是诃黎勒。"唐代刘禹锡提到"波斯舶上者，六路、黑色、肉厚者良"，指出诃子等进口商品从海上流入，且质量佳。五代时期的李珣（其祖先为波斯人）曾到过岭南，其在《海药本草》中称：

"生南海诸地……方家使陆路诃梨勒，即六棱是也。按波斯将诃梨勒、大腹等，舶上用防不虞。"他所指的"南海"涵盖现今广东、广西沿海及马来群岛一带。查近现代诃子商品仍有从印度、斯里兰卡等地进口，但印度等国所产诃子的原植物有诃子及其数个变种，而今进口的诃子商品亦见大小形态不一，显系来源不同。料历史上进口的诃子亦当如是，故本草所谓"波斯舶上来者"究是何种，难以断定。

清代《本草求真》中载有诃黎勒图，其所描述诃子果大、纵棱清晰，兼有副棱，颇似今广州所产之"大诃子"。近代杨华亭《药物图考》所附诃黎勒市售商品图（图 2-1A）亦极似今广州之"大诃子"及进口诃子形状。此图所绘之诃黎勒呈椭圆形，基部钝圆，纵棱明显，并附"六棱者佳"。在《常用中药材品种整理和质量研究（南方协作组·第四册）》中的"诃子类专题研究"认为其与《本草求真》中所附诃子基原一致。因此推测，清代可能已经出现栽培诃子变异，形成大果的类型。

云南的绒毛诃子是现代新发现的药源。20 世纪 50 年代，云南发现大量野生诃子树，所产诃子数量冠于全国，使其一跃为我国诃子的主要产地。但云南诃子未见于历代本草，甚至于地方性本草如《滇南本草》中亦未见踪迹；且其果实干燥后表面皱缩、纵棱不明显、色深，与本草所载不尽相同。由此推断，云南诃子显非我国历史上使用之诃黎勒，而是中华人民共和国成立后发现的新药源。该种植物经陈建南等实地调查和鉴定，认为是诃子的变种——绒毛诃子。绒毛诃子也是《中国药典》收载的品种之一，今为商品主流品种。《中国药典》载其学名为 *Terminalia chebula* Retz. var. *tomentella* Kurz.，若据原始分类文献当订正为 *Terminalia chebula* Retz. var. *tonentella*（Kurz.）C.B.Clarke。该诃子变种在福建省亦有少量引种。

2002 年，《新编中药志（第二卷）》中"种子、果实、花类药"部分收录的诃子来源为诃子（图 2-1B）*T. chebula* Retz.、绒毛诃子 *T. chebula* Retz.var. *tomentella* Kurt. 二种。

2006 年，朱建平等主编的《中药名考证与规范》中收录了诃子 *T. chebula* 及其变种绒毛诃子 *T. chebula* var. *tomentella*。同年，《中药大辞典（第二版）》中记录了诃子（图 2-1C、图 2-1D）*T. chebula* 和其变种微毛诃子 *Terminalia chebula* var. *tomentella*。此处的微毛诃子与绒毛诃子为同一基原的不同名称，其别名还有茸毛诃子，这些均是基于其特征和诃子本种鉴别而来的名称。

2008 年，谢宗万编著的《中药品种理论与应用》中收录了诃子 *T. chebula* Qetz. 及其三个变种绒毛诃子 *T. chebula* var. *tomentella* 、恒河诃子 *T. chebula* var. *gangetice* 和银叶诃子 *T. argyrophlla*。书中误将诃子定名人写为 Qetz.（正确应是 Retz.）。

2010 年，金世元主编的《金世元中药材传统鉴别经验》中收录的诃子 *T. chebula* Retz. 和茸毛诃子 *T. chebula* Retz. var. *tomentella* Kurt.，均为诃子的药材来源。银叶诃子在民间曾以"小诃子"之名代诃子药用，《中国植物志》认定其与微毛诃子属同一基原，故以"微毛诃子"异名收录。

"大诃子"多被认为是清朝时期种植诃子时培育出的新变种，仅产于广州部分地区。但在近些年的实地中药资源普查研究中发现，云南永德县的野生诃子中也有类似"大诃子"的果实，故其广州独有的产地特征和是否为种植培育出的新变种有待商榷。小花诃子 *T. chebula* var. *parviflora* 为进口药源，国内并未种植。由此推测，诃子 *T. chebula* 和绒毛诃子（即《中国植物志》微毛诃子）*T. chebula* var.*tomentella* 为中医历史上使用的正品诃子。1963 年版《中国药典》收录使君子科植物诃子 *T. chebula* Retz. 为诃子药材的唯一来源。而 1977 ～ 2025 年版《中国药典》均将诃子 *T. chebula* 和绒毛诃子 *T. chebula* var. *tomentella* 列为诃子的药材来源，认为此两种为正品。

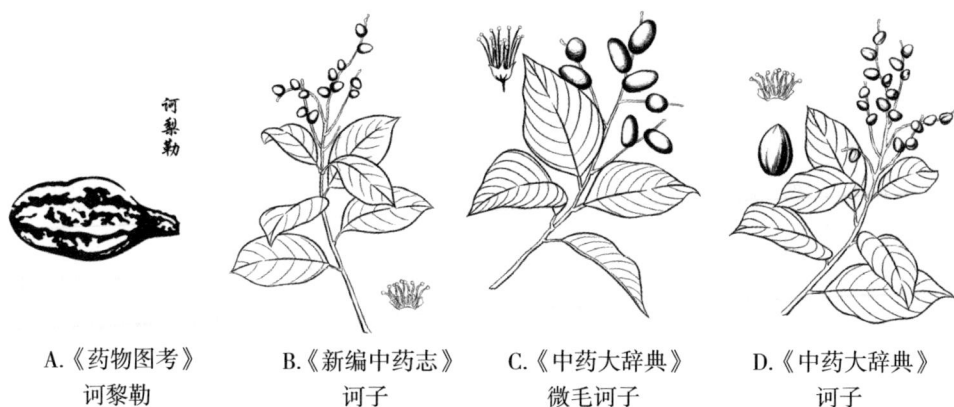

| A.《药物图考》诃黎勒 | B.《新编中药志》诃子 | C.《中药大辞典》微毛诃子 | D.《中药大辞典》诃子 |

图 2-1　近代中药专著中收载的诃子图

除此之外，诃子商品尚有其他产地，其植物来源不一。广东除出产上述诃子外，尚产诃子的变型"大诃子"。广西也出产一种"大诃子"，曾被误认为银叶诃子 *T. argyrophlla*，后经陈建南等鉴定为诃子的变种——恒河诃子 *T.chebula* var.

gengetice 。

综上所述，诃子的原植物为诃子 *T. chebula* Retz.。如今，诃子的品种和产地均已显著增多。其原主产地广东除出产诃子外，还出产大诃子（变型）*T.chebula f.macrocarpa*；云南作为现今诃子的主产地，所产的绒毛诃子（变种）已成为全国主流品种；而广西出产的诃子则为其另一变种——恒河诃子。

值得注意的是，诃子和绒毛诃子虽然都属于诃子的基原物种，但近年来的研究发现，二者的有效成分含量差异较大。诃子中的有效成分含量明显高于绒毛诃子，因此在精准入药时有必要对两者进行区分。另外，市场上还存在许多诃子的混伪品，如毛诃子、青果等。毛诃子为使君子科植物毗黎勒 *T. bellirica*（Gaertn.）Roxb. 的干燥成熟果实，常与诃子联合用药，如三果汤（由毛诃子、诃子、余甘子组成）在藏医学体系中常被用于治疗各种隆型、赤巴型及培根型疾病。青果为橄榄科植物橄榄 *Canarium album* Raeusch. 的干燥成熟果实。而诃子的干燥幼果，又称西青果。由于混伪品与诃子在名称上相近或外形相似，常被误认为诃子，这对诃子的品质和临床精准用药造成了不良影响。因此，对诃子及其混伪品进行准确鉴定具有重要意义。

诃子应用广泛，且在不同民族及地区使用的基原并不完全一致。部分品种形成商品在市场流通，而另一些则仅限于当地采集，作为传统药用诃子使用。其混淆品有毗黎勒 *Terminalia bellirica*（Gaertn.）Roxb.、余甘子 *Phyllanthus emblica* L.、绒毛诃子 *T. chebula* var.*tomentella*（附：银叶诃子 *T. argyrophlla*）、大诃子 *T. chebula* f. *macrocarpa*、恒河诃子 *T. chebula* var.*gangetica* 、小花诃子 *T. chebula* var. *parviflora* 等。诃子最早通过波斯船舶传入中国。广州在唐朝时期便开始大量栽培诃子，成为古代诃子的道地产区。其古代正品基原为使君子科植物诃子 *T. chebula*。云南作为中国唯一的野生诃子产地，主产诃子 *T. chebula*，并有绒毛诃子 *T. chebula* var. *tomentella* 分布。近代以来，云南的诃子产量已能满足国内需求，并逐渐成为诃子的国内主产区。因而绒毛诃子 *T. chebula* var. *tomentella* 与诃子 *T. chebula* 便成为近代诃子的药材基原。

（二）品种分类

诃子在不同地区和民族的分类方式存在差异。在传统藏医药体系里，诃子被细分为多个品种，如《四部医典》将其分为 5 个品种，而《甘露精义》和《甘露精要》则分别将其分为 7 个和 8 个品种。这表明诃子是一个分布广泛的多性型种系。根据《印度植物志》的分类，诃子有 6 个变种，毛诃子有 3 个变种；而《印度支那植物志》则将诃子划分为 2 个变种。这些分类为诃子的用药品种鉴定提供了依据。《中国植物志》仅记载了微毛诃子变种，而《中国树木志》则记载了微毛诃子变种和恒河诃子变种。此外，还有学者依据现行的《国际植物命名法规》，对常见的 9 种诃子进行了校订、增补和修订。在这 9 种诃子中，诃子和绒毛诃子被《中国药典》收载为正品诃子，其他 7 种诃子在不同地区和民族中也被用作诃子入药。

1. 诃子　诃子 *Terminalia chebula* Retz.，产于云南西南部和西部。生于海拔 800 ~ 1900m 的疏林、杂木林、疏树灌丛草坡。广东、广西有引种栽培。分布于印度德干高原、斯里兰卡、缅甸、马来半岛。

2. 绒毛诃子　又名微毛诃子 *T.chebula* var.*tomentella*。其与诃子的区别在于：本变种幼枝、幼叶密被铜色平伏长柔毛。苞片长于花，花萼外面无毛，子房幼时无毛。果卵形，长不足 2.5cm。产于云南西部。生于海拔 800 ~ 1000m 的林缘和疏林中。分布于缅甸。

3. 恒河诃子　*T. chebula* var.*gangetice*。其与诃子的区别在于：本变种幼枝成熟叶两面和花序均密被红褐色丝状毛，果较小。产于印度恒河流域，我国广西南宁等地有引种栽培。

4. 柠檬色诃子　*T.chebula* var.*citrina*。其与诃子的区别在于：子房幼时完全无毛。果较大，呈卵形或近矩形，可达 5cm，新鲜时具 5 钝棱。叶近对生，长圆形或椭圆形，叶端渐尖，叶基圆形或变狭。穗状花序，小苞片线形显著，花序被疏毛。树特高大，高达 30 ~ 40m，小枝粗直，叶片光亮。分布于印度、缅甸、越南、马来西亚马六甲。

5. 马来亚诃子　*T.chebula* var. *malayana*。其与柠檬色诃子的区别在于：本变种叶柄较长，果实较小。产于印度尼科巴群岛、缅甸曼吉岛、马来亚马六甲。

6. 斯里兰卡诃子　*T.chebula* var. *zeylanica*。其与诃子的区别在于：本变种花萼齿外面被细短柔毛，有些变种的花并不小，果上亦无更多条状尖突。产于斯里兰卡。

7. 粗毛叶诃子　*T.chebula* var. *hispida*。其与诃子的区别在于：本变种成熟叶的叶背密被粗毛，果通常小，直径约 2cm，为小乔木。产于印度帕拉斯纳特贝哈尔山海拔约 1200m 处。

8. 矮诃子　*T.chebula* var. *nana*。其与诃子的区别在于：本变种为低矮树木，高 3 ～ 5m，幼叶或多或少被毛，叶基部无腺体，花序短小，花偏向。产于老挝、柬埔寨。

9. 银叶诃子 *T. argyrophylla*。又名小诃子（云南）、曼纳（云南傣语）。其与诃子区别在于：本种幼枝、叶柄和成熟叶两面均密被宿存性银色伏毛，叶柄上部（距叶基约 4mm 处）具 2 枚腺体。果长卵形，长 2.6 ～ 2.9cm，径 1.2 ～ 1.4cm，较小，先端渐尖，干后黑色，有皱纹。中乔木，树高 10 ～ 15m，稀达 23m，胸径 60cm。产于云南西南部（耿马）。生于海拔约 500m，混生于次生竹林中。分布于缅甸。国内外（我国云南、缅甸）用果代诃子入药。

（三）藏医药中诃子的品种

诃子在藏医药中被称为"阿如拉"，具有滋补养身、升胃火、助消化、舒心、明目等功效，用于治疗多种疾病。传统藏药将诃子分为多个品种，且不同古籍分类方法不同（表 2-1）。如《藏药晶镜本草》云："诃子可分为殊胜诃子、金光或甘露诃子、滋补诃子、瘦身诃子、长喙诃子、藏青果。"《四部医典》载："诃子分殊胜诃子、无畏诃子、甘露诃子、增盛诃子、干瘦诃子。"《甘露精义》中说："诃子分为七种，分别是尊胜诃子、无畏诃子、甘露诃子、增盛诃子、干瘦诃子、瓶颈诃子、补养诃子等七种。"

《药名之海》云："诃子分为七品种：滋补诃子生肌；尖嘴诃子泻诸病；殊胜无畏两诃子，有效治疗邪磨症；补养净垢和增力，三者诃子为下品。"《甘露精要》中记载了八种诃子，分别为殊胜诃子、无畏诃子、甘露诃子、无死诃子、增肉诃子、增盛诃子、干瘦诃子、尖嘴诃子。

表 2-1　藏医药古籍中诃子的种类

古籍名称	诃子的种类
《四部医典》	殊胜诃子、无畏诃子、甘露诃子、增盛诃子、干瘦诃子
《甘露精义》	尊胜诃子、无畏诃子、甘露诃子、增盛诃子、干瘦诃子、瓶颈诃子、补养诃子
《医学点滴》	殊胜诃子、金色诃子、大肉诃子、锥顶诃子、钻脉诃子、尖尾诃子
《药名之海》	滋补诃子、尖嘴诃子、殊胜诃子、无畏诃子、补养诃子、净垢诃子、增力诃子
《杂热噶》	殊胜诃子、无畏诃子、甘露诃子、增盛诃子、无死诃子、干瘦诃子、尖嘴诃子、增肉诃子
《甘露精要》	殊胜诃子、无畏诃子、甘露诃子、增盛诃子、干瘦诃子、无死诃子、增肉诃子、尖嘴诃子

二、诃子的资源

（一）历史源流

据我国文献记载，诃子最早为外来物种，是波斯人在船上用于治疗腹泻的药物，后来，为便于返程途中使用，便开始在广州栽培。至唐朝时期，广州已成为诃子的道地产区。西晋的《南方草木状》中首次提到诃子产自九真，即今越南北部及中部地区，这是我国对诃子野生产地的最早记载。《证类本草》转引《四声本草》记载："波斯舶上来者，六路，黑色，肉浓者良。"这是对诃子从波斯船舶进口到国内的最早记录。此后，唐朝时期诃子的产地扩展至广东、广西、云南，以及越南北部地区。宋朝时期，诃子产地进一步扩大，涵盖了整个岭南地区，并首次提出广州独盛的记载。宋初钱易《南部新书》中亦有"广之山村皆有诃梨勒树"的描述，展现了广州诃子树种植的盛景。唐宋本草对诃子产地的记载在《南方草木状》基础上不断扩展。明代《本草品汇精要》提出"波斯舶上者良"，认为波斯船进口的诃子为上品。这并非对产地的论述，而是对进出口贸易中商品来源的描述，因为中古时期的进口贸易主要通过波斯商人进行，故有此记载。明代著作《本草蒙筌》和《本草纲目》中仍记载诃子产自岭南，广州为道地产区，基本未变。清代《云南通志》记载，云南产诃子，但本草典籍中更多记载的是广州为道地产区。近代发现，云南有大量野生诃子及绒毛诃子，成为诃子的主要药源，也成为诃子的主产区。近现代本草典籍，如《中华本草》《中药材手册》《金世元中药材传统鉴别经验》等，将云南保山、德宏，以及临沧境内的怒江流域列为诃子的道地产地。现今诃子的道地产地包括云南、广西、广东等地，其中以广东和云南最具代表性。

（二）国内外资源分布

诃子在国外主要分布于东南亚的越南（南部）、老挝、柬埔寨、泰国、缅甸、马来西亚、尼泊尔，以及南亚的印度等国家，其中主要产于马来西亚、印度和缅甸等国。我国诃子共有 4 种，分别为诃子 *Termminalia chebula*、绒毛诃子 *T.chebula* var. *tomentella*、银叶诃子 *T. argyrophylla*、微毛诃子 *Terminalia chebula* var. *tomentella*。云南野生诃子 *T. chebula* 分布面积较大，但并未被历代本草广泛记载，仅在云南地方志中有提及。20 世纪 50 年代，我国再次在云南发现大量野

生诃子 *T. chebula* 及其变种绒毛诃子 *T. chebula* var. *tomentella*。因其产量较大，后逐渐成为药用诃子的主要基原之一。我国广东、广西主要分布诃子 *Terminalia chebula*，而云南则四种资源均有野生分布，但分布广且相对集中的仍是诃子 *Temminalia chebula*，其余三种零星分布且数量较少。云南境内野生诃子主要分布在临沧的永德、镇康、耿马、凤庆等县区；保山的龙陵、施甸、隆阳、昌宁等县区；德宏州的芒市、瑞丽；思茅地区的景东、双江等地，尤其是保山境内的低热河谷地区，至今仍保留成片的野生林。

　　云南的诃子产量占全国总产量的 80% 左右，其中又以临沧市永德县分布最多。永德县的诃子年产量占云南全省的一半，位居全国之首。永德县不仅是诃子的主要产地，也是全国诃子中药市场的主要供给地。由于诃子资源丰富，永德县于 2012 年被中国经济林协会授予"中国诃子之乡"的称号。截至 2024 年，永德县的诃子资源面积已达 31.35 万亩，常年稳定挂果成熟诃子树约有 22.7 万株，年干果产量达 1000 吨。

三、诃子的种植

（一）生长习性

　　诃子喜温暖气候，具有较强的抗寒能力，适宜生长的气候条件为年平均温度 19.9 ～ 21.8℃。它喜湿润环境，但也耐干旱，在年降水量 1000 ～ 1500mm 的地区能正常生长。成株喜阳，而幼株喜阴。诃子对土壤要求不严格，但以疏松肥沃、湿润且排水良好的壤土为佳。

（二）栽培技术

1. 选地、整地　种植诃子可选向阳的疏林山地、平原、路旁、田边或房前屋后，以土壤肥沃疏松、湿润而又不积水的地方为宜。整地前先清除杂草灌木，一般采用穴状整地，穴的规格为 50cm×50cm×40cm 或 70cm×70cm×60cm。施入沤制的绿肥、火烧土或厩肥等，与土壤混合后填入穴内作为基肥。

2. 繁殖方法

（1）种子繁殖　一般随采随播。若播种季节处于低温时期，需等温度回升后再播种。种子出芽后，移至营养容器，摆放在已整好的苗床上。若不经过催芽直接播种，可在整好的畦上按株行距 12cm×30cm 开沟点播，沟深 3cm，播后覆土，上盖稻草。培育 1 年后，待苗高约 1m 时即可定植。

（2）嫁接繁殖　主要有芽接法和枝接法。

①芽接法：选择高 1m、直径 1cm 左右的一年生实生苗作砧木。选择优良品种结果盛期的母株，结果枝上芽饱满且未抽新芽的枝条作芽条，削取鸭舌形芽片并小心剥去木质部。芽接最好在 6～8 月树皮易剥离时进行。在砧木离地 10cm 处割开鸭舌形略大的皮层，挑开皮部，迅速将芽片贴上，用宽约 2cm 的塑料薄膜由下而上一环压一环地捆紧，注意不压芽头。成活后 20～30 天解去缚扎物。解去 7 天后，在离芽接处上方 5cm 处斜切断，低处向芽接位背面，以免雨水流向芽接位，用蜡封切口。经常抹去砧木上的芽，让营养集中供应芽接苗生长。

②枝接法（楔接）：选 3～4 年生、粗 10cm 的幼树作砧木，截面用快刀纵破 10～15cm 深。选优良品种的枝条作接穗，粗 1.5～3.0cm，长 10cm。枝接一般在 3～4 月进行。将接穗削成楔形（如"V"字形）插入砧木裂缝内，确保紧贴，用蜡封住接口，再用塑料薄膜包裹。30～40 天后可愈合抽芽。

（3）根芽繁殖　根芽可发育成小苗，挖取自然萌发的根芽苗进行栽种，容易成活。

3. 田间管理

（1）遮阴　播种后立即盖草遮阴，若无荫蔽条件，需搭设荫棚，保持荫蔽度在 30% 左右。

（2）淋水、防涝　注意保持苗床湿润，雨季需及时排水。

（3）间苗　当幼苗长出 4～5 片叶时进行间苗，每隔 25cm 留苗 1 株。营养器育苗的，每容器内留苗 1 株。间出的幼苗带土球移植，继续培育或用于补苗。

（4）中耕除草、施肥　结合中耕除草进行追肥。定植后前几年，春季施氮肥，秋季施绿肥、火烧土等；结果树在开花前以施磷、钾肥为主，如塘泥、充分腐熟的猪牛粪、草木灰等。苗高 9cm 左右时，施稀的人粪尿水（浓度为 1∶5），之后每隔 1～2 个月施肥 1 次，浓度逐渐增加。幼树期间，每年施肥 2～3 次，以 1∶4 的人粪尿与清水混合均匀，于树旁开沟浇施。成林结果于 6～7 月开花前施塘泥或充分腐熟的猪、牛粪等。采果后再施 1 次肥，促使其恢复长势。施肥结合除草进行。

（5）修枝　为使株型矮化，利于采摘果实，可通过摘心、修枝等整形促使侧枝生长，形成良好的树冠，提高结果量。从基部萌发的枝条需剪除。

4. 病虫害防治

（1）立枯病　该病可使幼苗期的茎基部变为黑褐色，萎缩，甚至导致全株死亡。防治方法：发现病株及时拔除并烧毁，在病株穴周围撒石灰粉。

（2）棕胸金龟子（中华金龟子）　该虫是危害诃子的主要害虫之一。防治方法：成虫出土活动期，采用灯光诱杀或利用其假死性摇树进行人工捕杀；虫害发生时，用90%敌百虫800～1000倍液喷雾防治，每隔4～5天1次，连续喷4～5次。

（3）天牛　主要危害树干。防治方法：捕捉成虫，消灭虫卵；用药棉蘸90%敌百虫塞于孔洞内，毒杀幼虫。

（4）毒蛾　夏季幼虫成群集结于叶背面，严重时可将整片叶肉食光。防治方法：用90%敌百虫1500～2000倍液喷杀。

（三）留种技术

选生长健壮、产量高、质量好且树龄在20年以上的壮年母树作为留种母株，加强管理，确保其多开花结实。一般于11月至翌年3月，采收粒大饱满、无病虫害的黄色成熟果实，去除果肉后，用快刀轻轻从种壳中部切开，取出种仁。种仁经简单催芽后即可播种。

将种子均匀铺在厚10～15cm的沙床上，上铺一层厚约2cm的沙，沙上再放种仁，依次堆放5～8层。最后覆盖稻草，每天淋水1～2次，保持湿润。10～20天后种子发芽，发芽率可达60%～80%，出芽后及时移至苗床。若采用单层催芽，可待子叶展开后移至苗床。此外，种子也可用袋装或干沙贮藏。

四、诃子的采收

关于诃子的采收时间及采收后的处理，历代本草亦有相关记载。宋代苏颂《本草图经》首次记载："七月，八月实熟时采。"《本草述钩元·卷二十三·乔木部》记载："诃子产于炎土，七八月结实，禀金气以告成。而金随从火以为用，故其味初尝之涩，次苦，苦居胜，又次酸，酸微有甘。"后世本草基本沿用此说，少有更改。历代本草对于诃子采收时间的认知较为一致。然而，时至近代，关于诃子采收周期的记载出现了明显差异。《中国药典》记载："秋、冬二季果实成熟时采收，除去杂质，晒干。"采收时间多记为秋末冬初。古代医籍中关于诃子药材的干燥方式未见详细描述，近现代对药材的干燥方式逐步完善，包括采摘后直

接晒干、置于沸水中烫 5 分钟后晒干，以及晒干过程中的注意事项等均有相关
记述。

尽管各地区诃子的花期和果期有所不同，但花期多集中在夏秋之间，果期则
主要集中在阳历九月至次年三月，均无七八月果实成熟的生长状态。然而，根据
古人"随风子""藏青果""西青果"等命名及古代药用记载，诃子或绒毛诃子在
结果初期被风吹落的未成熟幼果，经加工收集后成为藏青果，与成熟时采收的诃
子用途略有不同。推测古代本草所采收的可能是未成熟的诃子幼果或未完全成熟
的诃子果实作为药用。而中华人民共和国成立后所用诃子为完全成熟的果实，不
同的药用形式可能导致采收时间的差异。

诃子实生苗定植后 5 ~ 6 年或 7 ~ 8 年开始开花结果。其采收季节因不同用
途和各地气候而异。诃子的一般采果期为 10 月前后，分 2 ~ 3 批，选晴天采收
黄褐色的熟果。采收后应立即将果实放在阳光下暴晒，忌雨水淋湿。如遇雨天，
可分层叠放于屋内通风处，雨后再晒。果肉晒至干缩起皱，摇之有响声为止。也
可将果实置于沸水中烫 5 分钟左右，取出晒干。晒干过程中不要翻动，以免擦伤
果皮、颜色变黑、影响质量。晒干后即为诃子成品。

五、诃子的鉴定方法

（一）古籍本草中的形态学鉴定

1. 汉文古籍关于诃子形态学鉴定的记载　关于诃子的鉴定，最直接的方法是
形态学观察。古籍中对于诃子形态的记载最早见于西晋嵇含所撰的《南方草木
状》："诃黎勒，树似木梡，花白，子形如橄榄，六路，皮肉相着，可作饮，变白
髭鬓令黑，出九真。"其中首次描述了诃子的树木、花及果实形态，指出诃子为
乔木、花白色、果实形状似橄榄。

唐代《新修本草》记载：诃黎勒："树似木梡，花白。子形似栀子、青黄色，
皮肉相着。水磨或散水服之"。其对于诃子植物及花的描述与《南方草木状》相
似，但更为详细，指出诃子果实为青黄色，并将其果实形态与栀子类比。橄榄和
栀子两者果型与诃子相似，但栀子果实有纵棱，更接近干燥诃子的外形。

宋代苏颂《本草图经》记载："诃梨勒，生交、爱州，今岭南皆有，而广州
最盛。株似木梡，花白。子似栀子，青黄色，皮肉相着。七月、八月实熟时采，
六路者佳。"其描述内容大多沿袭《新修本草》，并附有"广州诃梨勒图"（图

2-2A）。图中诃子的原植物为乔木，小枝条互生，叶对生或近对生，长椭圆形，全缘，无锯齿，羽状叶脉，叶柄较短，花序顶生，较小，果实椭圆形，生于枝顶，与今《中国植物志》和《广州植物志》中使君子科植物诃子 T. chebula 高度吻合。另外，宋代唐慎微《证类本草》中的"广州诃黎勒"图（图 2-2B），精美细致，尤胜后世本草。图中可见其叶椭圆状披针形、近对生，花五数，花序穗状或组成圆锥状，果小、椭圆形、核一。该书中又引雷公论及诃黎勒与混淆品毗黎勒、榔精勒、杂路勒之区别，强调正品诃子"只有六路"并以"以刀削路、细锉焙干用之"，表明正品诃子当有清晰的纵棱特征。

《本草品汇精要》《本草蒙筌》及《本草纲目》等均为明朝时期的重要本草著作，这一时期的本草著作基本沿袭了《南方草木状》和《本草图经》的叙述框架，少有更改。明代陈嘉谟《本草蒙筌》记载："岭南俱生，广州独胜。"并绘"广州诃黎勒图"一幅（图 2-2C）。图中所绘诃子原植物为乔木，叶对生，长椭圆形，全缘，羽状叶脉，果实生于枝的顶端，与《中国植物志》中使君子科植物诃子 T. chebula 的描述相符。明代李时珍《本草纲目》将诃黎勒列为木部乔木类，书中绘有诃子图（图 2-2D）。图中诃子叶轮生，椭圆形，羽状叶脉，叶全缘，无叶柄，花和果实生于枝端，花较小，圆锥花序，果实椭圆形、有棱，与今使君子科植物诃子 T. chebula 一致。明代《本草原始》中记载，诃黎勒："株似木梡，花白，子似栀子，青黄色，皮肉相着，六路者佳。"书中附有诃黎勒枝叶及干燥果实图（图 2-2E）。图中诃子果实较大，纵棱清晰，兼有副棱。与其他本草所附诃子图比较，《本草原始》所载诃子的果实与叶的比例明显不同，其与《常用中药材品种整理和质量研究（南方协作组第四册）》中在广州萝岗镇发现的大诃子（果较大，呈椭圆形或倒卵形，两端稍尖，长 3～4cm，直径 2～2.5cm）的果实形态相似。由此推测《本草原始》中的诃子当为大诃子 T. chebula f. macrocarpa。《植物名实图考》并未对诃子形态进行描述，但其附图（图 2-2F）所绘诃子形态与《本草纲目》（金陵本）中基本一致，均为使君子科植物诃子 T. chebula。

清代本草基本延续前人对诃子的描述，变动不大。近代，欧美、日本一些学者对我国本草古籍及日本药用植物进行了研究考订。1844 年，日本岩崎常正编著的《本草图谱》中绘有 4 幅诃子彩图（图 2-3）。其中图 2-3A 展示的是干燥诃子，其表面深褐色，具有纵棱及不规则褶皱；文字注解此为舶来品，形似榱实，长一寸余，六棱，皮厚，外皮黑褐色，坚硬。图 2-3B 中诃子叶片呈椭圆形、互生，枝光滑、绿色，果实呈长圆形、表面黄色、有数条纵棱；文字注解为：叶形槠子，边缘呈锯齿形，果实形似樺实、黄褐色。图 2-3C 中诃子叶片呈青绿色，枝干、果实皆呈黄褐色。图 2-3D 中诃子叶片近对生、呈长圆形、青绿色，枝光滑、呈褐色，果实呈卵圆形、褐色。图 2-3B～图 2-3D 的右上角均写有"同"字，描绘的是一种植物的不同状态。图 2-3B 中为幼嫩时期诃子，其形状与图 2-3A 中舶来品诃黎勒图相似，果实均呈细长椭圆形，因而推测古代以六棱为特征的诃子是其幼嫩时期的形状。《中国植物志》中诃子叶互生或近对生，叶片卵形或椭圆形至长椭圆形，先端短尖，基部钝圆或楔形，偏斜，边全缘或微波状，核果坚硬、卵形或椭圆形、粗糙、青色、无毛，成熟时变黑褐色，与《本草图谱》所载诃子特征一致；且仅有使君子科植物诃子 *T. chebula* 的枝光滑无毛，故认定《本草图谱》所载诃子为使君子科植物诃子 *T. chebula*。1915 年，大沼宏平考订增补版《本草图谱》，将四幅图对应的基原均定为 *Terminalia chebula* Retz.。

2. 藏文古籍关于诃子形态学鉴定的记载　藏文古籍中对诃子的描述如下：诃子树约 30m 高，树皮为蛋白色，叶互生或近对生，卵形或椭圆形，花为黄色碎花，果为表面黄绿色或灰棕色，微带光泽。殊胜诃子为瓶颈形，闭合状，两三个一起生长，摇动时发出"喳喳"声。金光／甘露诃子为五角或八角形，肉皮厚。滋补／曾胜诃子为圆柱形，无明显节皱。瘦身／干瘦诃子肉皮薄，有明显的节皱。长喙诃子肉皮薄，果子细，嘴长。无畏诃子为黑色球形，无核子，与藏青果相同。

《蓝琉璃》记载诃子："树高大，外皮的颜色似核桃树的中层皮，叶厚，色青，花黄色，果实有黑黄两类，黄色者又可分为八种或五种。"《甘露本草明镜》记载诃子为："多年生的乔木，树皮暗褐色，表面柔和，多分枝；叶表面淡青色，叶背灰白色，卵圆形全缘，顶端尖锐，叶柄长，对生；花腋生，色黄，六至八月开花；果实表皮黄色，头尾细长，中间较厚，干后表面显多层纹，种仁坚硬。"《度母本草》记载："诃子之果树，树干高大叶片厚，花朵黄色五种果，果实具有六种味，功效治疗四源病，消除诸症无疑。"《医术点滴》记载："尊胜诃子树生长在那木赛等药叉的无量宫的旁边。树由五宝生成，叶如碧玉，花如紫铜，果为尊胜诃子。"

总体来说，本草古籍中关于诃子的描述可以概括为：诃子的原植物为乔木，小枝条互生，叶对生或近对生，长椭圆形，全缘，无锯齿，羽状叶脉，叶柄较短，花序顶生，花较小，圆锥花序，果实椭圆形，生于枝顶，有棱。

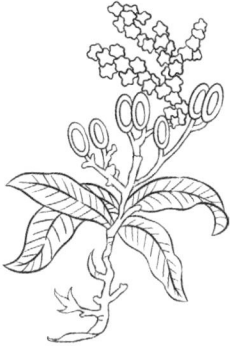

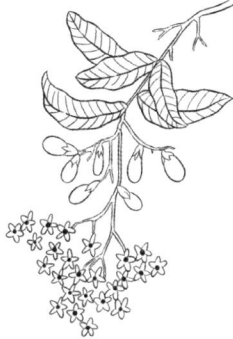

A.《本草图经》诃子　　　B.《证类本草》诃子　　　C.《本草蒙筌》（万卷楼本）诃子

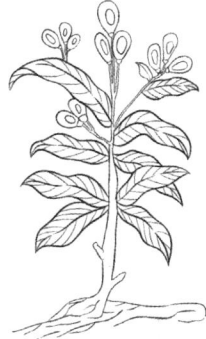

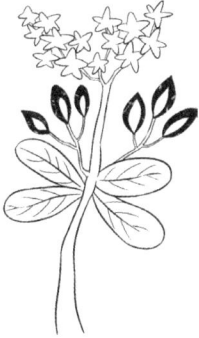

D.《本草纲目》（金陵本）诃子　　　E.《本草原始》诃子　　　F.《植物名实图考》诃子

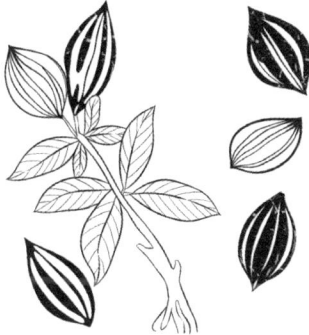

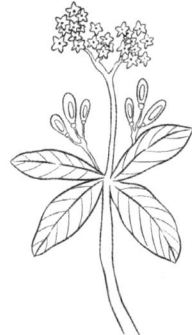

图 2-2　古代本草典籍收载的诃子图

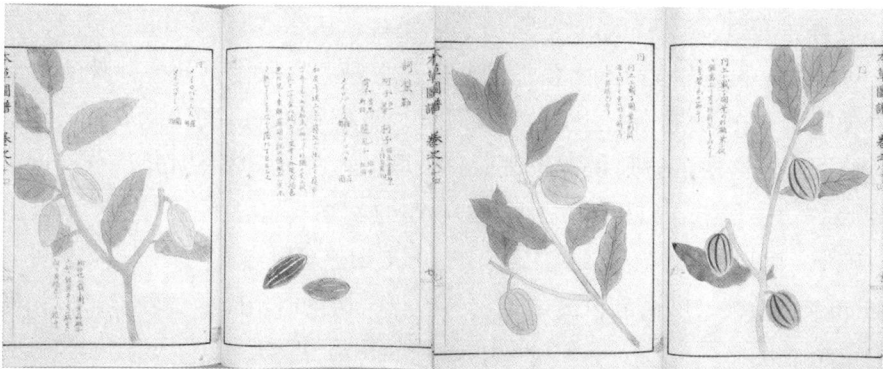

A. 幼嫩时期诃子树枝　B. 舶来品诃黎勒种子　C. 成熟时期诃子树枝　D. 成熟后诃子树枝

图 2-3　日本岩崎常正《本草图谱》收载的诃子图

（二）现代鉴定

《中国药典》对诃子的性状、鉴别、含量测定等指标制定了明确的质量标准。

1. 性状鉴别　诃子果实为长圆形或卵圆形，长 2 ～ 4cm，直径 2 ～ 2.5cm。表面黄棕色或暗棕色，略具光泽，有 5 ～ 6 条纵棱线和不规则的皱纹，基部有圆形果梗痕。质坚实。果肉厚 0.2 ～ 0.4cm，黄棕色或黄褐色。果核长 1.5 ～ 2.5cm，直径 1 ～ 1.5cm，浅黄色，粗糙，坚硬。种子狭长纺锤形，长约 1cm，直径 0.2 ～ 0.4cm，种皮黄棕色，子叶 2，白色，相互重叠卷旋。气微，味酸涩后甜。以肉厚、质坚、表面黄棕色者为佳。

2. 显微鉴别　诃子粉末呈黄白色或黄褐色。

（1）诃子　纤维淡黄色，成束，纵横交错排列或与石细胞、木化厚壁细胞相连结。石细胞类方形、类多角形或呈纤维状，直径 14 ～ 40μm，长至 130μm，壁厚，孔沟细密；胞腔内偶见草酸钙方晶和砂晶。木化厚壁细胞淡黄色或无色，呈长方形、多角形或不规则形，有的一端膨大成靴状；细胞壁上纹孔密集；有的含草酸钙簇晶或砂晶。草酸钙簇晶直径 5 ～ 40μm，单个散在或成行排列于细胞中。（图 2-4）

（2）绒毛诃子　非腺毛，2 ～ 3 细胞，含黄棕色分泌物。（图 2-5）

3. 薄层鉴别　取诃子（去核）粉末 0.5g，加无水乙醇 30mL，加热回流 30 分钟，滤过，滤液蒸干，残渣用甲醇 5mL 溶解，通过中性氧化铝柱（100 ～ 200 目，5g，内径为 2cm），用稀乙醇 50mL 洗脱，收集洗脱液，蒸干，残渣用水 5mL 溶解后通过 C18（300mg）固相萃取小柱，用 30% 甲醇 10mL 洗脱，弃去 30% 甲醇液，再用甲醇 10mL 洗脱，收集洗脱液，回收溶剂至干，残渣加甲醇 1mL 使溶解，作为供试品溶液。另取诃子对照药材 0.5g，同法制成对照药材溶液。照薄层色谱法（通则 0502）试验，吸取上述两种溶液各 4μL，分别点于同一硅胶 G 薄层板上，以甲苯 – 冰醋酸 – 水（12∶10∶0.4）为展开剂，展开，取出，晾干，喷以 10% 硫酸乙醇溶液，在 105℃加热至斑点显色清晰，置紫外光灯（365nm）下检视。供试品色谱中，在与对照药材色谱相应的位置上，显相同颜色的荧光斑点。

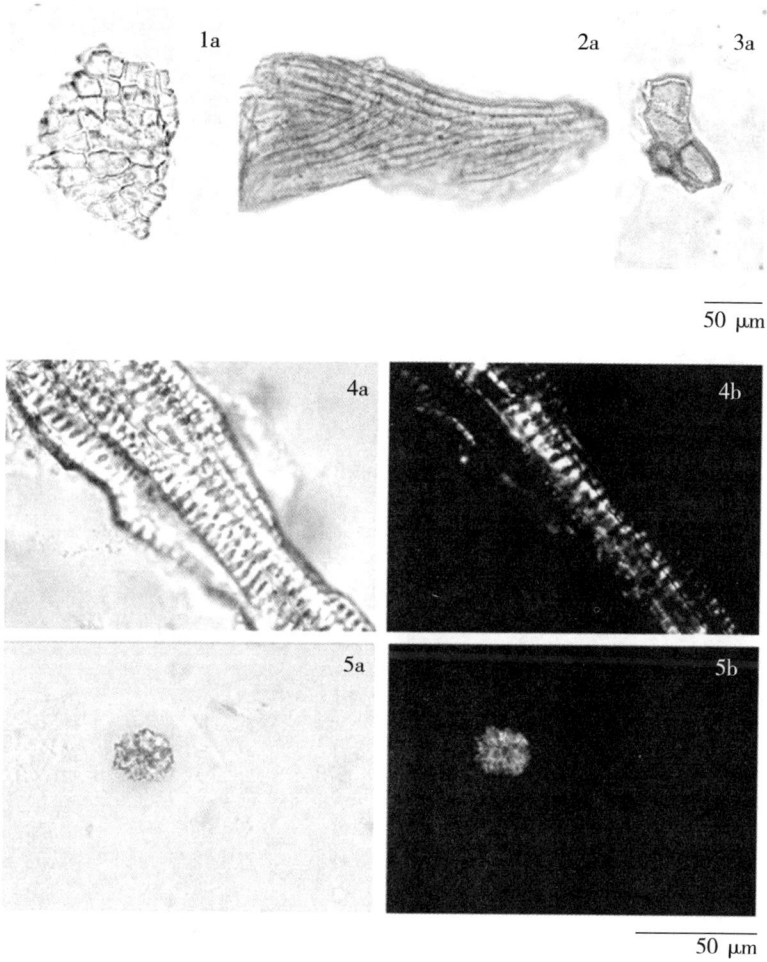

1. 外果皮表皮细胞；2. 厚壁细胞；3. 石细胞；4. 导管；5. 草酸钙簇晶。

a. 光学显微镜下特征；b. 偏光显微镜下特征。

图 2-4　诃子干燥果皮粉末显微特征图

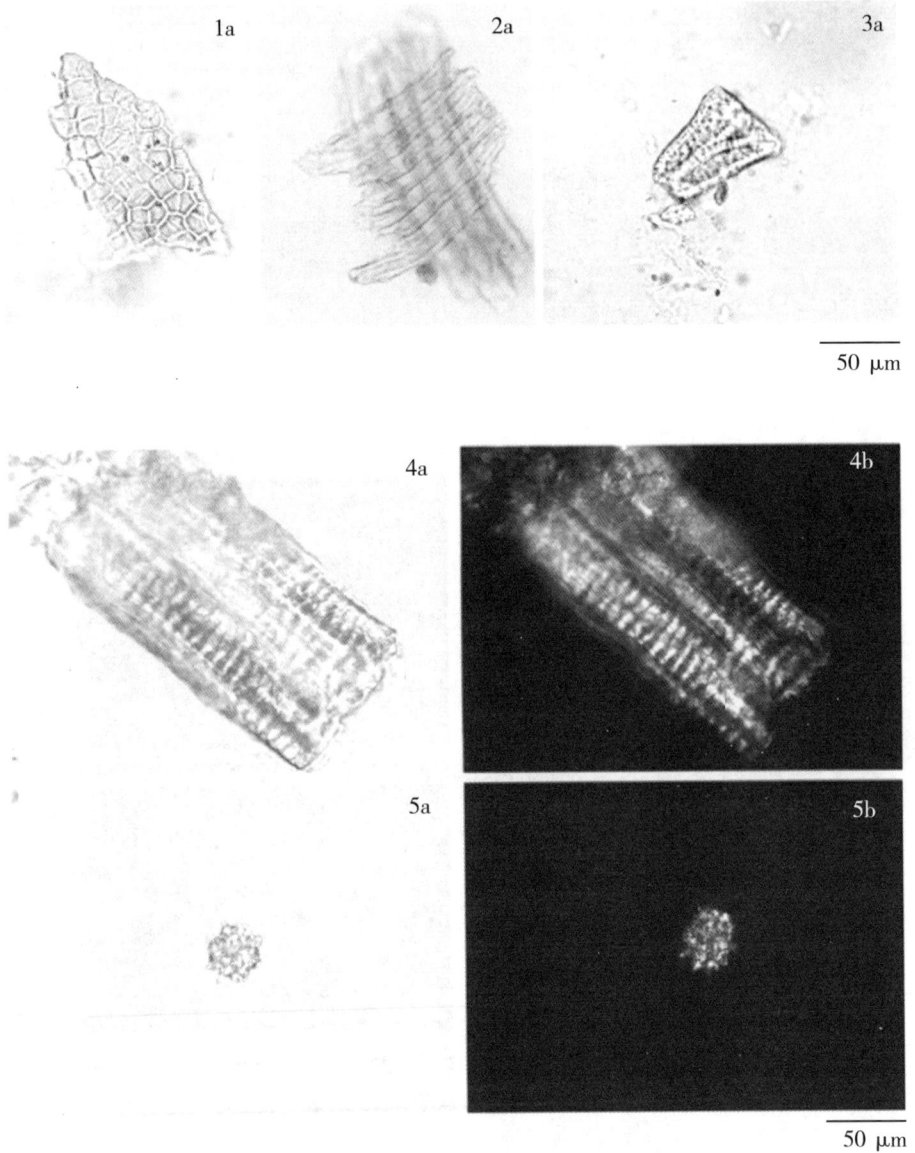

1.外果皮表皮细胞；2.厚壁细胞；3.石细胞；4.导管；5.草酸钙簇晶。
a.光学显微镜下特征；b.偏光显微镜下特征。

图2-5　绒毛诃子干燥果皮粉末显微特征图

六、诃子的质量标准

诃子的质量标准，除在《中国药典》中有明确收载外，部分省份药典也有收载，但仅有《台湾中药典》中收载了"含量测定"项。

（一）《中国药典》（2025 年版）一部

诃子

Hezi

CHEBULAE FRUCTUS

本品为使君子科植物诃子 *Terminalia chebula* Retz. 或绒毛诃子 *Terminalia chebula* Retz. var. *tomentella* Kurt. 的干燥成熟果实。秋、冬二季果实成熟时采收，除去杂质，晒干。

【性状】略

【鉴别】略

【检查】水分不得过 13.0%（通则 0832 第二法）。总灰分不得过 5.0%（通则 2302）。

【浸出物】照水溶性浸出物测定法（通则 2201）项下的冷浸法测定，不得少于 30.0%。

饮片

【炮制】诃子：除去杂质，洗净，干燥。用时打碎。

【性状】【鉴别】【检查】【浸出物】同药材。

诃子肉 取净诃子，稍浸，闷润，去核，干燥。

【性状】本品呈全裂或半裂开的扁长梭形、扁长圆形或扁卵圆形、横断裂开的锥形或不规则块状。外表面棕色、黄褐色或暗棕褐色。内表面暗棕色、暗黄褐色或暗棕褐色，粗糙凹凸不平。质坚脆、可碎断。气微，味微酸、涩后甜。

【鉴别】【检查】同药材。

【浸出物】同药材，不得少于 38.0%。

【性味与归经】苦、酸、涩，平。归肺、大肠经。

【功能与主治】涩肠止泻，敛肺止咳，降火利咽。用于久泻久痢，便血脱肛，肺虚喘咳，久嗽不止，咽痛音哑。

【用法与用量】3 ～ 10g。

【贮藏】置干燥处。

（二）《台湾中药典》（第四版）

诃子
CHEBULAE FRUCTUS
Medicine Terminalia Fruit

本品为使君子科 Combretaceae 植物诃子 *Terminalia chebula* Retz. 或绒毛诃子 *Terminalia chebula* Retz. var.*tomentella*（Kurz）C.B.Clarke 之干燥成熟果实。

本品之稀乙醇抽提物不得少于 36.0%，水抽提物不得少于 40.0%，所含没食子酸（Gallic acid）不得少于 1.2%。

【性状】

1. 一般性状　本品呈卵形，长 2～4cm，宽 1.5～2cm。表面呈灰棕色或黄棕色，微带光泽，具 5～6 条纵棱线及不规则纵皱纹，基部有圆形果柄残痕。质坚硬，果肉厚 0.2～0.4cm，呈黄棕色；内有钝圆形果核，呈黄白色，质坚硬，内含淡黄色种子。气微，味酸涩后甜。

2. 组织　本品果皮横切面，外果皮由 5～8 列厚壁细胞组成，细胞内含棕色物质。中果皮由薄壁细胞、厚壁细胞环及维管束组成。薄壁细胞为 2～5 列，类圆形，细胞内含较大油滴及草酸钙簇晶。厚壁细胞环由多数纤维状厚壁细胞纵横交错而成，多呈切向延伸。维管束呈不规则分布，以孔纹为主。

3. 粉末　本品粉末灰黄色。导管主为孔纹导管，直径约 60μm。石细胞成群，直径 15～50μm，类圆形、长方形。纤维成束，交错纵横，直径 9～30μm。薄壁细胞内含油滴及草酸钙簇晶。

【鉴别】

取本品粉末 3.0g，加乙醇 10mL，超声波振荡 20 分钟，过滤，取滤液作为检品溶液。取诃子对照药材 3.0g，同法制成对照药材溶液。另取没食子酸对照标准品，加乙醇制成每 1mL 含 0.5mg 的溶液，作为对照标准品溶液。取检品溶液及对照药材溶液各 5μL、对照标准品溶液 2μL，按薄层层析法（通则 1621.3），分别点注于含有荧光剂之硅胶薄层板上，以甲苯:乙酸乙酯:甲酸（6:3:1）为展开溶剂，层析之。待溶剂顶端上升至距原点 5～10cm 时，取出层析板风干后，置于主波长 254nm 之紫外灯照射下检视之。检品溶液、对照药材溶液及对照标准品溶液所呈现斑点之 R_f 值及色调均一致。

【杂质检查及其他规定】

1. 干燥减重 本品以105℃干燥5小时，其减重不得超过12.0%。（通则6015）

2. 总灰分 本品之总灰分不得超过4.0%。（通则6007）

3. 酸不溶性灰分 本品之酸不溶性灰分不得超过1.0%。（通则6007）

4. 二氧化硫 本品之二氧化硫残留量不得超过150ppm。（通则2525、6303）

5. 砷（As） 本品之砷限量3.0ppm。（通则2211、6301）

6. 镉（Cd） 本品之镉限量1.0ppm。（通则6301）

7. 汞（Hg） 本品之汞限量0.2ppm。（通则6301）

8. 铅（Pb） 本品之铅限量5.0ppm。（通则2251、6301）

【含量测定】

1. 没食子酸

（1）移动相溶剂 以乙腈为移动相A，以0.1%磷酸溶液为移动相B。

（2）对照标准品溶液 取没食子酸对照标准品适量，精确称定，加水稀释制成每1mL含25μg即得。

（3）检品溶液 取本品粉末约0.1g，精确称定，置50mL离心管中，精确加50%乙醇20mL，超声波振荡30分钟，以滤纸过滤，残渣部分重复提取1次，合并滤液，移入50mL容量瓶中，加50%乙醇至刻度，摇匀，过滤，取滤液，供做检品溶液。

（4）层析装置 液相层析装置，具波长326nm检测器，充填L1之层析管，层析管温度维持室温；移动相溶剂流速1mL/min；按表2-2中的规定进行梯度冲提；理论板数按没食子酸峰计算应不低于3000。

表2-2 洗脱时移动相时间及比例

时间（min）	移动相A（%）	移动相B（%）
0～5	5	95
5～15	5→30	95→70
15～18	30→100	70→0
18～20	100	0

（5）测定法 分别精确吸取对照标准品溶液及检品溶液各10μL，注入层析装置层析之，测定，即得。

没食子酸（%）=0.005（r_U/r_S）（C_S）/（W）

r_U：检品溶液测得没食子酸之波峰值。r_S：对照标准品溶液测得没食子酸之波峰值。C_S：没食子酸对照标准品溶液之浓度（μg/mL）。W：检品量（g）以干品计之。

2. 水抽提物 取本品按照生药水抽提物测定法（通则 6011）测定之。

3. 稀乙醇抽提物 取本品按照生药稀乙醇抽提物测定法（通则 6011）测定之。

【贮藏法】本品应冷藏或置于阴凉干燥处，并防霉、防虫蛀。

【用途分类】收涩药。

【性味与归经】苦、酸、涩，平。归肺、大肠经。

【功能】敛肺，下气，利咽，涩肠止泻。

【用法与用量】3 ～ 10g。

（三）质量标准中的含量测定方法研究进展

王巍等采用 Dikma Platisil C18 色谱柱（250mm×4.6mm，5μm）为分析柱，柱温为 35℃，以 0.1% 甲酸水溶液 – 乙腈 – 甲醇（体积比为 78：16：6）作为流动相等度洗脱，流量为 1mL/min，进样体积为 5μL，检测波长为 280nm。诃黎勒酸、诃子酸的质量分别在 0.03203 ～ 1.025μg、0.03555 ～ 1.137μg 范围内与色谱峰面积线性关系良好，相关系数分别为 0.9996、0.9995，方法检出限分别为 2.67、4.44ng，定量限分别为 8.00、11.85ng。测定值的相对标准偏差分别为 1.9%、1.8%（$n=6$），样品加标平均回收率分别为 99.0%、99.2%。该方法可用于诃子药材的质量控制。

梁林金等建立了可见分光光度法测定诃子药材总鞣质含量，以及 HPLC 同时测定 12 个不同批次诃子药材中没食子酸、安石榴苷 A、没食子甲酯、安石榴苷 B、柯里拉京、五没食子酰葡萄糖和鞣花酸 7 种成分含量的测定方法。其首次同时在诃子中测定了安石榴苷 A、没食子酸甲酯、安石榴苷 B 3 种成分的含量。

罗泽榕等使用近红外光谱分析技术结合近红外光谱结合偏最小二乘法（partial least square regression，PLS）建立了诃子中没食子酸含量的分析模型，证实了利用近红外 PLS 建模直接测定诃子中没食子酸含量是可行的，为诃子的质量标准检测提供了更详细的标准。

为测定不同产地诃子中鞣质类有效成分的含量，张媛媛等人使用高效液相法分别测定了不同产地诃子中没食子酸、诃子次酸、柯里拉京、没食子酸乙酯、诃子鞣酸、鞣花酸和五没食子酰葡萄糖的含量。测定结果显示，海南、广西、广东和新疆几个产地的诃子中7种鞣质类有效成分的总含量较高。

王巍等通过建立诃子HPLC指纹图谱，并结合主成分分析同时对诃子7种主要成分，即没食子酸、没食子酸乙酯、柯里拉京、柯黎勒酸、鞣花酸、五没食子酰葡萄糖、诃子酸进行含量测定。其中五没食子酰葡萄糖为一分子葡萄糖的1、2、3、4、6位分别连接一分子没食子酸。这七种成分既是诃子中的代表性化合物又是诃子的质量标志物。

查道成等同样使用HPLC指纹图谱结合比色法对诃子进行质量控制，结果诃子的总鞣质含量达到20.6%，生成的对照指纹图谱与各图谱相似度≥0.94。该实验建立的评价方法可以更快速、简便、全面地评价诃子质量。

第二节 诃子的性味、归经、功能主治、应用方法和注意事项

性味理论是中药学的核心基础之一，不仅决定了药物的基本性质，还影响着其临床应用与配伍原则。因此，准确把握诃子的性味特征，对于合理运用这一药材、深入挖掘其潜在功效具有重要意义。本节将聚焦于诃子的性味、归经和功能主治，进一步阐释其在中医学中的独特价值与实际应用。这不仅有助于深入理解诃子在治疗各类疾病中的作用机理，也为其在现代医学体系中的科学定位与合理应用提供了理论依据，具有重要的学术与实践意义。

一、性味

（一）汉文古籍对诃子性味的记载

诃子作为一种舶来品，早期文献对其记载较少，直至唐代才逐渐见诸典籍。诃子的性味始载于唐代《药性论》："苦、甘。"我国最早的官修本草《新修本草》对其性味的记载为："苦、温。"其后的本草著作中有少部分记载诃子的性味为酸涩，如《海药本草》记载："酸、涩、温。"其余大部分本草著作多承《新修本草》之说，将诃子的药味描述以苦为主，并兼涩和酸，药性温，且均记载无毒。

如《四声本草》记载:"苦、酸。"《本草衍义》记载:"苦、涩。"《本草纲目》记载:"苦、温。"《本草蒙筌》记载:"苦、酸、温。"《本经逢原》记载:"苦、涩、温。"《本草求真》记载:"苦、酸、涩、温。"《本草从新》记载:"苦、温。"《本草述钩元》记载:"苦、酸、涩、甘、温。"近现代的本草著作亦承前人之说,如《和汉药考》记载:"苦、酸、温。"《中国药学大辞典》和《药物图考》均记载:"苦、温。"《中华本草》记载:"苦、酸、涩、性平。"《新编中药志》记载:"苦、涩、温。"《中药材手册》(1957年版)记载:"酸、涩。"1963年版到2020年版的《中国药典》均将诃子药味记载为苦、酸、涩,但药性以平、温交替记载。(表2-3)

此外,全国各省份均制定了相应的中药饮片炮制规范,其中大部分省市对炮制诃子的性味记载与同时期的《中国药典》保持一致。例如,2005年版《云南省中药饮片标准(第一册)》中的炒诃子、2008年版《北京市中药饮片炮制规范》中的诃子肉、2010年版《湖南省中药饮片炮制规范》中的诃子、2010年版《新疆维吾尔自治区中药维吾尔药饮片炮制规范》中的诃子、2012年版《山东省中药饮片炮制规范》中的诃子肉、2012年版《天津市中药饮片炮制规范》中的诃子、2012年版《黑龙江省中药饮片炮制规范及标准》中的炒诃子、2018年版《湖北省中药饮片炮制规范》中的煨诃子、2020年版《吉林省中药饮片炮制规范(第一册)》中的炒诃子肉、2022年版《重庆市中药饮片炮制规范(第一批)》中的煨诃子、2022年版《广西壮族自治区中药饮片炮制规范》中的盐诃子、2022年版《山东省中药饮片炮制规范》中的炒诃子肉、2023年版《江西省中药饮片炮制规范(第二批)》中的诃子,均体现了这一特点。值得一提的是,地方药材标准同样遵循了这一一致性原则。例如,2018年版《台湾中药典(第三版)》及2022年版《台湾中药典(第四版)》对诃子的记载均与《中国药典》保持一致。(表2-4)

(二)藏文古籍对诃子性味的记载

藏医药体系源于《四部医典》,强调"体质学说"和"三因学说",认为疾病源于"龙(风)""赤巴(火)""培根(土水)"三种体液的失衡。藏医在诊疗时常结合自然因素、气候及地理环境,强调人与自然的和谐统一。由于藏医药体系与中医药体系的理论基础不同,因此对诃子性味的记载也存在差异。藏药和蒙药体系中多记载诃子"味涩、性平",与《中国药典》中诃子性味记载有所不同。

例如，2020 年版《内蒙古蒙药饮片炮制规范》中记载诃子肉"涩，平"；煨诃子（煨诃子粉）"涩，平，钝、燥"。2023 年版《甘肃省藏药炮制规范（第二批）》中煨诃子的性味为"味涩，化后味涩；性平"。

此外，藏医学认为，诃子具备六味、八性、三化味和十七效等功能，因此在藏药经典著作《晶珠本草》中被称为"藏药之王"。《甘露宝瓶》中提到"诃子五种，六味、八性、三化味，能治诸病"。《四部医典·论述续》中也提道："诃子有除咸味外的五味。"这表明诃子没有咸味，但具备其他五味。而"六味"的说法源自《黑八支续》中"诃子五种，有六味八性"的记载，主要针对尊胜诃子。尊胜诃子的特点是：具有甘、酸、咸、苦、辛、涩六味；具有重、润、凉、钝、轻、糙、热、锐八性；具有甘、酸、苦三化味；具有缓、重、温、润、稳、寒、钝、凉、柔、稀、燥、浮、热、轻、锐、糙、动十七效。

《阿扎拉石子算》中提到："诃子一体有六味、八性、十七效、三化味，治诸病。"此处指的就是尊胜诃子。《甘露精义》中进一步说明："诃子从部位来分，苦味和辛味在基部和尖端，酸味在果肉，涩味在外皮，甘味在近果核。"《甘露宝瓶》中也提道："六味的分布位置，中部和外围甘酸，皱纹苦，果尾和果尖糙，基部味涩。"这些记载明确了尊胜诃子各部位的味道分布，强调了诃子入药时，不要像"饿狼逢羊尸"般随意乱用，而应根据其不同部位的味道特性合理使用。

从上述记载中可以看出，诃子的性味在不同历史时期有所变化。古代文献多记载诃子性温、味苦，而近代则多记载其性平，味苦、酸、涩。这种性味变化可能与气候变化及栽培变异有关，具体原因仍需进一步研究探讨。

二、归经和功能主治

归经是指药物对人体特定经络的作用倾向，即某药对某些脏经络有特殊的亲和作用，因而对这些部位的病变起着主要或特殊的治疗作用。药物的归经不同，其治疗作用也不同。例如，肺经与呼吸功能相关，大肠经则与肠道功能相关。通过梳理历代本草文献，我们发现，诃子主要归入肺、大肠经，其功能主治也以固脾止泻、敛肺利咽为主。

（一）历代中医药典籍对诃子归经及功能主治的记载

诃子的功效随着时代的演进，逐渐被发掘。晋代《南方草木状》记载诃子

"可作饮，变白髭发令黑"，初步描述了诃子的作用。唐代《药性论》则记载诃子"能通利津液，主破胸膈结气，止水道，黑髭发"，新增了通利津液、主破胸膈结气的功效。《新修本草》记载诃子"主冷气，心腹胀满，下宿物"，新增了消宿食的功效。这一用途源于波斯船上船员用以防治腹胀、下泻，此后该功效被广泛应用。后《海药本草》记载："主五膈气结，心腹虚痛，赤白诸痢，及呕吐，咳嗽，并宜使。其皮主嗽。肉炙，治眼涩痛。"其中增加了诃子主治赤白诸痢、呕吐、咳嗽之功效，并发现其不同药用部位功效不同，如诃子皮止嗽、肉炙治眼涩痛。

五代时期，《日华子本草》对诃子功效进行了较为详细的记载："消痰，下气，除烦，治水，调中，止泻痢，霍乱，肾气，肺气喘急，消食开胃，风泻血，崩中带下。五气，怀孕未足月人漏胎，及胎动欲生，胀闷气喘。并患痢人后分急痛，并产后阴痛，和蜡烧熏及热煎汤熏，通手后洗。"

宋代苏颂《本草图经》记载诃子可用于治疗咳嗽："治痰嗽咽喉不利，含三数枚。"明代李中梓《雷公炮制药性解》进一步挖掘了诃子的药性，记载其："入肺、肝、脾、肾、大肠五经。"其另一本著作《本草通玄》则记载诃子不同炮制品种具有不同的功效，如"生用则能清金行气，煨用则能暖胃固肠"。同时，明代缪希雍《本草经疏》对历代著作中诃子的功效进行了较好的总结："诃黎勒，宗奭云其味苦涩，苦所以泄，涩所以收，温所以通，故虽涩肠而又泄气也。甄权用以止水道。萧炳用以止肠澼久泄。日华用以疗肠风泻血，带下。震亨用以实大肠。皆苦涩收敛治标之功。"

清代《本经逢原》记载："生用清金止嗽，煨熟固脾止泻。"其文描述了诃子生用与熟用时的效用差异，沿用了明代李中梓《本草通玄》的记载。《本草从新》进一步完善了诃子的功效，新增开音止渴、利咽喉等效用。《本草述钩元》对归经进行了分类，其载诃子"入肺、大肠经"，并围绕归经列出更多相关功效。《本草求真》则记载诃子"入大肠、胃经"。

2002年编写的《新编中药志》则总结诃子的功效为："有涩肠、敛肺功能。用于久泻，久痢，脱肛，便血，白带，久咳，慢性喉炎，音哑。"《中国药典》作为现阶段我国的官方用药书籍，其1963年版至2025年版对诃子归经的描述基本一致，均为"归肺、大肠经"。而功效方面则略有变化：1963年版《中国药典》在之前本草记载的功效基础上新增了治疗崩漏带下、遗精盗汗的内容。而在1977年版《中国药典》又将"崩漏带下、遗精盗汗"部分删除了。其后的1985年版至2005年版《中国药典》皆记载诃子："苦、酸、涩，平。归肺、大肠经。

涩肠敛肺，降火利咽。用于久泻久病，便血脱肛，肺虚喘咳，久嗽不止，咽痛音哑。"2010 年版至 2025 年版则在 2005 年版基础上稍作调整，将功效"涩肠敛肺，降火利咽"拓展为"涩肠止泻，敛肺止咳，降火利咽"。

综上所述，古代记载诃子性温、味苦，功效以固脾止泻为主；近代记载诃子性平、味酸涩，归肺、大肠经，功效以敛肺、止泻、利咽为主。（表 2-3、表 2-4）

（二）历代藏医药典籍对诃子归经及功能主治的记载

如前所述，藏医药体系与中医药体系是两个不同的医药体系，因此藏医药体系对诃子的"功能主治"的论述与中医药体系有显著差异。藏医学认为，诃子具有滋养身体，升胃火、助消化的功效，能够治疗隆、赤巴、培根诱发的疾病。根据藏药理论，诃子分为五种品质：尊胜、无畏、甘露、增盛、干瘦。尊胜诃子形似葫芦的尾巴，能治疗隆、赤巴、培根所聚集的疾病，尤其是能产生吉祥如意的作用。无畏诃子具五个棱，治疗眼病及邪魔病疗效显著。甘露诃子肉厚，能使消瘦者肌肉丰满。增盛诃子呈扁圆瓶状，属于治疗疮伤的上品。干瘦诃子肉较少，有褶纹，能治疗小儿赤巴病。

《月王药诊》记载："诃子有益于百病，升体温，助消化，治风、胆、痰、血所生的单纯病、并发病和混合病。该药为药中之王，与其他药配伍，治一切疾病。"《晶珠本草》进一步指出：诃子入药时需根据不同部位的性味功能进行选用，如治疗隆病时，宜辛味，用果尖；治疗赤巴、隆合并症时，宜甘味，用果肉；治疗培根、隆合并症时，宜酸味，用中层果肉；治疗赤巴病，宜苦味，用果尾；治疗赤巴、培根合并症，宜涩味，用外皮。

《甘露八部》中对诃子的分类和功效也有详细描述：尊胜诃子状如葫芦尾，尊胜瓶颈诃子为良药，保养诃子补养器官，无畏诃子治癫狂，甘露诃子敛伤愈疮，干沟诃子培元，补养诃子泻诸病。印度生长的诃子树，称为扎拉哈；西藏生长的诃子树，称为鲁相俄布。诃子根治骨病，干治肌肉病，皮治皮肤病，枝治脉、筋病，叶治内腑病，花治器官病，果治心等脏器病。

近代，少数民族医药专著中关于诃子功效、应用的记载不尽相同，如，2020 年版《内蒙古蒙药饮片炮制规范》中记载诃子："调元，解毒。用于"赫依""希拉""巴达干"郁症，毒症。"同时记载了煨诃子（煨诃子粉）："调元，解毒。用于"赫依""希拉""巴达干"郁症，毒症。"在蒙医学中，"赫依""希拉"和

"巴达干"分别指与血液、肌肉、黏液等相关的系统或功能。2023 年版《甘肃省藏药炮制规范（第二批）》中记载煨诃子："味涩，化后味涩；性平……滋补养身，升胃火，助消化，舒心，明目。主治"隆""赤巴""培根"诱发的疾病。"在藏医学中，"隆""赤巴""培根"是三种基本的体液，关系着人体的生理功能和健康状态。"隆"类似于中医学的"气"，"赤巴"对应中医学的"火"，"培根"则对应中医学的"水和土"。

综上，诃子的功效为：①涩肠止泻：诃子的涩味特性使其能够固肠止泻，适用于治疗慢性腹泻、痢疾、久泻、久痢等，常与肉豆蔻、罂粟壳等药物配伍使用，以增强疗效。②敛肺止咳：适用于遗尿、尿频、遗精等症，常与益智、山药等药物配伍。③降火利咽：诃子具有清热作用，常用于治疗内热引起的各种症状，如治疗慢性咽炎、久咳、咽喉肿痛、口舌生疮等疗效较好，常与桔梗、甘草等药物配伍。

表 2-3　本草典籍中关于诃子性味、归经及功能主治的记载

年代	出处	性味	归经	功效主治
晋代	《南方草木状》	/	/	可作饮，变白髭发令黑
唐代	《药性论》	苦、甘	/	能通利津液，主破胸膈结气，止水道，黑髭发
	《新修本草》	苦，温	/	主冷气，心腹胀满，下宿物
	《海药本草》	酸、涩，温	/	主五膈气结，心腹虚痛，赤白诸痢，及呕吐，咳嗽，并宜使。其皮主嗽。肉炙，治眼涩痛
	《四声本草》	苦、酸	/	下宿物，止肠久泄、赤白痢
五代时期	《日华子本草》	/	/	消痰，下气，除烦，治水，调中，止泻痢，霍乱，肾气，肺气喘急，消食开胃，风泻血，崩中带下。五气，怀孕未足月人漏胎，及胎动欲生，胀闷气喘。并患痢人后分急痛，并产后阴痛，和蜡烧熏及热煎汤熏，通手后洗
宋代	《本草图经》	/	/	治痰嗽咽喉不利，含三数枚
	《本草衍义》	苦、涩	/	诃梨勒，气虚人亦宜。缓缓煨熟，少服。此物虽涩肠，而又泄气，盖其味苦涩
元代	《汤液本草》	温，苦。苦而酸，性平	/	主治下痢、痰涎、肺气喘促、咳嗽

续表

年代	出处	性味	归经	功效主治
明代	《雷公炮制药性解》	/	入肺、肝、脾、肾、大肠五经	/
	《本草通玄》	/	/	生用则能清金行气，煨用则能暖胃固肠
	《本草经疏》	苦涩，温。	/	诃黎勒，宗奭云其味苦涩，苦所以泄，涩所以收，温所以通，故虽涩肠而又泄气也。甄权用以止水道，萧炳用以止肠澼久泄。日华用以疗肠风泻血，带下。震亨用以实大肠。皆苦涩收敛治标之功
	《本草纲目》	苦、温	/	涩肠泄气，下气，治肺气
	《本草蒙筌》	苦、酸，温	/	消宿食，去腹膨，通津液，逐肠风，开胃涩肠，肠满喘急，咳嗽无休
清代	《本草备要》	苦、酸、涩，温	/	涩肠，敛肺，泄气
	《本经逢原》	苦、涩，温	/	降敛，生用清金止嗽，煨熟固脾止泻
	《本草求真》	苦、酸、涩，温	入大肠、胃经	收脱止泻……清痰降火，止喘定逆
	《本草从新》	苦，温	/	泄气消痰，酸涩以敛肺收脱，除胀满，下食积，利咽喉，通津液，开音止渴。治冷气腹胀，膈气呕逆，痰嗽喘急，泻痢脱肛，肠风崩带
	《本草述钩元》	苦、涩、酸、甘，温，	入肺、大肠经	主治冷气心腹胀满，消痰，下气。疗上气喘急，破胸膈结气，敛肺止久嗽，利咽喉，通津液。疗肾气奔豚，及大便不通，实大肠，止肠澼久泄，并患痢人肛门急痛，产妇阴痛
1933 年	《和汉药考》	苦、酸，温	/	止肠涩久泄，赤白痢，消痰下气，化食，治咳嗽
1935 年	《中国药学大辞典》	苦，温	/	敛肺涩肠，用为泻痢药；及作收敛药，又治赤痢、肠黏膜炎
1935 年	《药物图考》	苦，温	/	主收敛，久泻赤白，利便血，带下，尿血
1957 年	《中药材手册》	酸、涩	/	涩肠敛肺，降火，生津液，下气消痰。治咽痛声哑，痰嗽喘急，泄痢日久脱肛，肠风下血崩带

续表

年代	出处	性味	归经	功效主治
1999 年	《中华本草》	苦、酸、涩，性平	入肺、大肠、胃经	涩肠，敛肺，下气，利咽。主治久泻久痢，脱肛，喘咳痰嗽，久咳失音
2002 年	《新编中药志》	苦、涩，温	/	有涩肠、敛肺功能。用于久泻，久痢，脱肛，便血，白带，久咳，慢性喉炎，音哑

表 2-4 《中国药典》及各地炮制规范中关于诃子性味、归经及功效主治的记载

饮片名称	年份	来源	性味	归经	功效主治
诃子	1963 年	《中国药典》（1963年版）一部	苦、酸、温，涩	/	涩肠，敛肺，降气。用于久泻，久痢，脱肛，久咳失音，肠风便血，崩漏带下，遗精盗汗
诃子	1977 年	《中国药典》（1977年版）一部	苦、涩、温	/	涩肠，敛肺。用于久泻，久痢，脱肛，便血，白带，久咳，慢性咽炎，音哑
诃子	1985～2005 年	《中国药典》（1985年版至2005年版）一部	苦、酸、涩，平	归肺、大肠经	涩肠敛肺，降火利咽。用于久泻久痢，便血脱肛，肺虚喘咳，久嗽不止，咽痛音哑
诃子	2010～2025 年	《中国药典》（2010年版至2025年版）一部	苦、酸、涩，平	归肺、大肠经	涩肠止泻，敛肺止咳，降火利咽。用于久泻久痢，便血脱肛，肺虚喘咳，久嗽不止，咽痛音哑
诃子	1960 年	《北京市中药饮片炮制经验》（1960年版）	/	/	涩肠止泻，宽胸散结。主治泻痢腹痛，精气胀满，久咳喘息，失音盗汗
诃子	1962 年	《上海市中药饮片炮制规范》（1962年版）	温，苦、酸、涩，微麻	/	敛肺清肠。久泻久痢，尿血，脱肛，失音，带下
诃子	1962 年	《辽宁省中药饮片炮制规范》（1962年版）	/	/	敛肺止咳，清肠止泻。治久咳失音，气促咯血，久泻久痢，便血脱肛，崩漏带下，遗精，盗汗等
诃子	1972 年	《常用中药加工炮制规范》（甘肃省兰州市1972年版）	温，苦、酸、涩	/	涩肠敛肺，生津止咳，下气消痰。治泻痢脱肛，肺胃下血，咽喉声哑，痰嗽喘急，口干舌燥
诃子	1974 年	《河南省中药材炮制规范》（1974年版）	苦、涩，温	/	/

续表

饮片名称	年份	来源	性味	归经	功效主治
诃子	1974 年	《云南省中药咀片炮炙规范》(1974年版)	苦、酸，温，涩	/	涩肠，敛肺，降气。用于久泻，久痢，脱肛，久咳失音，肠风便血，崩漏带下，遗精盗汗
诃子（附：诃子肉）	1974 年	《北京市中药饮片切制规范》(1974年版)(下册)	/	/	涩肠，敛肺，降气。用于久泻，久痢，脱肛，久咳失音，肠风便血，崩漏带下，遗精盗汗
诃子	1975 年	《天津市中药饮片切制规范》(1975年版)	/	/	涩肠，敛肺，降气。用于久泻，久痢，脱肛，久咳失音，肠风便血
诃子	1975 年	《贵州中药饮片炮制规范》(1975年版)	/	/	涩肠，敛肺，降气。用于久泻，久痢，脱肛，久咳失音，肠风便血，崩漏带下，遗精盗汗
诃子	1975 年	《辽宁省中药饮片炮制规范》(1975年版)	/	/	敛肺止咳，涩肠止泻。治久咳失音，气促咯血，久泻久痢，便血脱肛，崩漏带下
诃子	1975 年	《山东省中草药炮制规范》(1975年版)	苦、酸、涩，平	/	涩肠止泻，敛肺止咳。用于久泻久痢，便血脱肛，久咳失音，痰咳喘息
诃子	1977 年	《四川省中药饮片炮制规范》(1977年版)	苦、涩，温	/	涩肠，敛肺，降气。用于久泻，久痢，脱肛，久咳失音，肠风便血，遗精盗汗。炒煨后，可增强涩肠止泻的作用
诃子	1977 年	《湖南省中药材炮制规范》(1977年版)	苦、酸、涩，温	/	涩肠止泻，敛肺降气。久咳失音，久泻，久痢，脱肛，便血，崩漏带下
诃子	1977 年	《浙江省中草药加工炮制标准》(1977年版)	苦、酸、涩，温	/	涩肠，敛肺，降气。用于久泻，久痢，脱肛，久咳失音，便血，崩漏带下，遗精盗汗
诃子	1977 年	《广东省中药材饮片加工炮制手册》(1977年版)	/	/	敛肺止咳，涩肠止泻，制炭，止血

饮片名称	年份	来源	性味	归经	功效主治
诃子	1979 年	《藏药标准》（西藏、青海、四川、甘肃、云南、新疆卫生局编）	苦、酸、温	/	涩肠，敛肺，降气。用于久泻，久痢，脱肛，久咳失音，肠风便血，崩漏带下，遗精盗汗
诃子	1979 年	《湖北中草药炮制规范》（1979 年版）	苦、酸、涩，温	/	涩肠，敛肺，降气。久咳失音，肠风下血，崩漏带下，遗精盗汗
诃子	1979 年	《江西中药炮制规范》（1979 年版）	苦、涩，温	/	涩肠，敛肺。用于久泻，久痢，久咳，失音，脱肛便血
诃子	1980 年	《甘肃省中药饮片炮制规范》（1980 年版）	苦、酸、涩，温	/	涩肠敛肺，下气消痰，止渴。用于久泻，久痢，脱肛，久咳失音，肠风下血，崩漏带下，遗精盗汗，口干舌燥
诃子	1980 年	《上海市中药饮片炮制规范》（1980 年版）	苦、涩，温	/	涩肠，敛肺。用于久泻，久痢，脱肛，便血，白带，久咳，慢性咽炎，音哑
诃子	1980 年	《江苏省中药饮片炮制规范》（1980 年版）	苦、涩，温	/	涩肠，敛肺。用于久泻，久痢，脱肛，便血，白带，久咳，失音，慢性咽炎
诃子	1983 年	《湖南省中药材炮制规范》（1983 年版）	苦、酸、涩，平	/	涩肠止泻，敛肺利咽。久泻，久痢，便血，崩漏带下，肺虚喘咳，久嗽失音
诃子	1984 年	《广东省中药炮制规范》（1984 年版）	苦、涩，温	/	涩肠，敛肺。用于久泻，久痢，脱肛，便血，白带，久咳，慢性咽炎，音哑
诃子	1984 年	《四川省中药饮片炮制规范》（1984 年版）	苦、酸、涩，平	/	涩肠敛肺，降火利咽。用于久泻久痢，便血脱肛，肺虚喘咳，久嗽不止，咽痛音哑
诃子	1986 年	《吉林省中药饮片炮制规范》（1986 年版）	/	/	涩肠，敛肺，降气。治久泻，久痢，脱肛，久咳失音，肠风便血，崩漏带下，遗精盗汗
诃子	1986 年	《云南省中药饮片炮制规范》（1986 年版）	苦、酸、涩，温	/	涩肠，敛肺，降气。治久泻，久痢，脱肛，久咳失音，肠风便血，崩漏带下，遗精盗汗

续表

饮片名称	年份	来源	性味	归经	功效主治
诃子	1986 年	《辽宁省中药炮制规范》（1986 年版）	苦、酸、涩，平	归肺、大肠经	涩肠敛肺，降火利咽。用于久泻久痢，便血脱肛，肺虚喘咳，久嗽不止，咽痛音哑。炒后增强涩肠止泻作用
诃子	1986 年	《北京市中药炮制规范》（1986 年版）	苦、酸、涩，平	归肺、大肠经	涩肠敛肺，降火利咽。用于久泻久痢，便血脱肛，肺虚喘咳，久嗽不止，咽痛音哑。诃子肉，经炮制后去核，疗效更佳
诃子	1986 年	《贵州省中药饮片炮制规范》（1986 年版）	/	/	涩肠敛肺，降火利咽。用于久泻久痢，便血脱肛，肺虚喘咳，久嗽不止，咽痛音哑。诃子肉，经炮制后去核，疗效更佳
诃子	1986 年	《浙江省中药炮制规范》（1986 年版）	苦、酸、涩，温	/	涩肠，敛肺，降气。治久泻，久痢，脱肛，久咳失音，便血，崩漏，白带，遗精，盗汗
诃子	1988 年	《全国中药炮制规范》（1988 年版）	苦、酸、涩，平	归肺、大肠经	涩肠敛肺，降火利咽。用于久泻久痢，便血脱肛，肺虚喘咳，久嗽不止，咽痛音哑。炒诃子肉用于久泻久痢，便血脱肛
诃子	1990 年	《山东省中药炮制规范》（1990 年版）	苦、酸、涩，平	归肺、大肠经	涩肠敛肺，降火利咽。用于久泻久痢，便血脱肛，肺虚喘咳，久嗽不止，咽痛音哑。炒诃子肉用于久泻久痢，便血脱肛
诃子	1991 年	《江西省中药炮制规范》（1991 年版）	苦、酸、涩，平	/	涩肠敛肺，降火利咽。用于久泻久痢，便血脱肛，肺虚喘咳，久嗽不止，咽痛音哑
诃子	1992 年	《江苏省中药饮片炮制规范》（1992 年版）	苦、酸、涩，平	归肺、大肠经	涩肠敛肺，降火利咽。用于久泻久痢，便血脱肛，肺虚喘咳，久嗽不止，咽痛音哑。炒诃子肉用于久泻久痢
诃子	1994 年	《上海市中药饮片炮制规范》（1994 年版）	苦、酸、涩，平	/	涩肠敛肺，降火利咽。用于久泻久痢，便血脱肛，肺虚喘咳，久嗽不止，咽痛音哑

续表

饮片名称	年份	来源	性味	归经	功效主治
诃子	1998 年	《福建中药饮片炮制规范》（1998 年版）	苦、酸、涩，平	/	涩肠敛肺，降火利咽。用于久泻久痢，便血脱肛，肺虚喘咳，久嗽不止，咽痛音哑
诃子	2002 年	《江苏省中药饮片炮制规范》（2002 年版）	苦、酸、涩，平	归肺、大肠经	涩肠敛肺，降火利咽。用于久泻久痢，便血脱肛，肺虚喘咳，久嗽不止，咽痛音哑。炒诃子肉用于久泻久痢
诃子	2005 年	《安徽省中药饮片炮制规范（第二版）》（2005 年版）	苦、酸、涩，平	归肺、大肠经	涩肠敛肺，降火利咽。用于久泻久痢，便血脱肛，肺虚喘咳，久嗽不止，咽痛音哑
诃子	2005 年	《浙江省中药炮制规范》（2005 年版）	苦、酸、涩，平	归肺、大肠经	涩肠敛肺，降火利咽。用于久泻久痢，便血脱肛，肺虚喘咳，久嗽不止，咽痛音哑
诃子	2005 年	《河南省中药饮片炮制规范》（2005 年版）	苦、酸、涩，平	归肺、大肠经	涩肠敛肺，降火利咽。用于久泻久痢，便血脱肛，肺虚喘咳，久嗽不止，咽痛音哑。砂烫、土炒、清蒸诃子，可增强涩肠止泻的作用
诃子	2005 年	《贵州省中药饮片炮制规范》（2005 年版）	苦、酸、涩，平	归肺、大肠经	涩肠敛肺，降火利咽。用于久泻久痢，便血脱肛，肺虚喘咳，久嗽不止，咽痛音哑
诃子	2005 年	《天津市中药饮片炮制规范》（2005 年版）	苦、酸、涩，平	归肺、大肠经	涩肠敛肺，降火利咽。用于久泻久痢，便血脱肛，肺虚喘咳，久嗽不止，咽痛音哑
炒诃子	2005 年	《云南省中药饮片标准》（2005 年版）第一册	苦、酸、涩，平	归肺、大肠经	涩肠敛肺，降火利咽。用于久泻久痢，便血脱肛，肺虚喘咳，久嗽不止，咽痛音哑
诃子	2006 年	重庆市中药饮片炮制规范（2006 年版）	苦、酸、涩，平	归肺、大肠经	涩肠敛肺，降火利咽。用于久泻久痢，便血脱肛，肺虚喘咳，久嗽不止，咽痛音哑
诃子	2007 年	《广西壮族自治区中药饮片炮制规范》（2007 年版）	苦、酸、涩，平	归肺、大肠经	涩肠敛肺，降火利咽。用于久泻久痢，便血脱肛，肺虚喘咳，久嗽不止，咽痛音哑
诃子	2008 年	《上海市中药饮片炮制规范》（2008 年版）	苦、酸、涩，平	归肺、大肠经	涩肠敛肺，降火利咽。用于久泻久痢，便血脱肛，肺虚喘咳，久嗽不止，咽痛音哑

续表

饮片名称	年份	来源	性味	归经	功效主治
诃子肉	2008 年	《北京市中药饮片炮制规范》(2008年版)	苦、酸、涩，平	归肺、大肠经	涩肠敛肺，降火利咽。用于久泻久痢，便血脱肛，肺虚喘咳，久嗽不止，咽痛音哑
诃子	2008 年	《江西省中药饮片炮制规范》(2008年版)	苦、酸、涩，平	归肺、大肠经	涩肠敛肺，降火利咽。用于久泻久痢，便血脱肛，肺虚喘咳，久嗽不止，咽痛音哑
诃子	2009 年	《甘肃省中药炮制规范》(2009年版)	苦、酸、涩，平	归肺、大肠经	涩肠敛肺，降火利咽。用于久泻久痢，便血脱肛，肺虚喘咳，久嗽不止，咽痛音哑
诃子	2009 年	《湖北省中药饮片炮制规范》(2009年版)	苦、酸、涩，平	归肺、大肠经	涩肠敛肺，降火利咽。用于久泻久痢，便血脱肛，肺虚喘咳，久嗽不止，咽痛音哑
诃子	2010 年	《湖南省中药饮片炮制规范》(2010年版)	苦、酸、涩，平	归肺、大肠经	涩肠敛肺，降火利咽。用于久泻久痢，便血脱肛，肺虚喘咳，久嗽不止，咽痛音哑
诃子	2010 年	《新疆维吾尔自治区中药维吾尔药饮片炮制规范》(2010年版)	苦、酸、涩，平	归肺、大肠经	涩肠敛肺，降火利咽。用于久泻久痢，便血脱肛，肺虚喘咳，久嗽不止，咽痛音哑
诃子肉	2012 年	《山东省中药饮片炮制规范》(2012年版)	苦、酸、涩，平	归肺、大肠经	涩肠止泻，敛肺止咳，降火利咽。用于久泻久痢，脱肛，肺虚喘咳，久嗽不止，咽痛音哑
诃子	2012 年	《天津市中药饮片炮制规范》(2012年版)	苦、酸、涩，平	归肺、大肠经	涩肠止泻，敛肺止咳，降火利咽。用于久泻久痢，脱肛，肺虚喘咳，久嗽不止，咽痛音哑
诃子	2012 年	《福建省中药饮片炮制规范》(2012年版)	苦、酸、涩，平	归肺、大肠经	涩肠止泻，敛肺止咳，降火利咽。用于久泻久痢，脱肛，肺虚喘咳，久嗽不止，咽痛音哑。煨、炒后可增强涩肠止泻功能
炒诃子	2012 年	《黑龙江省中药饮片炮制规范及标准》(2012年版)	苦、酸、涩，平	归肺、大肠经	涩肠止泻，敛肺止咳，降火利咽。用于久泻久痢，脱肛，肺虚喘咳，久嗽不止，咽痛音哑。煨、炒后可增强涩肠止泻功能

续表

饮片名称	年份	来源	性味	归经	功效主治
诃子	2015 年	《四川省中药饮片炮制规范》（2015年版）	苦、酸、涩，平	归肺、大肠经	涩肠敛肺，降火利咽。用于久泻久痢，便血脱肛，肺虚喘咳，久嗽不止，咽痛音哑
诃子	2015 年	《浙江省中药炮制规范》（2015年版）	苦、酸、涩，平	归肺、大肠经	涩肠敛肺，降火利咽。用于久泻久痢，便血脱肛，肺虚喘咳，久嗽不止，咽痛音哑
诃子	2015 年	《内蒙古蒙药炮制规范》（2015年版）	涩，平	/	调元，解毒。用于"梦依""希日""巴达干"郁症，毒症
诃子	2018 年	《台湾中药典第三版》（2018年版）	苦、酸、涩，平	归肺、大肠经	/
煨诃子	2018 年	《湖北省中药饮片炮制规范》（2018年版）	苦、酸、涩，平	归肺、大肠经	涩肠止泻，敛肺止咳，降火利咽。用于久泻久痢，便血脱肛，肺虚喘咳，久嗽不止，咽痛音哑
诃子	2018 年	《上海市中药饮片炮制规范》（2018年版）	苦、酸、涩，平	归肺、大肠经	涩肠敛肺，降火利咽。用于久泻久痢，便血脱肛，肺虚喘咳，久嗽不止，咽痛音哑
诃子	2019 年	《安徽省中药饮片炮制规范（第三版）》（2019年版）	苦、酸、涩，平	归肺、大肠经	涩肠止泻，敛肺止咳，降火利咽。用于久泻久痢，脱肛，肺虚喘咳，久嗽不止，咽痛音哑
炒诃子肉	2020 年	《吉林省中药饮片炮制规范》（2020年版）	苦、酸、涩，平	归肺、大肠经	涩肠止泻，敛肺止咳，降火利咽。用于久泻久痢，脱肛，肺虚喘咳，久嗽不止，咽痛音哑
诃子（诃子粉）	2020 年	《内蒙古蒙药饮片炮制规范》（2020年版）	涩，平	/	调元，解毒。用于"赫依""希拉""巴达干"郁症，毒症
煨诃子（煨诃子粉）	2020 年	《内蒙古蒙药饮片炮制规范》（2020年版）	涩，平，钝、燥	/	调元，解毒。用于"赫依""希拉""巴达干"郁症，毒症
煨诃子	2021 年	《湖南省中药饮片炮制规范》（2021年版）	苦、酸、涩，平	归肺、大肠经	涩肠止泻，敛肺止咳，降火利咽。用于久泻久痢，便血脱肛，肺虚喘咳，久嗽不止，咽痛音哑。本炮制品可增强涩肠止泻的功效

续表

饮片名称	年份	来源	性味	归经	功效主治
煨诃子	2022 年	《重庆市中药饮片炮制规范（第一批）》	苦、酸、涩，平	归肺、大肠经	涩肠止泻，敛肺止咳，降火利咽。用于久泻久痢，便血脱肛，肺虚喘咳，久嗽不止，咽痛音哑
诃子	2022 年	《台湾中药典（第四版）》（2022 年版）	苦、酸、涩，平	归肺、大肠经	敛肺、下气、利咽、涩肠止泻
诃子	2022 年	《广西壮族自治区中药饮片炮制规范》（2022 年版）	苦、酸、涩，平	归肺、大肠经	涩肠止泻，敛肺止咳，降火利咽。用于久泻久痢，便血脱肛，肺虚喘咳，久嗽不止，咽痛音哑
诃子	2022 年	《山东省中药饮片炮制规范》（2022 年版）	苦、酸、涩，平	归肺、大肠经	涩肠止泻，敛肺止咳，降火利咽。用于久泻久痢，便血脱肛，肺虚喘咳，久嗽不止，咽痛音哑
诃子	2023 年	《江西省中药饮片炮制规范》（第二批）	苦、酸、涩，平	归肺、大肠经	涩肠敛肺，降火利咽。用于久泻久痢，便血脱肛，肺虚咳喘，久嗽不止，咽痛音哑
煨诃子	2023 年	《甘肃省藏药炮制规范（第二批）》	味涩，化后味涩；性平	/	滋补养身，升胃火，助消化，舒心，明目。主治"隆""赤巴""培根"诱发的疾病

三、应用

（一）诃子的应用

诃子可以内服或外用。外用时，可将诃子研末调敷或煎水含漱，用于缓解咽喉肿痛。内服时，诃子既可以单独使用，也可以与其他药材配伍组成复方使用。诃子一般以煎汤或入丸、散的形式服用，常用剂量为 3 ～ 10g。诃子苦酸的性质可以调和药性，适宜与其他药材配伍使用。

1. 诃子配陈皮 诃子酸涩收敛，敛肺利咽；陈皮辛散走窜，理气健脾，燥湿化痰。诃子以敛为主，陈皮以散为主。二药伍用，一散一敛，相互制约，相互为用，敛肺、理气、清音甚妙。适用于咽喉不爽、声音嘶哑等。

2. 诃子配桔梗、甘草 金代刘完素《宣明论方》所记载的方剂诃子汤，用于治疗痰热郁肺，久咳失音者，即为诃子与桔梗、甘草同用。其中诃子涩肠止泻，敛肺利咽；桔梗宣肺祛痰，散郁利咽排脓；甘草补中益气，泻火解毒，润肺祛痰，缓急止痛，缓和药性。盖诃子以收敛肺气、降火开音为主；甘草以泻火解毒为要；桔梗开宣肺气，而散外邪，又可载诃子、甘草直奔咽喉。诸药合参，宣肺清咽，开音止咳甚妙。适用于音嘶、音哑诸症，即西医学之慢性喉炎、咽喉结节或息肉等咽喉部疾患。

3. 诃子配伍黄连、木香、甘草 诃子涩肠止泻，下气消胀；黄连清热燥湿止痢；木香调气导滞；甘草调药和中，缓急止痛。诸药相伍，具有清热燥湿、行气止痛、涩肠止痢的作用。适用于湿热泻痢，日久不愈，腹痛，里急后重，便下脓血，肛门灼热等。

4. 诃子配伍干姜、罂粟壳、陈皮 元代李杲《兰室秘藏》所载方剂诃子皮饮，用于治疗久泻久痢属虚寒者，即为诃子与干姜、罂粟壳、陈皮配伍。其中干姜温中祛寒，以助脾胃之阳气；陈皮理气和胃而燥湿；诃子、罂粟壳均涩肠止泻、收敛固脱，诃子还能下气消胀。诸药相配，共奏温中祛寒、涩肠止泻而理气的功效。适用于脾胃虚寒，泻痢日久不愈，脘腹冷痛，便下脓血白多赤少，甚或脱肛等症。

5. 诃子配白果 诃子酸涩收敛，能敛肺、止咳、利咽；白果涩敛苦降，其性平和，能敛肺气、平咳喘、消痰涎。两药合用，敛肺平喘之力大为增强。适用于虚火旺盛，夜间咳嗽。

6. 诃子配赤石脂、乌梅 诃子善涩肠止泻，涩肠固脱；赤石脂甘温调中，酸涩质重，偏走中、下焦，能收敛固脱、涩肠止泻；乌梅酸敛，亦有良好的涩肠止泻之效。三药配伍，酸涩收敛、涩肠固脱作用大大增强。适用于慢性痢疾，日久不愈。

7. 诃子配升麻、黄芪 诃子能涩肠止泻固脱；黄芪有补气健脾升阳之功；升麻入脾、胃经，善引清阳之气上升，为升阳举陷之要药。三药配伍，可补中气、升清阳、固滑脱。适用于气虚脱肛。

8. 诃子配白扁豆 诃子涩肠止泻；白扁豆味甘微温气香，甘温补脾而不滋腻，芳香化湿而不燥烈，有健脾养胃、化湿和中止泻之功。两药合用，芳香健脾，涩肠止泻。适用于消化不良所致的腹泻。

9. 诃子配乌梅 乌梅酸涩收敛，能敛肺气、止咳嗽、涩肠道、止泻痢；诃子酸苦而涩，既能敛肺下气、止咳平喘，又能苦涩敛降、涩肠止泻。两药合用，酸涩收敛，止泻止咳功效均得以增强。适用于久咳不止，久泻脱肛。

（二）藏药诃子的应用

诃子是藏医临床上广泛应用的药材之一，也是藏医学最具盛名的本草药材，被众多藏医学著作收录。8 世纪，藏医药鼻祖宇妥·宁玛云丹贡布所著的《四部医典》中共计记载了 2258 种配方，其中含有诃子的配方有 573 种。1975 年，拉萨市藏医院（现西藏自治区藏医院）编著的《配方大全》中含有诃子的配方有 183 种。西藏林芝市藏医院取得正式制剂批准文号的藏药制剂共有 90 种，其中 61 种制剂中含有诃子，可见诃子在藏药配方中的应用是非常广泛的。

诃子具备六味，八种性能，十七种效用。其主要功效为滋养、升温、助消化，能治龙、赤巴、培根诱发的一切疾病。其品种分为殊胜、无畏、甘露、增盛、干瘦 5 种。"无畏诃子对治疗眼病及邪磨病疗效显著，甘露诃子能使消瘦者骨肉丰满，增盛者对治疗疮伤是上品，干瘦者能医治小儿的赤巴病"。现存最早的藏医学著作《月王药诊》中记载："诃子有益于百病，升体温，助消化，治风、胆、痰、血所生的单纯病、并发病和混合病。该药为药中之王，与其他药配伍，治一切疾病。"18 世纪，著名藏药学家帝玛尔·丹增彭措所著的《晶珠本草》中称其为"藏药之王"，认为诃子是治多种疾病的最佳药。《甘露八部》称："诃子分为七种……为药中之王。"《甘露四部》谓其可延年益寿，提升胃火，生肌壮体，清泻诸病；且部位不同性味功能亦不同。《甘露精义》中载："六味从部位来分，苦味和辛味在基部和尖端，酸味在果肉，涩味在外皮，甘味在近果核。"《晶珠本草》指出：治隆病宜辛味，用果尖；赤巴、隆合并症，宜甘味，用果肉；培根、隆合并症宜酸味，用中层果肉；赤巴病宜苦味，用果尾；赤巴、培根合并症宜涩味，用外皮；合并症用全果。《新编藏医学》记载诃子："能治二合症、三合症，体虚，热、寒症所化之腹泻、肺痨、肾虚、感冒、音哑症等病。"《迪庆藏药》载：诃子舒心、清血、补养、降气、消食、敛汗与黄水、明目，治多种疾病。

1. 诃子在藏药配伍中的应用 藏医使用使君子科诃子的干燥果实入药。根据果实的性状及形态的不同，其将诃子分为五种，其中朗吉诃子具有六味、八性、十七种功效。诃子在藏医药中应用广泛，其原因与藏医药的核心理论是"三因学说"有关。该学说认为，人体的三大元素——气、火、水土，分别对应隆、赤巴、培根，而人体百病就是因为这三种元素失调导致的。诃子因其独特的六味、八性、十七效的药性，能够有效燮理隆、赤巴、培根三者之间的关系，恢复人体的平衡状态。有相当多的藏药配方中均含有诃子的成分。例如，藏药中比较著名的七十味珍珠丸、二十五味珍珠丸、仁青常觉丸、仁青满觉丸、如意珍宝丸等，均含有诃子。这些药物可用于治疗呼吸系统和神经系统疾病，能够有效缓解久咳不止、声音嘶哑等症状。此外，诃子因具有收涩温固、调理止泻的作用，还被用于治疗消化系统疾病。青藏高原海拔高、气压低、缺氧，因而该地区人们的食物大多以生冷为主，所以常见呼吸系统和消化系统疾病。诃子独特的药性正可以应对这一特点，对症施药，因而在该地区被广泛应用。

2. 用于治疗培根病　诃子在藏药复方中常与其他药物配伍，用于治疗培根病。在藏医学中，培根病是一种因体内培根失调引发的病症，主要表现为消化不良、食欲不振等症状。"仁青满觉"是一种治疗消化系统疾病的常用藏药方剂，收载于《止孔医著》，后根据藏医药理论及《藏药配方大全》"门孜康制剂配制记录文献"进行配制。诃子在其中发挥解毒、调和脾胃的作用。对于中毒性胃肠疾病，如食物中毒引起的恶心、呕吐、腹痛、腹泻等，诃子能协助清除体内毒素，缓解胃肠痉挛，减轻胃肠不适。"五味黄连丸"主要用于治疗胃肠湿热相关的病症。该方收载于1995年颁布的《中华人民共和国卫生部药品标准·藏药》(第一册)。方中诃子与黄连等药物配伍，能够清热燥湿，对由湿热引起的痢疾、泄泻有显著的治疗效果。该方剂能够减轻肠道炎症，改善大便性状，抑制肠道有害菌的生长，帮助恢复肠道正常的生理功能。

3. 用于治疗赤巴病　诃子在藏药复方中常与其他药物配伍治疗赤巴病，有显著效果。在藏医学中，赤巴病是一种因胆汁分泌异常导致的疾病，主要表现为黄疸等症状。含有诃子的复方制剂——"卡那久巴丸"，具有温胃消食、破积利胆退黄的功效，临床用于治疗"常赤"病、"培根色布"病、痞瘤、胆囊炎、胆石症、胆汁反流性胃炎、肝炎等引起的恶心、呕吐、厌食、口干、口苦、消化不良，以及巩膜、皮肤黄染，胁肋疼痛，胃脘胀痛，大便呈陶土色等。该方始载于《迷旁医著》，为藏医常用的经典名方。

4. 用于治疗呼吸道疾病　诃子在藏药复方中常与其他药物配伍治疗呼吸道疾病，如咳嗽、声音嘶哑等。"十五味龙胆花丸"是治疗咳嗽、气喘等呼吸道疾病的名方。诃子在其中主要起止咳化痰的作用。该方始载于《秘诀补遗》，为藏医常用的经典名方。诃子能减轻呼吸道的炎症反应，使痰液稀释，更易咳出。当患者出现咳嗽痰多、痰稠难咳的症状时，可以将诃子与其他药物配伍使用，缓解症状。"二十五味肺病丸"常用于治疗肺部疾病等引起的咳嗽、咯血等症状。该方收载于 1995 年颁布的《中华人民共和国卫生部药品标准·藏药》（第一册）。诃子在其中主要起收敛肺气，防止肺气耗散的作用。对于因肺气上逆引起的咳嗽，应用诃子可以减轻咳嗽的频率和程度，并且对于肺部气血不畅而引起的咯血，也能起到一定的辅助止血作用。

四、注意事项

尽管诃子药性平和，但其性偏凉，因此脾胃虚寒者应慎用。此外，诃子味涩，具有收敛固涩的效果，可能导致便秘，长期大剂量使用时可能导致胃肠不适，所以便秘患者应慎用。同时，凡外邪未解，内有湿热火邪者忌服诃子，因其收涩作用可能导致"闭门留寇"之患。对于诃子的使用注意事项，古籍中亦多有记载。如《本草品汇精要》："气虚人忌多服。"《医学入门》："气虚及暴嗽、初泻，不可轻用。"《本草经疏》："咳嗽因于肺有实热，泄泻因于湿热所致，气喘因于火热冲上，带下因于虚热而不因于虚寒，及肠澼初发，湿热正盛，小便不禁因于肾家虚火，法并忌之。"《本草求真》："虚人不宜独用。"

因此，孕妇、体虚者应慎用或在医生指导下使用，以免出现不良反应。同时，诃子忌与强烈泻下药同用，因为强烈的泻下药会削弱诃子的收敛固涩效果。此外，孕妇及肝肾功能不佳者慎用。需要注意的是，诃子与某些西药合用时可能发生不良反应，如与苷类、生物碱、亚铁盐制剂、碳酸氢钠制剂等同用，可能产生沉淀，影响吸收；与异烟肼同用，容易使其分解失效；与酶制剂同用，可以使其变性，药效降低或失效；不宜与维生素 B 族同用，可以形成络合物，使其药效降低或失效；与磺胺类药物同用，若用量过大或使用时间过长，可致中毒性肝病。

▶▶ 参考文献

[1] 卢赣鹏.500 味常用中药材的经验鉴别 [M].北京：中国中医药出版社，1999：343-345.

[2] 唐荣平.临沧热区南药诃子资源现状及产业发展建议 [J].现代农业科技，2020（2）：81-82.

[3] 尼章光，罗心平，张林辉，等.云南野生诃子资源及开发利用 [J].中国野生植物资源，2004（4）：34-45.

[4] 王长林，郭巧生.道地中药材栽培技术大全 [M].北京：中国农业出版社，

2022：228-231.

［5］王巍，张强，杨武杰，等.高效液相色谱法测定诃子中诃黎勒酸和诃子酸［J］.化学分析计量，2024，33（1）：22-26，64.

［6］王巍，张强，陈九妹，等.基于 UPLC 指纹图谱及多指标定量分析的诃子药材质量研究［J］.化学工程师，2021，35（8）：26-30.

［7］梁林金，亓旗，叶婷，等.基于总鞣质和7种成分同时测定的诃子药材质量控制研究［J］.世界科学技术 - 中医药现代化，2018，20（9）：1638-1644.

［8］张媛媛，乾康，高淑婷，等.高效液相色谱法测定不同产地藏药诃子中7种鞣质类有效成分的含量［J］.中国药学杂志，2017，52（12）：1073-1082.

［9］罗泽榕，吴征宇，钟婷，等.诃子中没食子酸含量近红外检测模型建立及可靠性分析［J］.喀什大学学报，2016，37（6）：32-34，37.

［10］查道成，付伟，赵新红.比色法结合 HPLC 指纹图谱法用于诃子质量控制研究［J］.天然产物研究与开发，2013，25（7）：936-939.

［11］卫生福利部台湾中药典第四版编修委员.台湾中药典［S］.4版.台北：卫生福利部，2021：344-345.

［12］杨永康，格桑索朗，吴家坤.诃子、毛诃子和余甘子的植物分类研究和药学特性综述［J］.中国医学生物技术应用，2004（1）：14-28.

［13］董婉绒，崔雨，刘恬恬，等.诃子化学成分及药理活性研究进展［J］.中成药，2024，46（4）：1237-1245.

［14］国家中医药管理局《中华本草》编委会.中华本草：第五册［M］.上海：上海科学技术出版社，1999：621-625.

［15］徐国均.常用中药材品种整理和质量研究：南方协作组第四册［M］.福州：福建科学出版社，2001：549-566.

［16］谢宗万.中药品种理论与应用［M］.北京：人民卫生出版社，2008：792-793.

［17］陈建南，徐鸿华.诃子的产地和品种考证［J］.中药材，1996（10）：533-535.

［18］周宁，彭富全.中藏药中诃子、毛诃子和余甘子的本草考证［J］.中草药，2001，32（4）：69-71.

［19］丁福保.新本草纲目［M］.上海：上海医学书局，1933：421-422.

［20］卫生部药政局.中药材手册［M］.北京：人民卫生出版社，1959：278-279.

［21］程超寰.本草药名汇考［M］.上海：上海古籍出版社，2004：321-322.

［22］中国药学会上海分会.药材资料汇编：上册［M］.上海：科技卫生出版社，

1959：111-112.

［23］南京中医药大学.中药大辞典［M］.2版.上海：上海科学技术出版社，
1977：1641.

［24］侯宽昭.广州植物志［M］.北京：科学出版社，1956：224.

［25］林有能.光孝寺六祖慧能迹址考析［J］.广东社会科学，2014（6）：109-118.

［26］柏宇亮.从光孝寺植物看海上丝绸之路［J］.客家文博，2014，3（15）：
26-29.

［27］中国医学科学院药物研究所.中药志：第二册［M］.北京：人民卫生出版
社，1959：406-409.

［28］南京药学院药材学教研组.药材学［M］.北京：人民卫生出版社，1960：910.

［29］刈米达夫.和汉生药［M］.东京：株式会社广川书店，1970：110-111.

［30］卫生部药品生物制品检定所、云南省药品检验所.中国民族药志：第一卷
［M］.北京：人民卫生出版社，1984：290.

［31］胡世林.中国道地药材原色图说［M］.济南：山东科学技术出版社，1998：
142，363.

［32］中国医学科学院药物研究所.中药志：第三册［M］.北京：人民卫生出版
社，1984：257，424.

［33］全国中草药汇编编写组.全国中草药汇编［M］.北京：人民卫生出版社，
1996：403.

［34］云南省植物研究所.云南植物志：第一卷［M］.北京：科学出版社，1977：
82.

［35］冉先德.中华药海［M］.北京：东方出版社，1993：1768.

［36］徐国钧，何宏贤，徐珞珊，等.中国药材学［M］.北京：中国医药科技出
版社，1996：1120.

［37］肖培根，连文琰.中药植物原色图鉴［M］.北京：中国农业出版社，1999：
318.

［38］张贵军.现代中药材商品通鉴［M］.北京：中国中医药出版社，2001：
1618.

［39］陈秀香.广西中药诃子的原植物和药材调查［J］.中药材，1985（6）：20.

［40］徐鸿华，陈建南，赖小平，等.中药诃子的药源调查及商品鉴定［J］.中药
材，1996，19（3）：125-127.

[41] 肖培根.新编中药志：第二卷［M］.北京：化学工业出版社，2002：329.

[42] 杨华亭.药物图考［M］.南京：中央国医馆.1935.

[43] 李国卫，吴文平，索彩仙，等.不同基原诃子 UPLC 特征图谱研究［J］.中药材，2020，43（8）：1860-1865.

[44] 李先端，顾雪竹，肖碧英，等.绒毛诃子与诃子质量评价与比较［J］.中国实验方剂学杂志，2010，16（17）：48-52.

[45] 胡绮萍，赵书运，吴文平，等.基于多指标成分含量测定的诃子和绒毛诃子质量分析［J］.中药材，2021，44（2）：374-378.

[46] 吉木斯，乌兰娜.诃子的临床应用［J］.中国蒙医药（蒙），2015，10（8）：32-33.

[47] 董婉绒，崔雨，刘恬恬，等.诃子化学成分及药理活性研究进展［J］.中成药，2024，46（4）：1237-1245.

[48] 陈新谦.中华药史纪年［M］.北京：中国医药科技出版社，1994：65.

[49] 陈秀香，倪芝瑜.广西中药诃子的原植物和药材调查［J］.中药材，1985，8（6）：20.

[50] 杨永康，格桑索朗，吴家坤.诃子、毛诃子和余甘子的植物分类研究和药学特性综述［J］.中国医学生物技术应用杂志，2004（1）：14-28.

[51] 岩崎常正.本草图谱：第九卷［M］.手写填色本，1844：63-64.

[52] 吉田待郎氏.本草图谱索引［M］.北京：国家图书馆出版社，1915：8.

第三章 诃子的炮制与制剂

诃子的药用历史悠久，其记载最早见于《神农本草经》。该书中对诃子的性味、归经、功效等均进行了描述，为后世对诃子的认识和应用奠定了基础。后世的医方典籍中亦有关于诃子治病处方的记载，如《太平惠民和剂局方》的"四君子汤"、《普济方》的"诃子散"、《叶氏女科》的"安胎顺血汤"，等等。《中国药典》（2025 年版）将诃子的功效归纳为"涩肠止泻，敛肺止咳，降火利咽"，主要用于治疗久泻久痢、肺虚喘咳、咽痛音哑等症。诃子不仅在中医学领域得到了广泛应用，在藏医学中更是占据了核心地位，成为治疗多种疾病的重要药材。

本章系统回顾了诃子的炮制历史，从古代炮制方法到现代炮制技术的演进与革新，全面展现了诃子炮制技术的发展脉络。同时，详细探讨了不同历史时期医家对诃子炮制的理解与实践，分析了这些炮制方法对诃子药效及临床应用的影响。在此基础上，本章深入研究了诃子在制剂方面的多样化应用，包括其在汤剂、散剂、丸剂等传统剂型中的配制方法与治疗机制，通过剖析诃子在不同制剂中的作用，揭示了其在提升药效、降低毒性方面的关键作用。此外，还介绍了诃子在藏药制剂中的广泛应用，充分展现了诃子在维护和促进健康方面的重要价值。

第一节 诃子的炮制

中药炮制是中医药理论在临床用药上的具体表现，是保证饮片质量的关键。中药炮制方法多样，辅料不一，但其目的均在于引药归经、改变药性、降低毒性。在藏药中，药材的加工炮制尤为重要。诃子作为藏药中的常见药材，其在古代多于农历七八月采收，但未明确记载干燥方式，现代则多在秋末冬初采收后晒干使用。历代诃子的炮制方法多样，其炮制形式主要取决于药用功效。古代常见的炮制形式包括生制、煨制和炒制，其中生制有助于清肺行气，熟制则有助于温胃固肠，其炮制过程中使用的辅料有酒、醋、姜汁、麸、面等。现代诃子主流的炮制方法为稍浸、闷润、去核取肉、干燥后使用。

一、诃子的古代炮制方法

古代常用蒸、炮、煨等方法炮制诃子，以去核取肉入药用，并有"生用则清金行气，煨熟则温胃固肠"的认识。

1. 炮制演变 古代诃子有去核与否，以及生、熟之分。

（1）去核 早在唐代《外台秘要》就载有"去核"。《颅囟经》提出"炮半熟，去核"之说。此后历代医籍大多沿用此说，如宋代《博济方》《苏沈良方》《证类本草》《太平惠民和剂局方》，明代《本草纲目》《医学入门》，清代《医宗必读》《本草备要》等。唯明代《普济方》中偶见"不去核，生用，捣罗"之说。另有精细加工之法，如元代《汤液本草》载"去核捣细用"，明代《本草品汇精要》载"剉细用"。

（2）熟制 诃子制熟方法历代变化甚多，包括炮、酒浸蒸、煨、面煨、湿纸煨、熬制、酥炙、炒、面炒、麸炒、烧灰等。唐代《颅囟经》载"炮半熟"；《雷公炮炙论》载"先于酒内浸，然后蒸一伏时，其诃黎勒以刀削路，细锉，焙干用之"；《外台秘要》有"去核，熬为末""炮去核"和"去核煨"；《经效产宝》载有"酥炙令黄"。宋代《太平圣惠方》载"煨"；《证类本草》载"湿纸裹煨"；《博济方》载"煨，去核"；《史载之方》载"逐个面裹，火炮熟，去核""微炒"；《传信适用方》载"烧灰"。元代《儒门事亲》载"面炒"。明代《普济方》载"麸炒黑色，去核用皮""醋浸一宿，去核，晒"；《医学入门》载"酒浸蒸，去核，焙干"等。

2. 炮制作用 古代对诃子炮制理论的描述较少，早期多认为制（炮、煨）熟是为了软化药材，便于去核。至明清时期才有对生熟炮制的系统理论，如明代《本草通玄》载"生用则清金行气，煨熟则温胃固肠"；清代《本草述钩元》载"清痰生用，止泻煨用"。

3. 历代炮制方法汇总 诃子古代炮制方法较多，其中部分已弃用，现将收集整理的古代典籍中关于诃子炮制方法的记载汇总于表 3-1。

表 3-1　诃子不同炮制方法及药用部位的古籍记载概况

朝代	来源	炮制方法	药用部位	原文
南北朝	《雷公炮炙论》	酒制	全诃子	以酒浸后蒸一伏时，以刀削去皮，取肉细锉，焙用
唐代	《外台秘要》	煨制	去核	去核，煨
	《外台秘要》	火炮	去核	炮，去核
	《外台秘要》	熬制	去核	去核，熬为末
	《颅囟经》	火炮	去核	炮半熟，去核
	《产宝》	炙制	全诃子	酥炙，令黄
	《产宝》	蒸制	去核	蒸去核，焙
宋代	《苏沈良方》	煨制	去核	去核，煨
	《圣济总录》	净制	去核	去壳
	《证类本草》	酒制	全诃子	先于酒内浸，然后蒸一伏时。其诃黎勒，以刀削路，细锉，焙干用之
	《证类本草》	煨制	全诃子	面裹，塘灰火中煨之，令面黄熟，去核，细研为末
	《证类本草》	煨制	全诃子	湿纸裹煨
	《证类本草》	熬制	去核	去核，熬为末
	《小儿卫生总微论方》	煨制	去核	去核，大麦面裹，慢火煨黄熟，勿令烟出
	《小儿卫生总微论方》	炒制	/	炒
	《史载之方》	火炮	去核，取皮	逐个面裹；火炮熟，去核，只使皮
	《太平惠民和剂局方》	酒制	去核	凡使，先于塘灰中炮，去核取肉，酒蒸一伏时，取出焙干，方入药用
	《普济本事方》	煨制	去核	煨，去核
	《扁鹊心书》	煨制	去核	火煨，去核
	《本草衍义》	煨制	/	缓缓煨熟
	《女科百问》	煨制	去核，取皮	煨，去核，取皮
	《洪氏集验方》	煨制	去核，取皮	纸裹煨，去核，取皮用
	《卫生家宝产科备要》	煨制	去核	湿纸裹，焙熟，去核
	《济生方》	煨制	取肉	面裹煨，取肉
	《小儿痘疹方论》	姜制	/	姜制

朝代	来源	炮制方法	药用部位	原文
元代	《汤液本草》	煨制	去核	面裹，塘灰火中煨之，令面黄熟，去核，细研为末
	《汤液本草》	切制	去核，捣细	去核，捣细用
	《世医得效方》	火炮	取皮	湿纸裹，炮，取皮用
明代	《本草蒙筌》	煨制	去核	火煨，去核才煎
	《医学纲目》	煨制	去核	煨，去核
	《医学纲目》	煅制	全诃子	烧灰
	《增补万病回春》	煨制	去核	煨，去核
	《秘传证治要诀及类方》	煨制	/	煨
	《景岳全书》	煨制	/	煨
	《证治准绳》	煨制	去皮	煨，去皮
	《医宗必读》	煨制	去皮	煨，去皮
	《奇效良方》	煨制	取皮	湿纸裹煨，取皮（诃子四柱散）
	《普济方》	煨制	取肉	纸裹，水湿，煨干，取肉（草果厚朴丸）
	《普济方》	净制	去核	去瓤、黑核
	《普济方》	切制	磨两头	磨两头
	《普济方》	炒制	/	炒
	《普济方》	麸炒制	去核	麸炒，去核
	《普济方》	麸炒制	用皮	麸炒黑色，去核用皮
	《普济方》	煅制	全诃子	烧过，盏内盖少时
	《普济方》	醋制	去核	醋浸一宿，去核晒
	《证治准绳》	煨制	取皮	用面裹，火煨熟，不要生亦不要焦，去面不用，就热咬破诃子，擘去核不用，只用皮焙干
	《药品辨义》	面裹煨	/	面裹，文火煨，去裹用
	《医学入门》	焙干	去核	酒浸，蒸，去核，焙干
	《圣济总录》	切制	全诃子	锉碎用
	《本草乘雅半偈》	酒制	全诃子	凡使酒浸六时，蒸六时，刀削去路。用肉则去核，用核则去肉，并锉焙用
	《医宗必读》	蒸制	去核	蒸，去核，焙

续表

朝代	来源	炮制方法	药用部位	原文
清代	《本草汇》	酒制	去皮	酒蒸后，去皮取肉，焙干
	《本草汇》	煨制	去核	面裹煨，去核
	《本经逢原》	煨制	去核	去核，煨熟
	《验方新编》	煨制	去核	火内煨，去核
	《本草害利》	煨制	全诃子	煨
	《医方集解》	煨制	/	湿纸裹煨
	《成方切用》	煨制	/	湿纸裹煨
	《握灵本草》	煨制	/	面裹，塘火煨熟，去核
	《医宗金鉴》	煨制	/	面煨，去核
	《时方歌括》	煨制	/	面裹煨
	《时病论》	煨制	/	面裹煨

二、诃子的现代炮制方法

（一）净制

1. 诃子

（1）除去杂质，洗净，干燥，用时打碎。（《中国药典》2020 年版）

（2）取诃子，临用时打碎。（《四川中药饮片炮制规范》1977 年版）

（3）取原药材，除去杂质，筛去灰渣，临用时捣碎。（《贵州省中药饮片炮制规范》1986 年版）

2. 诃子肉

（1）取净诃子，稍浸，闷润，去核，干燥。（《中国药典》2020 年版）

（2）拣去杂质，清水洗净，捞出，润透后剖开，去核取肉，晒干。（《河南省中药材炮制规范》1974 年版）

（3）取原药材，除去杂质，洗净，用清水稍浸泡，闷润至软，去核，晒干。（《天津市中药饮片炮制规范》2005 年版）

（4）取净诃子，敲破去核；或稍浸，闷润至软，去核取肉，干燥。（《安徽省中药饮片炮制规范》2019 年版）

（5）除去杂质，用水浸泡，捞出，润透，去核，取肉，晒干或烘干。（《吉林

省中药炮制标准》1986 年版）

（6）取原药材，拣净杂质，用清水浸泡 4 ～ 6 小时，捞出，闷透，用刀切对口，砸开去核取肉，晒干，入库即得。（《北京市中药饮片切制规范》1974 年版）

（二）清炒

1. 诃子

（1）取生诃子，炒至微具焦斑，并逸出香气时取出，摊凉。（《浙江省中药炮制规范》1986 年版）

（2）取净诃子，用净砂炒至表面黑褐色、内部棕褐色为度。（《江西省中药炮制规范》1991 年版）

（3）取诃子，炒至表面微具焦斑，香气逸出时取出，摊凉。（《浙江省中药炮制规范》2005 年版）

（4）取药材，拣净杂质。将净诃子置锅内，用武火炒至表面黄褐色至棕褐色取出，晾凉，即得。（《云南省中药饮片标准·第一册》2005 年版）

2. 诃子肉

（1）取净诃子肉，照清炒法（炮制通则）炒至深黄色。（《河南省中药饮片炮制规范》2005 年版）

（2）取诃子肉，大小分档，用文火微炒至焦黄色，具香气取出。（《江苏省中药饮片炮制规范》1980 年版）

（3）取诃子肉置锅中，用文火略炒，待微黄时取出，晾凉。（《吉林省中药炮制标准》1986 年版）

（4）取诃子肉，大小分档，分别置锅内，用文火加热，炒至焦黄色，具香气，取出放凉。（《江苏省中药饮片炮制规范》2002 年版）

（5）取诃子肉，照清炒法炒至表面微具焦斑，香气逸出时，取出，摊凉。（《浙江省中药炮制规范》2015 年版）

（6）将净诃子肉置锅内，文火炒至深黄色，取出，晾凉。（《新疆维吾尔自治区中药维吾尔药饮片炮制规范》2010 年版）

（三）辅料炒

1. 砂炒

（1）先将砂子置锅内炒松，倒入净诃子，用中火炒至表面呈焦黄色、鼓起为

度，取出，筛去砂子，放凉，剥去核。（《河南省中药材炮制规范》1974 年版）

（2）取净诃子，照砂烫法（炮制通则）炒至表面呈焦黄色、鼓起，放凉，剥去核。（《河南省中药饮片炮制规范》2005 年版）

（3）在砂温保持在 160～180℃时，投入适量净诃子，烫至表面深棕黄色，具有香气，微带焦斑，取带核诃子。另将砂温保持在 240～260℃时烫制一份带核诃子品。烫制程度与砂温保持在 160～180℃时的相同。（徐楚江 . 中药炮制学 ［M］. 上海：上海科学技术出版社，1985：174.）

2. 土炒

（1）先将灶心土置锅内炒松，倒入净诃子，用武火炒至焦黄色、鼓起为度，取出，筛去土，放凉，剥去核。每 500g 诃子肉，用灶心土 150g。（《河南省中药材炮制规范》1974 年版）

（2）取净诃子，照土炒法（炮制通则）炒至焦黄色、鼓起，放凉，剥去核。每 100kg 诃子，用灶心土 30kg。（《河南省中药饮片炮制规范》2005 年版）

3. 麸炒　取诃子，用麸炒法，武火炒至黄褐色。（《四川中药饮片炮制规范》1977 年版）

（四）炒炭

1. 取生诃子，放入烧红的锅中，用大火加热，不断翻炒，至诃子呈黑色时喷淋清水，熄灭火星取出，晾至冷透，临用时捣碎。（《贵州省中药饮片炮制规范》1986 年版）

2. 取生诃子，炒至浓烟上冒，表面焦黑色，微喷水，再炒至水气逸尽，置适宜容器内，密盖，待凉，取出。（《浙江省中药炮制规范》1986 年版）

3. 取净诃子，照炒炭法用武火炒至表面呈焦黑色。用时捣碎。（《贵州省中药饮片炮制规范》2005 年版）

4. 取诃子，炒至浓烟上冒，表面焦黑色，内部棕褐色时，微喷水，灭尽火星，取出晾干。（《浙江省中药炮制规范》2005 年版）

（五）煨制

1. 将原药除去杂质，洗净润透，去核，取肉干燥，照煨法（麸皮煨）煨至外呈深褐色，筛去麸皮。每 100kg 诃子，用生麸皮 50kg。（《上海市中药饮片炮制规范》2008 年版）

2. 取诃子，除去杂质，照麸煨法（通则 0213）煨至深褐色。（《四川省中药饮片炮制规范》2015 年版）

3. 取诃子，用面裹煨法，煨至面皮焦黄为度，剥去面皮，临用时打碎。（《四川中药饮片炮制规范》1977 年版）

4. 取净诃子，照麸煨法煨至深褐色。用时捣碎。（《四川省中药饮片炮制规范》2002 年版）

5. 取净诃子，照麸煨法煨至深褐色，筛去焦麦麸，轧开，去核，取肉。用时捣碎，每 100kg 诃子，用麦麸 30kg。（《重庆市中药饮片炮制规范及标准》2006 年版）

6. 取净诃子，照麸煨法，煨至表面深棕色，取出，敲开去核取肉。每 100kg 诃子，用麦麸 50kg。（《安徽省中药饮片炮制规范》2005 年版）

7. 以面粉糊或多层湿纸将诃子包裹，置热火灰煨至面糊或纸变黄色，取出，除去面团或纸，干燥。（《广西壮族自治区中药饮片炮制规范》2007 年版）

8. 除去杂质，将白砂土用武火炒热，再将诃子倒入，炒成黄色时，出锅，立即筛去砂土，晾凉，配方时捣碎，去核。（《甘肃省中药炮制规范》1980 年版）

9. 将锅以武火加热，置麸于锅内，俟起烟时，投入净诃子，缓缓翻动，炒至外表深黄色，取出筛去麸皮。（《湖北省中药饮片炮制规范》2009 年版）

10. 以面粉糊或多层湿纸将诃子包裹，置热火灰中，煨至面糊或纸变焦黄色，取出，除去面团或纸，干燥。（《湖南省中药饮片炮制规范》2010 年版）

11. 取净诃子，用湿草纸逐个包裹 3～4 层，置炭火中煨至纸烧焦，取出，去掉残纸及灰，摊凉；或用武火炒至外皮松泡，取出，摊凉。（《广东省中药炮制规范》1984 年版）

12. 取净诃子，照煨法，煨至表面焦褐色，取出，放凉。（《福建省中药饮片炮制规范》2012 年版）

13. 取诃子，照煨法，用面皮包裹 2～3mm 厚，晾至半干，在烫砂中埋煨（410℃±10℃，7 分钟），面皮呈焦黄色时取出；或先用面皮包裹约 3mm 厚，再用泥外裹，煨 4 小时，取出，剥去裹层。每 100kg 诃子，用面粉 300kg。煨诃子粉，取煨诃子，研细粉，过筛，即得。（《内蒙古蒙药饮片炮制规范》2020 年版）

14. 将适量净诃子用面皮裹，晾至半干，用滑石粉（温度 140～160℃）烫至面皮焦黑，剥去面皮。一份轧开，取诃子肉和诃子核，一份为带核诃子。另将滑石粉温度保持在 240～260℃时，煨制一份带核诃子样品。煨制程度与温度保持在 140～160℃时的相同。（徐楚江 . 中药炮制学［M］. 上海：上海科学技术出版社，1985：174.）

（六）蒸制

1. 取净诃子，加水润透，置笼或罐内，蒸至发黑为度，取出，放凉，剥去核，晒干。（《河南省中药材炮制规范》1974 年版）

2. 取净诃子，照清蒸法（炮制通则）蒸至发黑，放凉，剥去核，晒干。（《河南省中药饮片炮制规范》2005 年版）

（七）其他

1. 诃子汤制草乌　取净草乌，照浸制法，放入诃子汤中，室温浸泡 3～5 天，日翻动 3～5 次，至口尝稍有麻舌感时取出，低温干燥。用时粉碎。（《内蒙古蒙药饮片炮制规范》2020 年版）

2. 茜草制诃子　将茜草烧制成白灰，按 1∶3 的比例注入麦酒，搅拌后煮至轻微沸腾时放入诃子，10 分钟后冷却至室温，重复煮沸 2 次，次日取出诃子去核取肉，用蒸馏水洗刷 3 次并于 50～70℃烘干而成。（毛继祖《基础藏药炮制学》）

三、藏药诃子的炮制方法

藏药炮制，是在藏医药学理论指导下，经过长期实践形成的一门独具特色的藏药加工技术。藏药材作为藏医成方制剂的原药材，其炮制历史悠久、内容丰富、品种繁多。针对疾病寒热性质的不同，其炮制方法也呈现出显著的差异。在藏药的生产加工过程中，原药材的炮制环节尤为关键。这一过程需严格遵循藏医药理论，依据医疗调配机制，对藏药材施以多种加工技术，旨在有效减轻药物不良反应，提炼药物精华，便于临床应用，现已形成了完整的科学门类。通过运用藏药的六味、八能及多种功效的配伍理论，以恢复人体三大基因平衡为根本治疗原则，炮制过程不仅缓和了药材的性能，还保障了临床疗效。

（一）诃子在藏药炮制中的应用

诃子在藏药炮制中应用广泛，常用于含有毒性的药物和矿物药的减毒增效、调和药性。藏医在用药过程中，常使用诃子的不同炮制品。根据《基础藏药炮制学》记载，诃子的炮制方法多样，包括炒制、煨制、烘制、煮制、茜草制、狼毒制等。此外，诃子还可作为其他药物的炮制辅料，如用于炮制铁粉、草乌等。

藏药炮制的对象主要分为两类：一是矿物药的炮制；二是有毒植物药（如狼毒、草乌和马钱子等）的炮制。通过炮制，可以调和药性、降低毒性，从而更好地发挥药效。诃子作为一种重要的矿物药炮制辅料或主要原料，在藏药经典矿物方剂中广泛应用。例如，诃子炮制铁屑的工艺独特，炮制后的铁屑在藏医临床中应用广泛，具有行气活血、清热止痛等功效，不仅能治疗缺铁性贫血，还可用于保肝、明目、消水肿等。藏药经典制剂，如七味铁屑丸、二十五味松石丸等均含有铁屑。藏医药理论认为，自然铁具有毒性，需用诃子炮制去毒后方可入药。如《普照日轮》中记载："任何铁粉、铁汁、铁灰等具锈毒，若不炮制就内服，害大、益小。"

炮制任何藏药材之前，都必须充分认识药材本身，诃子也不例外。藏医对诃子的分类有五种、七种或八种分类法，其中对长喙诃子的辨认尤为重要。误用药材不仅无法发挥药效，还可能产生反作用。因此，炮制前需对药材有深入了解，这不仅关系到临床治疗效果，更关乎患者的生命安全。诃子主要从两方面识别：一是通过临床经验的总结，从实践中积累知识；二是结合祖先流传的经验和现代仪器检测结果。

（二）藏药诃子的加工炮制

诃子于10月果实成熟时采收，摘取后晾于净处，防止腐烂。药用时需去内果皮，剥取外果皮与中果皮。制膏剂时用内果皮、中果皮、外果皮。根据《基础藏药炮制学》的记载，诃子性能、功效和方剂配伍需求的不同，其炮制方法亦不同。

1. 配伍平息方剂的诃子炮制法 "茜草烧灰注麦酒，稍许沸开加诃子，浸泡一天取出来，净水涮洗炮制成。"如上所述，珍宝方剂配伍的诃子炮制法是在茜草烧成的白灰中注入麦酒，搅拌成稀稠状如同酪浆为度，加热使其稍沸，然后放入诃子，浸泡一天。第二天捞出诃子，在木钵中揉破，使肉核分离，诃子核不要丢弃需另外保存。所有的诃子肉都用净水涮洗三次，若涮洗不够恐灰尘等难以洗净，若涮洗过多则会使诃子药力散失。

2. 配伍清泻方剂的诃子炮制法 "诃子有干沟诃子、金色诃子等多种，依据入方来选用，重量相等白狼毒，煎汁挤压去渣滓，此液之中泡诃子，浸泡三天去掉核，勿焦煮至汁渗干。"诃子的炮制法有煮、烧、生三法，其中首要的是煮制法。诃子有干沟诃子、金色诃子等，这些诃子要依据配方而选用。煮诃子时，要用与诃子等重的白狼毒水煎，煎取汁液，然后贮存在容器中（注意贮存的容器不可用铜质或铁质等易生锈的容器，宜使用水晶、陶瓷类的容器）。煎取汁液后丢弃白狼毒渣滓，仅留诃子于此汁液中，确保诃子被药汁完全淹没，浸泡三天（注意浸泡期间不要搅动）。然后将浸泡的诃子取出，剥开取出内核，并将诃子肉放入锅中，倒入泡过诃子的白狼毒液，小火煎煮，至汁液完全渗入诃子为止。在夏、秋等气候炎热之时置于太阳下晾晒，使诃子表面自然风干。

3. 配伍清泻方剂的诃子烧制法　诃子烧制之程式，针对用途之诃子，大三倍的面团包，大六倍的牛粪包，热灰之中慢慢煨，牛粪成灰面成炭，诃子外黄内不焦，此为成熟之标准，外除包裹之焦炭，内去果核便烧成。如上所述，为诃子的一般烧制法。

4. 清利方剂的尖嘴诃子炮制法　生用尖嘴诃子尖，热灰之中搅动炒，未焦炒热热力出。如上所述，为诃子的一般生制法。

（三）藏药诃子日常入药的炮制方法

1. 诃子煮制　取白狼毒（与诃子等量），用水煎煮，过滤，除去滤渣，在其煎液中放入泻疗用已去核的诃子，浸泡 3 天后共煮制，煎液吸干，干燥，粉碎，备用。注意煎煮时宜用水晶、陶瓷等惰性材质的煮锅。

2. 诃子煨制　取泻疗用已去核的诃子，包入三倍量的糌粑面团中，其外再包六倍牛粪，于炭火中烧制牛粪及糌粑至焦状，取出诃子备用。

3. 诃子烧制　取泻疗用已去核的诃子，在炭火中烧至诃子稍焦状，取出备用。

4. 诃子明煅　取已去核的诃子，放入炭火中烧至微软，加入小麦酒适量，煎煮至微沸，静置一夜，干燥，备用。

5. 诃子去核　取原药材诃子，除去内核，干燥，备用。

6. 铁屑诃子制　取铁屑在沙棘膏和碱化的溶解液中煎煮，倾去液体，洗净。另取西河柳，加水煮沸 3 小时，滤过，滤液加入用沙棘炮制的铁屑中，并加水适量使其浸没铁屑，煮沸 3 小时，倾出水液。再用水洗涤铁屑几次，然后加入食盐和水，煮沸 2 小时，倾出水液。再用水洗涤几次，加入已去核的诃子，混匀，加热煮沸，搅拌，放置 7 天，每天搅拌 2 次。第 8 天倒出铁屑，摊开阴干，用磁铁吸去未除掉的铁屑，研细，过筛，即得。本品不宜夏季制备。

藏药诃子入药时最常用的炮制方法是除去内核。

第二节　诃子的制剂

中药制剂是中医药学的重要组成部分，其制备工艺精湛且历史悠久，旨在增强药效、调整药性及减轻不良反应。在藏医药学中，诃子作为一种常用药材，其制剂方法尤为关键。诃子的传统剂型包括汤剂、散剂、丸剂、膏剂等。其现代剂型主要有丸剂、散剂、胶囊剂、颗粒剂等。

一、诃子的传统制剂

（一）汤剂

汤剂又称汤液，是将单味诃子或以诃子为主的复方饮片，加水煎煮或浸泡后去渣取汁制成的液体制剂。

1. 安胎顺血汤（《叶氏女科》卷二）

处方：诃子。

制服法：诃子（制），水煎服。

主治：胎气不能游动所致之妊娠阴肿。

2. 定喘饮子（《是斋百一选方》卷五）

处方：诃子三两，麻黄四两（不去节）。

制服法：上为粗末。每服四大钱，用水二盏，煎至一盏二分，去滓，入好腊茶一大钱，再同煎至七分。

主治：喘。

3. 固肠饮（《魏氏家藏方》卷七）

处方：诃子（去核取肉，炒），甘草（炙），厚朴（姜制，炒），干姜（炮），草果（用仁），陈皮（炒），良姜（炒），白茯苓，神曲（炒），麦蘖各等分。

制服法：上为末。每服二钱，小儿半钱，以水一盏，煎至七分，入盐少许，食前服；急症则用沸汤入盐调服。

主治：心腹冷痛，不可忍；霍乱吐泻。

4. 诃子饮（《普济方》引《卫生家宝》）

处方：诃子三两（去核），生姜一两（煨熟），灯心草半两。

制服法：上各为散，合一处。每服五钱，水一升，煎取半升。

主治：久嗽，无语，声不出。

5. 诃子汤［别名：诃子甘桔汤（《古今医统》卷四十六引《医林集要》）、诃子清音汤（《古今医鉴》卷二）］（《宣明论方》卷二）

处方：诃子四个（半炮，半生），桔梗一两（半炙，半生），甘草二寸（半炙，半生）。

制服法：上为细末。每服二钱，用童便一盏，同水一盏，煎至六七沸，温服，甚者不过三服即愈。

主治：伤风咳嗽，失音不能言语者。

6. 诃子汤（《小儿卫生总微论方》卷十）

处方：诃黎勒皮一两，人参（去芦）一两，木香一两，白茯苓一两，甘草（炙）半两，陈皮（汤浸，去白）半两。

制服法：上为末。每服一钱，水一小盏，加生姜二片，煎至五分，温服，不拘时候。

主治：小儿伤冷，泻不止。

7. 诃子人参汤（《证治准绳·类方》卷六）

处方：诃子（煨，去核），人参、白茯苓、白术、炙甘草、莲肉、升麻、柴胡各等分。

制服法：上药加生姜，水煎服。

主治：泻痢，产育气虚脱肛，脉濡而弦者。

8. 断后汤（《秘传大麻疯方》）

处方：诃子、厚朴、香附、陈皮、苍术、甘草、半夏，猪苓、泽泻、藿香、苍耳子。

制服法：水煎半碗服。吐出涎，六七日方好。

主治：白粉疯。唇肿，牙缝出血，遍体如刀刺，觉口臭。

9. 地榆汤（《杨氏家藏方》卷十九）

处方：地榆半两（微炙，锉），厚朴三分（生姜汁制，炒），诃子半两（煨，去核）。

制服法：上为细末。每服半钱，乳食前，煎木瓜、枣汤调下。

主治：小儿下痢赤白，脐腹撮痛，日夜频并，羸困烦渴，全不入食。

（二）散剂

散剂是指将单味诃子或以诃子为主的复方饮片，经粉碎、混合均匀制成的干燥粉末状制剂。

1. 参诃散（《魏氏家藏方》卷七）

处方：生诃子皮，人参（去芦）各等分。

制服法：上为细末。粳米泔水调下，不拘时候。

主治：体弱或产后大便不通者。

2. 安胎和气散（《女科百问》卷下）

处方：诃子（煨）一两，白术一两，陈皮半两，良姜（炒）半两，木香（煨）半两，白芍药半两，陈米（炒）半两，甘草（炙）半两。

制服法：每服四钱，水一盏半，生姜五片，煎至七分，去滓，温服，不拘时候。

主治：胎冷腹胀虚痛，两胁虚鸣，脐下冷痛欲泄，小便频数，大便虚滑。

3. 出声散（《朱氏集验方》卷五引《十全方》）

处方：诃子四两（炮二两，生用二两），甘草四寸（二寸炮，二寸生），桔梗（生）一两。

制服法：上药咬咀。每服二钱，用童子小便一盏，和药煎五七沸，温服。甚者不过五服。

主治：肺损失音。

4. 还真散（《史载之方》卷下）

处方：诃子五个（用面裹，火煨热，不要生，不要焦，得所去面不使，就热咬诃子破，去核不用，只使皮，焙干）。

制服法：上为细末。每服二钱，以米汤一盏半，同药炼取一盏吃。若吐出一两口涎便住，如此吃经数盏，大腑渐安，出后减少，便修合舶上硫黄丸吃。

主治：毒痢初得时，先发寒热，吃通神散寒热已退，赤痢已消者。

5. 麻黄散（《太平惠民和剂局方》）

处方：诃子皮（去核）、款冬花（去芦、枝、梗）、甘草各五两，麻黄（去根、节）十两，肉桂（去皮，不见火）六两，杏仁（去皮、尖，麸炒）三两。

制服法：上为细末。每服二钱，以水一盏，加好茶一钱，同煎八分，食后夜卧通口服。如半夜不能煎，但以药末入茶和匀，沸汤点，或干咽亦得。

主治：丈夫、妇人久、近肺气咳嗽，喘急上冲，坐卧不安，痰涎壅塞，咳唾稠黏，脚手冷痹，心胁痛胀；兼治伤风咳喘，膈上不快。

6. 厚朴枳实汤（又名：厚朴枳实散）（《素问病机气宜保命集》卷中）

处方：厚朴一两，枳实一两，诃子一两（半生，半熟），木香半两，黄连二钱，甘草（炙）三钱，大黄二钱。

制服法：上为末。每服三五钱，水一盏半，煎至一盏，去滓温服。

主治：虚滑泻痢，久不愈者。

7. 诃子散（《普济方》卷三八一）

处方：丁香，白丁香，舶上硫黄，密陀僧，诃子一对，石燕子一对，轻粉少许。

制服法：上为细末。如病大者，七岁以下，每服半钱；七岁以上，每服一钱，以温水调下。

主治：小儿脾疳。

（三）丸剂

丸剂是指以单味诃子或以诃子为主的复方饮片，经粉碎成细粉，加适宜黏合剂或其他辅料制成的球形或类球形制剂。

1. 厚胃丸（《魏氏家藏方》卷七）

处方：诃子皮（纸裹蘸湿煨香，去核），龙骨（煅），肉豆蔻（面裹煨），附子（炮，去皮脐），赤石脂（煅），木香（不见火），川白姜（炮，洗）各等分。

制服法：上为细末。水煮面糊为丸，如梧桐子大。每服四五十丸，食前米饮送下。

主治：脾胃不和，泄泻不止。

2. 劫嗽丸（《医方考》卷二）

处方：诃子仁、百药煎、荆芥穗等分。

制服法：上药共为末，蜜丸噙化。

主治：久咳气虚，音哑，面目浮肿。

3. 龙脂丸（《鸡峰普济方》卷十四）

处方：诃子、肉豆蔻、黄连、龙骨、当归、赤石脂、缩砂、木香各一两，草豆蔻、白矾、干姜各半两。

制服法：上为细末，粟米饭和丸，如梧桐子大。每服三十丸，空心米饮下。

主治：脾胃虚弱，或停冷结聚，变成脓血痢。

4. 润肺丸（《证治准绳·类方》卷二引《医学统旨》）

处方：诃子、五味子、五倍子、甘草各等分。

制服法：上药为末，炼蜜为丸，噙化。

主治：嗽而失声。

5. 福神丹（《三因极一病证方论》卷十五）

处方：诃子（炮）四个，巴戟（炒）半两，黑牵牛（生）半两，甘遂（生）三钱，赤小豆（生）四十九粒。

制服法：上为末。面糊为丸如绿豆大。每服十丸至十五丸，薄荷汤下。

主治：大风。

6. 诃附丸（《幼科发挥》卷四）

处方：诃子肉，灶心土，黑附子。

制服法：上为末。米糊为丸，如粟米大，米汤送下。

主治：小儿飧泄。

7. 诃黎丸（《医学入门》卷六）

处方：诃子皮五钱，海石、瓜蒌仁、青黛、杏仁、贝母、香附（童便制）各二钱半。

制服法：上药为末，用姜汁和蜜为丸。含化，徐徐咽下。

主治：肺胀喘满，气急身重及劳嗽干咳无痰等证。

8. 诃子青黛丸（《杂病源流犀烛》卷一）

处方：诃子，青黛，杏仁，海粉，香附（童便制），瓜蒌仁，半夏曲。

制服法：上药为末，用姜汁、蜜和为丸。

主治：肺胀。

9. 诃子丸（《普济方》卷二十一引《杨氏家藏方》）

处方：诃子一两，藿香一两，肉豆蔻二个。

制服法：上为末，炼蜜为丸。随大小以米饮送下。

主治：大人、小儿泻。

10. 闭真丸（《杏苑生春》卷七）

处方：龙骨（另研）一两，诃子五枚，缩砂仁半两，朱砂（另研，一半为衣）一两。

制服法：上为细末，面糊为丸，如绿豆大。每服一丸，空心以温酒送下。

主治：白淫不止及有余沥，兼治梦遗。

（四）膏剂

1. 理肺膏（《世医得效方》卷十九）

处方：诃子（去核）五钱，百药煎五钱，五味子（微炒）五钱，条参（去芦）五钱，款冬花蕊五钱，杏仁五钱，知母五钱，贝母五钱，甜葶苈子五钱，紫菀五钱，百合五钱，甘草节五钱。

制服法：上为末。白茅根洗净，称三斤，研取自然汁，入瓷石器中熬成膏，更添入好蜜二两，再熬匀候冷，调和前药为丸，如梧桐子大。每服二三十丸，温水吞下。

主治：肺痈正作，咳唾不利，胸膈迫塞。

2. 开明膏（《证治准绳·类方》卷七）

处方：黄丹二两，青盐五钱，海螵蛸（飞）一钱半，朱砂一钱半，硼砂一钱半，诃子二枚（去核，研末），冬蜜四两（熬一大沸，去末，取净者），槐枝四十九条，柳枝四十九条。

制服法：将蜜炼沸，滤过，瓷器盛放汤瓶口上。入黄丹、诃子，蒸熬紫色，重汤顿成膏。槐、柳枝一顺搅，不住手，互换搅，令条尽滴水中不散为度。再滤净，入后膏和剂：黄连（研末，罗过细）二两，槐枝五钱，柳枝五钱。上入水二大碗，熬一碗，滤去滓，以净汁再熬，稀稠得所。入蜜药和匀，瓷器盛放汤瓶口上，重汤成膏。放在地上数日出火毒，次入前药末搅匀，点眼。

主治：眼目昏花，视物不明，或生云翳、白膜，内外障眼，风赤冷泪，一切眼疾。

3. 回春泻痢膏（《理瀹骈文》）

处方：诃子肉四两，粟壳四两，赤石脂四两，煅龙骨二两，乳香五钱，没药五钱。

制服法：熬膏贴。冬，加肉蔻仁末。

主治：泻痢。

4. 诃子膏（《小儿卫生总微论方》卷十四）

处方：诃子一两，甘草一分。

制服法：诃子每个分作二片，加甘草，水一大盏，煮至水尽为度，焙，轧为末，炼蜜和膏，如鸡头子大。每用一大豆许，以薄荷熟水化下，不拘时候。

主治：小儿咳嗽。

5. 复明膏（《永乐大典》卷一一四一三引《烟霞圣效》）

处方：黄连一两（去须土），防风一两（去芦头），黄丹一两（水飞），诃子一对（去核，用皮），白丁香二两（水飞），柳桃枝四两（锉碎），蜜一斤（用旧葱同煎，去滓）。

制服法：上先将黄连等五味，用水四升，砂锅内熬至水与药平，绵滤过，同蜜再熬数沸，后下黄丹滴水不散，土内埋一二日，去其火毒。本方每药半合，用片脑一麦粒大，不用亦可。

主治：远年近日云翳胬肉攀睛；一切眼病。

二、诃子的现代制剂

（一）散剂

散剂是指将单味诃子或以诃子为主的复方饮片，经粉碎、混合均匀制成的干燥粉末状制剂。

1. 二十味金汤散（藏药名：赛汤久杰）（《中华人民共和国卫生部药品标准·藏药》第一册）

处方：金色诃子 50g，毛诃子 35g，余甘子 50g，藏木香 50g，悬钩木 75g，宽筋藤 50g，山奈 25g，降香 70g，沉香 40g，木香 40g，肉豆蔻 10g，丁香 10g，文冠果 50g，马钱子 25g，多刺绿绒蒿 50g，鬼箭锦鸡儿 70g，乳香 25g，安息香 25g，紫草茸 25g，藏茜草 40g。

制服法：以上二十味，粉碎成粗粉，过筛，混匀，即得。每袋装 30g。一次 3g，一日 2 次，水煎服。

功效与主治：调和龙齿、赤巴、培根平衡，清热燥湿，消炎镇痛。用于"冈巴"病、血病和赤巴疾病、青腿牙疳、上体疼痛、呼吸急促、喘气。

2. 七味兔耳草散（藏药名：洒增屯巴）（《中华人民共和国卫生部药品标准·藏药》第一册）

处方：诃子 100g，短穗兔耳草 100g，熊胆 30g，朱砂 50g，姜黄 50g，红花 50g，手参 50g。

制服法：以上七味，除熊胆外，其余六味粉碎成细粉，过筛，加入熊胆细粉，混匀，即得。每袋装 15g。一次 0.9 ～ 1.5g，一日 3 次。

功效与主治：补肾，涩精。用于遗精，遗尿。

3. 七味诃子散（藏药名：阿如屯巴）（《中华人民共和国卫生部药品标准·藏药》第一册）

处方：诃子（去核）100g，波棱瓜子50g，木棉花50g，草果50g，丁香50g，甘松50g，荜茇50g。

制服法：以上七味，粉碎成细粉，过筛，混匀，即得。每袋装10g。一次1g，一日2次，白糖水送服。

功效与主治：清热，镇痛。用于劳伤引起的脾肿大、疼痛、脾热等。

4. 六锐散（藏药名：诺乔周巴）（《中华人民共和国卫生部药品标准·藏药》第一册）

处方：诃子（去核）150g，红花150g，巴夏嘎150g，木香75g，安息香75g，麝香3.5g。

制服法：以上六味，除麝香另研细粉外，其余共研成细粉，过筛，加入麝香细粉，混匀，即得。每袋装10g。一次1g，一日1～2次。

功效与主治：清热凉血，明目退翳。用于血、胆、疠引起的头痛病，以及云翳等眼病。

5. 清肾热十味散（《中华人民共和国卫生部药品标准·蒙药分册》）

处方：诃子90g，红花60g，白豆蔻60g，五灵脂60g，紫花地丁30g，刀豆90g，枇杷叶60g，茜草60g，紫草60g，刺柏叶60g。

制服法：以上十味，粉碎成细粉，过筛，混匀，即得。每袋装15g。口服，一次1.5～3g，一日1～2次。

功效与主治：清肾热。用于肾热、肾损伤、小便不利、尿频、腰腿酸痛。

6. 文冠木十味汤散（《中华人民共和国卫生部药品标准·蒙药分册》）

处方：诃子50g，栀子50g，决明子50g，川楝子50g，黑云香50g，黄柏50g，枫香脂50g，苘麻子50g，五灵脂50g，文冠木25g。

制服法：以上十味，粉碎成中粉，过筛，混匀，即得。每袋装15g。水煎服，一次3～5g，一日1～2次。

功效与主治：燥"协日乌素"，行血止痛。用于游痛症、关节肿痛、类风湿。

7. 阿如健脾散（《中华人民共和国卫生部药品标准·蒙药分册》）

处方：诃子100g，丁香100g，木鳖子（制）40g，甘松100g，木棉花100g，荜茇100g，草果100g。

制服法：以上七味，粉碎成细粉，过筛，混匀，即得。每袋装15g。口服，一次 1.5 ～ 3g，一日 1 ～ 2 次。

功效与主治：清热健脾。用于脾区疼痛、肠鸣、腹胀、腹泻。

8. 阿拉坦五味散（《中华人民共和国卫生部药品标准·蒙药分册》）

处方：诃子 400g，石榴 100g，木鳖子（制）40g，五灵脂 110g，黑冰片 310g。

制服法：以上五味，粉碎成细粉，过筛，混匀，即得。每袋装 15g。口服，一次 1.5 ～ 3g，一日 1 ～ 2 次。

功效与主治：调节"赫依""协日"，健胃，助消化。用于胃肠热、宿食不消、肝胆热证、黄疸。

9. 明目六味汤散（尼敦汤）（《中华人民共和国卫生部药品标准·蒙药分册》）

处方：诃子 100g，黄柏 100g，苏木 100g，栀子 100g，川楝子 100g，木香 100g。

制服法：以上六味，粉碎成中粉，过筛，混匀，即得。每袋装 15g。水煎服，一次 3 ～ 5g，一日 1 ～ 2 次。

功效与主治：清热，凉血，明目。用于血热引起的眼病，如眼红、眼眵增多、刺痛、怕光等。

10. 清肾热十味散（波仁阿如）（《中华人民共和国卫生部药品标准·蒙药分册》）

处方：诃子 90g，红花 60g，白豆蔻 60g，五灵脂 60g，紫花地丁 30g，刀豆 90g，枇杷叶 60g，茜草 60g，紫草 60g，刺柏叶 60g。

制服法：以上十味，粉碎成细粉，过筛，混匀，即得。每袋装 15g。口服，一次 1.5 ～ 3g，一日 1 ～ 2 次。

功效与主治：清肾热。用于肾热、肾损伤、小便不利、尿频、腰腿酸痛。

（二）丸剂

丸剂是指单味诃子或以诃子为主的复方饮片经粉碎成细粉，加适宜黏合剂或其他辅料形成的球形或类球形制剂。

1. 巴桑母酥油丸（藏药名：巴三曼玛尔）（《中华人民共和国卫生部药品标准·藏药》第一册）

处方：诃子 175g，毛诃子 150g，余甘子 125g，黄精 160g，天冬 160g，西藏棱子芹 160g，蒺藜 160g，喜马拉雅紫茉莉 160g。

制服法：以上八味，捣碎，加水 10000mL，煎汤至 3000mL，滤过，除去药渣，加入牛奶 4000mL，浓缩至 4000mL，再加入融化除去杂质的酥油 10000mL。将上述药液浓缩至 10000mL，滤过，待药液冷却后加入粉碎的白糖、炼蜜共 1250g，制丸，即得。每丸重 9g。一次 1 丸，冬、春季每晚服用 1 丸。

功效与主治：壮阳益肾，养心安神，强筋骨。用于心悸失眠、脾胃不和、老年虚弱、经络不利、肢体僵直、肾虚、阳痿不举、虚损不足等症。

2. 二十五味珊瑚丸（藏药名：球玛尔尼阿日布）（《中华人民共和国卫生部药品标准·藏药》第一册）

处方：诃子 125g，木香 17.5g，藏菖蒲 11.5g，铁棒锤 37.5g，麝香 6g，珍珠母 300g，珊瑚 50g，珍珠 30g，青金石 50g，丁香 25g，肉豆蔻 25g，磁石 25g，沉香 30g，紫菀 30g，禹粮土 30g，木橘 30g，芝麻 30g，獐牙菜 30g，炉甘石 50g，银朱 15g，龙骨 30g，羊脑石 30g，红花 50g，甘草 50g，打箭菊 50g。

制服法：以上二十五味，除麝香另研细粉外，其余共研成细粉，过筛，加入麝香细粉，混匀，用水泛丸，阴干，即得。每丸重 1g。一次 1 丸，一日 2 次。

功效与主治：开窍，通络，止痛，调节血压。用于顽固性头痛、"白脉病"、脑炎、头晕目眩、肢体麻木僵硬、神志不清、血压不调、抽风痉挛。

3. 风湿止痛丸（藏药名：春布素交日布）（《中华人民共和国卫生部药品标准·藏药》第一册）

处方：诃子（去核）25g，西红花 10g，豆蔻 18.5g，渣驯膏 10g，獐牙菜 10g，刀豆 10g，山矾叶 10g，藏茜草 10g，紫草茸 10g，刺柏 10g，冰片 3g，天竺黄 10g，丁香 6.5g，肉豆蔻 6g，草果 8.5g，沉香 5g，檀香 9g，降香 6.5g，绿绒蒿 5.5g，木棉花 6g，木香 9g，香旱芹 9g，木香马兜铃 5g，肉桂 9g，螺厣 6.5g，石斛 6.5g，甘松 8g，石花 14g，花苜蓿 5g。

制服法：以上二十九味，除西红花、渣驯膏另研细粉外，其余共研成细粉，过筛，加西红花细粉，混匀，用渣驯膏加适量水泛丸，阴干，即得。每丸重 0.5g，一次 2 丸，一日 2 次。

功效与主治：消肿，止痛。用于寒性痹证、风湿性关节炎等。

4. 甘露灵丸（藏药名：堆子列确日布）（《中华人民共和国卫生部药品标准·藏药》第一册）

处方：诃子 150g，力嘎都 50g，印度獐牙菜 100g，角茴香 100g，多刺绿绒蒿 80g，打箭菊 50g，金腰子 100g，止泻木子 50g，榜嘎 100g，木香马兜铃 80g，叉分蓼 100g，渣驯膏 50g，少花延胡索 50g，草乌 50g，波棱瓜子 40g，龙骨 40g，麝香 1g，黑冰片 80g。

制服法：以上十八味，除麝香、渣驯膏外，其余粉碎成细粉，再与麝香配研，过筛，混匀，用渣驯膏加适量水泛丸，干燥，即得。每 10 丸重 2.5g，一次 1～2 丸，一日 1～2 次。

功效与主治：清热解毒。用于疫病、头痛、胃寒、发热、关节疼痛等。

5. 阿拉坦五味丸（《中华人民共和国卫生部药品标准·蒙药分册》）

处方：诃子 400g，石榴 100g，木鳖子（制）40g，五灵脂 110g，黑冰片 310g。

制服法：以上五味，粉碎成细粉，过筛，混匀，用水泛丸，打光，干燥，即得。每 10 粒重 2g，或每 10 粒重 1.25g。口服，一次 11～15 粒（2g/10 粒），或一次 16～24 粒（1.25g/10 粒），一日 1～2 次。

功效与主治：祛"赫依、协日"病，健胃，助消化。胃肠炽热，宿食不消，肝胆热症，黄疸。

6. 嘎日迪五味丸（《中华人民共和国卫生部药品标准·蒙药分册》）

处方：诃子 120g，麝香 0.1g，制草乌 120g，水菖蒲 20g，木香 30g。

制服法：以上五味，麝香研细，其余诃子等四味粉碎成细粉，与麝香细粉配研，过筛，混匀，用水泛丸，打光，干燥，即得。每 10 粒重 28；每 10 粒重 1g。口服，一次 3～5 粒（2g/10 粒），或一次 6～10 粒（1g/10 粒），1 日 1 次，临睡前服，或遵医嘱。

功效与主治：消"粘"，消肿，燥"协日乌素"。用于瘟热，风湿，"粘"性刺痛，偏、正头痛，白喉，炭疽，坏血病，瘰疬疮疡，疥癣等。

7. 洁白丸（《中国药典》2020 年版）

处方：诃子（煨）370g，南寒水石 210g，翼首草 85g，五灵脂膏 178g，土木香 26g，石榴子 26g，木瓜 26g，沉香 19g，丁香 20g，石灰华 13g，红花 6g，肉豆蔻 13g，草豆蔻 13g，草果仁 13g。

制服法：以上十四味，除五灵脂膏外，其余十三味粉碎成细粉，过筛，混匀，用五灵脂膏加炼蜜 370g 及适量的水泛丸，干燥，打光，或包薄膜衣，即得。每丸重 0.8g，薄膜衣丸每 4 丸重 0.8g。嚼碎吞服，一次 1 丸，一日 2～3 次；薄膜衣丸，一次 0.8g，一日 2～3 次。

功效与主治：健脾和胃，止痛止吐，分清泌浊。用于胸腹胀满、胃脘疼痛、消化不良、呕逆泄泻、小便不利。

8. 清音丸（《中国药典》2020 年版）

处方：诃子肉 300g，川贝母 600g，百药煎 600g，乌梅肉 300g，葛根 600g，茯苓 300g，甘草 600g，天花粉 300g。

制服法：以上八味，粉碎成细粉，过筛，混匀。每 100g 粉末用炼蜜 40 ～ 50g，加适量的水泛丸，干燥，制成水蜜丸；或加炼蜜 110 ～ 130g，制成大蜜丸，即得。水蜜丸每 100 粒重 10g；大蜜丸每丸重 3g。口服，温开水送服或嚼化。水蜜丸一次 2g，大蜜丸一次 1 丸，一日 2 次。

功效与主治：清热利咽，生津润燥。用于肺热津亏、咽喉不利、口舌干燥、声哑失音。

9. 那如八味丸（《中华人民共和国卫生部药品标准·蒙药分册》）

处方：诃子 100g，制草乌 100g，荜茇 80g，芒果核 60g，莲子 60g，白豆蔻 60g，苦石莲 60g，石决明（煅）60g。

制服法：以上八味，粉碎成细粉，过筛，混匀，用水泛丸，用朱砂 0.2g 包衣，打光，干燥，即得。每 10 粒重 2g。口服，一次 9 ～ 11 粒，一日 1 次，或遵医嘱。

功效与主治：祛寒，消"粘"。用于胃寒食积、消化不良、肾虚、肾寒、腰腿酸痛。

10. 那如三味丸（《中华人民共和国卫生部药品标准·蒙药分册》）

处方：诃子 300g，荜茇 90g，制草乌 150g。

制服法：以上三味，粉碎成细粉，过筛，混匀，用水泛丸，用银朱 0.2g 包衣，打光，干燥，即得。每 10 粒重 2g，或每 10 粒重 1.25g。口服，一次 3 ～ 5 粒，一日 1 次，临睡前服，或遵医嘱。

功效与主治：消"粘"，除"协日乌素"，祛风，止痛，散寒。用于风湿病、关节疼痛、腰腿冷痛、牙痛、白喉等。

（三）胶囊剂

胶囊剂是指单味诃子或以诃子为主的复方饮片，用适宜方法加工后，与适宜辅料填充于空心胶囊或密封于软质囊材中制成的固体制剂。

1. 克感额日敦胶囊（《中华人民共和国卫生部药品标准·蒙药分册》）

处方：诃子 50g，川楝子 100g，栀子 150g，土木香 100g，苦参 200g，悬钩子木 150g，山柰 100g。

制服法：以上七味中，苦参粉碎成细粉；土木香、山柰加 70% 乙醇回流提取 2 次，每次 2 小时，合并提取液，滤过，滤液减压回收乙醇，浓缩成膏；诃子等其余四味加水煎煮 3 次，每次 2 小时，合并煎液，滤过，滤液浓缩成膏。两膏合并，加入苦参细粉，混匀，干燥，粉碎成细粉，制粒，干燥，装入 500 粒胶囊，即得。每粒装 0.5g。口服，一次 2 粒，一日 3 次。

功效与主治：清热解毒，解表，止痛。用于瘟病初期、感冒发热、咳嗽、全身酸痛、头痛、咽喉肿痛、胸胁刺痛。

2. 诃子五味胶囊（《中华人民共和国卫生部药品标准·蒙药分册》）

处方：诃子 200g，石榴 50g，木鳖子（制）20g，五灵脂 55g，黑冰片 115g。

制服法：以上五味中，黑冰片、五灵脂粉碎成细粉；诃子等其余三味粉碎成粗粉，加水煎煮 3 次，每次 1 小时，合并煎煮液，滤过，滤液浓缩成稠膏。加入上述细粉，混匀，80℃烘干，粉碎成细粉，制粒，干燥，装入 1000 粒胶囊，即得。每粒装 0.3g。口服，一次 3 ～ 5 粒，一日 1 ～ 2 次。

功效与主治：调节"赫依""协日"，健胃，助消化。用于胃胸积热、宿食不消、肝胆热证、黄疸。

3. 光明盐四味胶囊（《中华人民共和国卫生部药品标准·蒙药分册》）

处方：光明盐 225g，诃子 225g，荜茇 225g，干姜 225g。

制服法：以上四味中，光明盐粉碎成细粉；诃子加水煎煮 2 次，第一次 3 小时，第二次 2 小时，合并煎液，滤过，滤液浓缩成膏；荜茇、干姜加 70% 乙醇回流提取 2 次，第一次 2 小时，第二次 1.5 小时，合并提取液，滤过，滤液减压回收乙醇，浓缩成膏，与上述诃子膏合并，加入光明盐细粉，混匀，低温干燥，粉碎成细粉，制粒，干燥，装入 1000 粒胶囊，即得。每粒装 0.3g。口服，一次 4 ～ 6 粒，一日 2 ～ 3 次。

功效与主治：温胃，消食，解毒。用于消化不良，以及药物、食物中毒。

（四）其他制剂

1. 十味诃子片（《中华人民共和国卫生部药品标准·藏药》第一册）

处方：诃子 250g，藏茜草 100g，红花 150g，刀豆 40g，豆蔻 30g，山矾叶 100g，渣驯膏 100g，紫草茸 100g，獐牙菜 100g，圆柏膏 50g。

制服法：以上十味，除渣驯膏、圆柏膏外，其余粉碎成细粉，用渣驯膏、圆柏膏加适量水制成片剂，干燥，即得。口服，一次 4～6 片，一日 2 次。

功效与主治：清肾热，利尿。用于肾炎、腰膝酸痛、尿频或尿闭、血尿、尿路结石。

2. 三子颗粒（《中华人民共和国卫生部药品标准·蒙药分册》）

处方：诃子 100g，栀子 100g，川楝子 100g。

制服法：以上三味，粉碎成粗粉，水煎 3 次，每次 1 小时，合并煎液，浓缩成膏，干燥，粉碎，加糖粉 80g、糊精适量，以 60% 乙醇为润湿剂制成颗粒，60℃以下干燥，分装，即得。开水冲服，一次 1 袋，一日 2～3 次。

功效与主治：清热，凉血，解毒。用于瘟热、眩晕、头痛、血热、目赤。

三、诃子的藏药制剂

诃子的藏药药物剂型主要有汤剂、散剂、丸剂、糊剂、药酥油丸、灰剂、膏剂、药酒剂、草剂、油脂剂、滴鼻剂、灌肠剂等。

（一）诃子在汤剂中的配制与制剂

汤剂是指应用冷汤将药材浸泡出药汁，再进行煎煮的剂型。汤剂一般是以水煎汤，多由三份煎成两份。服用汤剂时，热性疾病需凉饮，寒性疾病需热饮，寒热合并症需温服。此外，还要根据病症调整饮食与起居。

汤剂中含诃子的藏药制剂有三果汤散、四味儿茶汤散、五味宽筋藤汤散、五味紫茉莉汤散、诃子独汤散、三味光明盐汤散、四味光明盐汤散、四味油松汤散、二味诃子汤散、五味诃子汤散、三味巴夏嘎汤等。

1. 三果汤散

处方组成：诃子（去核）30g，毛诃子（去核）20g，余甘子（去核）24g。

来源：三果汤散于 8 世纪，由著名藏医药学家玉妥宁玛·云登贡布根据藏医药理论及《藏药配方大全》研制而成，其药物组成及比例被详细记载于《四部医典》中，后又被历代藏医名家收集整理在其他藏医药典中。该方一直应用于临床，至今已有 1300 多年的历史。

理论依据及使用背景：三果汤散是治疗瘟疫热证、劳累过度的必备良方，同时也是放血疗法前的辅助治疗药物，具有显著的临床疗效。方中的诃子是众药之君，具有调节"三因"、清热凉血的作用；余甘子具有改善循环、清理血液、调节气血的功能；毛诃子具有清热解毒、收敛养血、调和诸药的作用。诸药配伍，共奏清热、调和气血之功，用于瘟疫热证初期和后期，以及劳累过度等。

制作及服用方法：三果汤散完全按照传统藏药制剂配制方法配制。以上三味，粉碎成粗粉，过筛，混匀，即得。服用时，在500mL水中加入25g药粉，煎汤后适量口服，一日1～2次，或遵医嘱。

性状：三果汤散为浅黄色粗粉，气微香，味涩、微酸，性凉。

功效与主治：清热解毒，调和气血，润肠通便。用于瘟疫热、紊乱热、浊热、未成熟热及其引起的周身酸痛、口干烦渴、便秘、目赤、耳鸣、头痛、头晕、心烦胸闷等病症。三果汤散还具有清血作用，用于放血疗法前的辅助治疗。

2. 五味宽筋藤汤散

处方组成：诃子（去核）250g，毛诃子（去核）175g，宽筋藤250g，印度獐牙菜125g，余甘子（去核）200g。

来源：五味宽筋藤汤散于17世纪，由著名藏医药学家第司·桑杰加措根据藏医药理论及《藏药配方大全》研制而成，并记载于其著作《藏医医诀补遗》中，后又被历代藏医名家收集，整理在其他藏医药典中。该方一直应用于临床，至今已有400多年的历史。

理论依据及使用背景：本方具有清热凉血、祛风除痹的功效，用于流感引起的发热、流涕，四肢关节红肿酸痛等症，亦可用于风湿性关节炎。方中宽筋藤味甘、苦、涩，消化后味甘，性润、凉，功效清热、祛风，主治风热不合证、"隆""赤巴""培根"三者聚合所致热证，对虚热及痛风有良效；印度獐牙菜，味苦，性凉，功效清肝利胆、退诸热，主治肝热、胆热及血热证；"三果"主治二合症、三合症、体虚、腹泻、肺痨、肾虚、感冒、音哑等病症。

制作及服用方法：五味宽筋藤汤散完全按照传统藏药制剂配制方法配制。以上五味，粉碎成粗粉，过筛，混匀，即得；服用方法为在500mL的水中，加入25克药粉煎汤后适量口服，一日1～2次，或遵医嘱。

性状：五味宽筋藤汤散为浅黄色粗粉，气微香，味苦、酸。

功效与主治：清热凉血，祛风利痹。用于流感引起的发热、流涕，四肢关节红肿酸痛等症，亦可用于风湿性关节炎。

（二）诃子在散剂中的配制与制剂

散剂的配制法：一般药物用量相等，主药剂量需加大；角类药物炒烫至酥脆，坚硬的角类药物及木质药材需先磨碎或捣碎，再入方剂；最后加入油脂性药物。为了提高药效，散剂药物必须研细如粉。清热的药剂，白糖的用量为 6 倍；祛寒的方剂，红糖的用量为 4 倍。

无论粉剂、末剂、散剂，使用时如治疗热证，宜用凉水煎煮，凉后再服；治疗消化不良，宜用开水煎煮，温服；治疗寒证，宜用开水煎煮，温服。

散剂中含诃子的藏药制剂有清"其尔彩"的七味红花散、清"楷彩"的七味红花散、八味白檀香散、九味冰片散、八味主药散、七味诃子散、十味诃子散、九味渣驯散、喜塞散、十二味寒水石散、十味醅鼓散、十三味红花散、七味红花殊胜散、八味石灰华散、六味丁香散、普仔赞胆久杰散、六味大托叶云实散、七味大托叶云实散、九味大托叶云实散、八味阿魏散等。

1. 喜塞散

处方组成：藏木香 51.75g，干姜 69g，诃子（去核）172.5g，大黄 138g，寒水石 103.5g，碱花 155.25g，波棱瓜子 34.5g，石榴子 172.5g，黑冰片 51.75g，渣驯膏 51.75g。

来源：喜塞散于 19 世纪，由藏医药学家席子·吉纳嘎根据藏医药理论及《藏药配方大全》研制而成，并记载于其所著的《配方甘露丝玛》一书中。

理论依据及使用背景：该方由藏木香、诃子、干姜、碱花、黑冰片等十味藏药材，运用现代科学方法与传统工艺相结合精制而成。经多年的临床实践证明，该方具有较好的健胃、利胆、退黄功效。方中碱花，解毒排脓，消食化痰，驱虫通便；藏木香、石榴子、寒水石、干姜，行气止痛，健脾和胃，消食散寒；黑冰片、波棱瓜子，泻肝火，清胆热，解毒消食，利胆石；诃子调节诸药功能，为方中主药，还能降低药物的毒副作用。诸药组方，共奏健胃、利胆、退黄之功，用于胆汁反流引起的胃肠绞痛、胃腹胀痛、黄疸型肝炎。

制作及服用方法：喜塞散完全按照传统藏药制剂配制方法配制。以上十味粉碎成细粉，过筛，混匀，即得。口服，一次 2g，一日 1 次，或遵医嘱。

性状：喜塞散为灰黑色粉末，味咸、涩、辛。

功效与主治：健胃，利胆，退黄。用于胆汁反流引起的胃肠绞痛、胃腹胀痛、黄疸型肝炎。

2. 十三味红花散

处方组成：红花 150g，丁香 40g，木香 40g，牛黄（人工牛黄）0.8g，鹿角（制）20g，朱砂（制）20g，檀香 100g，麝香（人工麝香）0.8g，大托叶云实（制）50g，榜嘎 100g，诃子（去核）150g，毛诃子（去核）100g，余甘子（去核）

120g。

来源：本方于公元 8 世纪，由著名藏医药学家玉妥宁玛·云登贡布根据藏医药理论及《藏药配方大全》研制而成，其药物组成及比例被详细记载于《四部医典》中。

理论依据及使用背景：方中红花活血化瘀，用治各种肝病；牛黄、鹿角清热解毒；麝香、榜嘎消炎止痛，杀虫；朱砂、檀香破瘀散结，愈伤；大托叶云实益肾通淋；丁香、木香调理气血，祛风散寒，温通经脉；"三果"调和三因，协调药物相互作用。诸药合用，共奏补肝解毒、益肾通淋、清热止痛之效，用于各种肝热证、小便癃闭、中毒及亚玛虫病。

制作及服用方法：十三味红花散完全按照传统藏药制剂配制方法配制。以上十三味，共粉碎成细粉，过筛，混匀，即得。口服，1 次 2g，一日 2～3 次，或遵医嘱。

性状：十三味红花散为红棕色至棕褐色粉末，气微香，味苦、酸、涩，性凉。

功效与主治：补肝益肾，解毒通淋。用于"钦亏"病、肝炎、肝硬化、中毒引起的乏力、纳差、腹胀、胁肋疼痛等，亦可用于"亚森"病、鼻窦炎、肾病、过敏性紫癜等。

（三）诃子在丸剂中的配制与制剂

丸剂的配制法：首先应将药物研细，没有药引的方剂配制时要捣烂如泥，所制药丸如豌豆大小，有毒丸剂要小于豌豆；有药引的方剂配制时不宜过稀，以能制成药丸为宜，药丸如羊粪或小冰雹粒大小。小丸可直接吞服，大丸宜嚼服。

丸剂中含诃子的藏药制剂有清"其尔彩"的七味红花五鹏丸、三味热性药丸、五味鹿角丸、十味痞瘤滴漏诃子丸、十味黄花香薷丸、九味"撒东"红花丸、八味攒毒丸、八味狐狸肺丸、三味熊胆丸、五味渣驯丸、九味渣驯丸、四味杂毛蓝钟花丸、十二味诃子丸、五鹏丸、二十五味驴血丸、二十三味代赭石丸、二十五味珍珠丸、八味黄花香薷丸、四味红花丸、三味诃子丸、二味大黄丸、十二味"喳彩"红花丸、七味冰片丸、十味尾骨丸、七味诃子丸、九味硫黄丸、三果八味加味丸、解毒丸、清肉中毒之九味川西合耳菊丸、解毒丸、"易毒"十味诃子丸、"多毒"八味诃子丸、"紫毒"八味诃子丸、"夏毒"十味诃子丸、十八味鼠粪丸、六味诃子丸、四味渣驯丸、六味渣驯丸、七味渣驯丸、十味熊胆丸、十二味榜嘎丸、五鹏丸、十四味石榴解毒丸、四味大蒜解毒丸、六味螃蟹解毒丸、四味诃子解毒丸、三味解毒丸、十一味冰片解毒丸、五味硫黄丸、十味"持钦"滋补丸、消破子宫血瘤症丸、八味诃子壮阳丸等。

1. 琼阿丸

处方组成：诃子（去核）400g，木香 100g，藏菖蒲 66.7g，榜那 50g，麝香（人工麝香）3.3g，穆库尔没药 16g。

来源：琼阿丸于公元 8 世纪，由著名藏医药学家玉妥宁玛·云登贡布根据藏医药理论及《藏药配方大全》研制而成，其药物组成及比例被详细记载于《四部医典》中。

理论依据及使用背景：该方为藏医常用经典名方，对于炎症疼痛、胃痛、鼻炎、金刀损伤、扭伤等具有独特疗效。本品用途广泛，沿用至今，深受广大患者喜爱。

制作及服用方法：琼阿丸完全按照传统藏药制剂配制方法配制。以上六味，除麝香（人工麝香）外，其余五味粉碎成细粉，过筛，加入适量的纯水泛丸，干燥。将研细的铁屑诃子（制）与纯化水混合后缓慢地打光（包衣），干燥即得。每丸重 0.03g。捣碎后口服，一次 3～5 丸（饭后），一日 1 次，或遵医嘱。应用本品时，部分患者可出现口唇及四肢麻木、关节酸软、心悸、胸闷、面色苍白、烦躁呕吐等症状，减量或停药后可自行消失。孕妇禁用，运动员慎用。

性状：琼阿丸为黑色水丸，气微香，味苦，性温。

功效与主治：消炎止痛，祛风除湿，灭"森"止病。用于"温"病、"森"病、"黄水"病、"陈普"病、痛风、关节炎、外伤、疔痈、牙周炎、鼻窦炎、扁桃体炎、咽喉炎、流感、麻风病、炭疽、胃肠绞痛等。

2. 智托日嘎丸

处方组成：寒水石（热制）200g，诃子（去核）180g，川木香 120g，渣驯膏 15g，矮紫堇 60g，兔耳草 120g，蜂蜜（制）50g。

来源：智托日嘎丸于公元 17 世纪，由贡觉·卓彭旺布根据藏医药理论及《藏药配方大全》研制而成，记载于其所著的《精选利乐要义》一书中。

理论依据及使用背景：方中重用寒水石，以达到清热化痰、健脾止泻之效；川木香祛风除痰，行气止痛；矮紫堇清热；渣驯膏止泻；兔耳草消食导滞；蜂蜜强身；诃子调和诸药。七药配伍，共奏清胃热、制酸止痛之效，用于治疗慢性胃炎、反酸、胃脘疼痛等。

制作及服用方法：智托日嘎丸完全按照传统藏药制剂配制方法配制。以上七味，除蜂蜜、寒水石外，其余五味粉碎成细粉，过筛，混匀，用蜂蜜加适量纯水泛丸。将研细的寒水石与纯水混合后缓慢打光（包衣），干燥即得，每丸重1g。捣碎后口服，一次1～2丸，一日1～2次，或遵医嘱。

性状：智托日嘎丸为白色至灰白色水丸，味酸、苦，性凉。

功效与主治：清胃热，抗酸，愈溃疡。用于"培根木布"病，"培查"病，胃炎，消化性溃疡，反流性食管炎引起的反酸、嗳气、食欲不振，消化不良，胃脘灼痛，胸痛，音哑，咳嗽，咳痰等。

（四）诃子在其他剂型中的配制与制剂

1. 诃子在糊剂中的配制与制剂　糊剂的配制法：蜂蜜需除去水分，红糖要用水化开，酥油要除去杂质。诸味药物都要细研，混合后搅拌均匀。白糖研成极细末，加入药中。糊剂作零食服用，以除病为度。

糊剂中含诃子的藏药制剂有八味铁粉糊药剂、四味渣驯药糊剂、三红药糊剂、七味明目药糊剂、降香药糊剂、五味石灰华药糊剂、铁粉药糊剂、八味土木香药糊剂、牦牛酥油为主的药糊剂等。

2. 诃子在药酥油丸中的配制与制剂　药酥油丸的配制法：首先要将药物用水煮熟，然后反复过滤，于滤液中加水三升，再加入新鲜牛奶使液体总量达四升。边加热边搅拌，溶入乳汁、酥油即可。清热药剂配伍黄牛乳、山羊乳、新鲜酥油；散寒药剂配伍牦牛乳、绵羊乳、陈酥油。熬煮时应去水去渣，熬至液体不黏手或无声即可。去水时要有度，过度则药变焦、药效变差；含水分过多则服后不易消化、药性变小。然后，再入诸药及蜂蜜、白糖、红糖，搅拌均匀，每日晨起后服一勺。服药期间忌受寒、受湿、劳累或进食不易消化的食物。如果服药后不消化，可服光明盐四味汤；服完药后，再用饮食滋补，营养身体。

药酥油丸中含诃子的藏药制剂有央坚酥油丸、明目酥油丸、净善酥油丸、三味大三味紫硇砂酥油丸、四味肉豆蔻酥油丸、攒毒酥油丸、三果酥油丸、七味蒂达酥油丸、十五味蒂达酥油丸、九味明目酥油丸、九味儿茶酥油丸、高山辣根菜酥油丸、紫草酥油丸、三果酥油丸、巴桑木酥油丸、塔齐酥油丸、七味大蒜酥油丸等。

3. 诃子在灰剂中的配制与制剂 灰剂的配制法：药糊稠稀适度，放入陶器内，用盖盖紧，用泥浆密封，用细砂填满空隙，再点燃以草皮为主的燃料烧制，取其灰末，再晾凉，研成极细粉末，制成灰剂。

灰剂中含诃子的藏药制剂有水肿灰药剂、八味水肿铜灰剂、妙泻大方、钛门蔷布、钛门帕玛、钛门潒布、穹喜吹台穹欧、穹喜吹台赤布、穹喜吹台钦布等。

4. 诃子在膏剂中的配制与制剂 膏剂的配制法：首先将药物去土洗净，捶碎，熬煮取汁，过滤后，放入干净的陶器内，不断搅拌，勿使其烧焦，煮至药液呈糊状并带有黑沫，然后放在石头上晾干，凉后收卷即成。注意不要将陶器边的焦糊混入容器内，以免影响药效。

膏剂中含诃子的藏药制剂有止泻膏剂等。

5. 诃子在药酒中的配制与制剂 藏茵陈酒的配制法：将白青稞炒至淡黄色，在醪糟内加藏茵陈、诃子汁，用酒浇淋，主治陈热夹风证；或用秦艽汁浇，治疗热证，效如饮酒；心疾可用肉果骨酒加入上方治疗。

蜂蜜药酒，分纯蜜药酒、合蜜药酒和全味蜂蜜药酒三种。纯蜜药酒，是用蜂蜜一升，水六升，混合煎煮后过滤，再将滤过的液体煎至两升，加水一升，待水气消散后，用长柄木勺扬酒，有如温奶。再用酒轴一捧，用刀切好，用马尾包扎，下挂寒水石，悬垂于药液中，又加小豆蔻粉一包。上物蒸烤一日后，保温三天，待其发酵至有酸味泡沫向外溢时，再加生姜、荜茇、胡椒。每天早晚各服一小碗。

6. 诃子在珍宝剂中的配制与制剂 服用珍宝剂后，若昏迷，用六君药与白糖配伍服用；若腹泻，用六君药与红铜灰配伍服用；若出现口腔生疮、肠痧、不消化、胃痞块，用六君药煎汤趁热服用，或研成细末用温开水冲服；若吐逆，用沙棘、黄牛溲配伍；若头晕、口眼歪斜、齿龈痛，可进食酒肉、酥油、大蒜；若关节疼痛，用荜茇、硇砂、光明盐、沙棘煎汤服用。

用诃子浸酒取汁，加黄牛溲制成膏剂，再与上述诸药配制成丸，如豌豆大小。每日晨服，用酒冲服，按五粒、七粒、九粒依次服用，可治疗痛风、风痹、瘰疬、坏疽、脉病、热痔、鼓胀、寒脓等病症。

珍宝剂中含诃子的藏药制剂有仁青仁钠钦姆、仁青然钠桑培、仁青芒觉、母帝尼阿丸、仁青佐达丸、欧曲久杰丸、旺日尼阿丸等。

诃子是藏药材珍宝剂炮制、去毒必不可少的药物，如常用于金刚石、石榴石、绿松石、蓝宝石、琉璃、木变石、夜明珠、红宝石、金星石、水胆玛瑙、海蓝宝石、黄水、祖母绿、芙蓉石、胆青玛瑙、金发晶、硅孔雀石、玫瑰红绿宝石、火晶、纯净石英、碧玉、软玉、同心环状玛瑙、珊瑚、青金石、天珠、玛瑙、蜜蜡、珍珠等的炮制。

7. 诃子在清泻剂中的配制与制剂　泻药可以制成汤、散、丸、药油四种剂型服用。年老体弱患者应煎汤服用，随停随服，便于把握。体质强壮、病情严重者宜用散剂或丸剂。呕吐者，宜用丸剂。腹部肿硬又欲呕吐者，可在泻药中和以药酥。药效不显、食欲欠佳者，可结合食疗。泻药一般宜在早晨服用，服药后漱口，再口含甜味食物。服泻药后忌走动，应不语不卧，蹲坐于地，欲泻则泻。

服泻药后，应洗肠胃二三次，即待胃中清净后饮温开水洗肠胃。若过早会导致呕吐，过迟则除病不尽，因此需掌握时机。体质偏盛者，用骨汤洗肠胃；体弱者，用红糖水洗肠胃；热证盛者，用雪水洗肠胃；患黄水病、陈热证者，用黄牛溲洗肠胃；泻下无力者，用尖嘴诃子汤洗肠胃。

清泻剂中含诃子的藏药制剂有十味舵手缓泻丸、四味舵手猛泻丸、八味诃子清泻丸、治"体腔出血"的八味狼毒大戟清泻丸、子宫清泻丸、黄水清泻丸、清泻痛风丸、头部病泻药丸等。

8. 诃子在缓下剂中的配制与制剂　诃子用量一般为一捧、一握，或半捧，烤热犹如温乳，然后置于牛皮袋内或灌肠器内。晚上大小便后，令患者仰卧，将药物放入肛门内，轻击患者足心后，紧握其足趾将脚上提抖动，然后低枕仰卧，翘起臀部。注意不要受凉。

缓下剂中含诃子的藏药制剂有列尔蔷、朱尔蔷、朱玛莲等。

9. 诃子在灌肠剂中的配制与制剂　灌肠钝性方剂柔和配方：用诃子、茜草、枇杷叶、秦艽、大戟、大黄、牛乳、牛溲配伍。每次量取半升、四捧或二捧，烤热犹如温乳，再加植物油一口，置入牛皮袋或灌肠器内。治疗时，将枕头垫于患者臀部，先在肛门处涂油，使其润滑，再将灌肠器插入肛门内约四指节处，然后稍微向后退出，将药物挤入肛门。如果药物挤不进去，可以上下左右转动后再挤药。最后，在管内稍留一点药物，以免将空气挤入体内。取出药筒后，用布塞住肛门，向左侧翻转二三次，使药充分到达病所。用后无效者，可蹲坐于地，使药流出；若有球形凝聚物流出，则表示药物已达病所，未达病所可再次灌肠。守饥一日，下焦的病都可引出。

灌肠剂中含诃子的藏药方剂有灌肠钝性方剂等。

参考文献

［1］费文波. 诃子两种藏医炮制品炮制工艺及炮制前后成分变化研究［D］. 成都：四川农业大学，2017.

［2］盛书贵，蒋纪洋，孙龙宇. 诃子古今炮制研究初探［J］. 时珍国医国药，1998（6）：3-5.

［3］马勤勤. 中药炮制经验三则［J］. 浙江中西医结合杂志，2002（3）：54-55.

［4］四川省卫生局. 四川省中药饮片炮制规范：1977年版［S］. 成都：四川人民出版社，1977：96-97.

［5］贵州省卫生厅. 贵州省中药饮片炮制规范：1986年版［S］. 贵阳：贵州人民出版社，1986：116-117.

［6］河南省革命委员会卫生局. 河南省中药材炮制规范：1974年版［S］. 郑州：河南人民出版社，1974：228-229.

［7］天津市食品药品监督管理局. 天津市中药饮片规范：2005年版［S］. 天津：天津市食品药品监督管理局，2005：122.

［8］安徽省药品监督管理局. 安徽省中药饮片炮制规范：2019年版［S］. 合肥：安徽科学技术出版社，2019：155.

［9］吉林省卫生厅. 吉林省中药饮片炮制规范：1986年版［S］. 长春：吉林省卫生厅，1986：69.

［10］浙江省卫生厅. 浙江省中药炮制规范：1986年版［S］. 杭州：浙江科学技术出版社，1986：218.

［11］江西省卫生厅药政管理局. 江西省中药炮制规范：1991年版［S］. 上海：上海科学技术出版社，1991：260-261.

［12］浙江省食品药品监督管理局. 浙江省中药炮制规范：2005年版［S］. 杭州：浙江科学技术出版社，2005：198-199.

［13］云南省食品药品监督管理局. 云南省中药饮片标准：2005年版［S］. 昆明：云南美术出版社，2005：49.

［14］河南省食品药品监督管理局. 河南省中药饮片炮制规范：2005年版［S］. 郑州：河南人民出版社，2005：194-195.

［15］江苏省卫生局. 江苏省中药饮片炮制规范：1980年版［S］. 南京：江苏科学技术出版社，1980：295-296.

［16］江苏省药品监督管理局.江苏省中药饮片炮制规范：2002年版［S］.南京：
　　　江苏科学技术出版社，2002：349-350.

［17］浙江省食品药品监督管理局.浙江省中药炮制规范：2015年版［S］.北京：
　　　中国医药科技出版社，2015：160-161.

［18］新疆维吾尔自治区食品药品监督管理局.新疆维吾尔自治区中药维吾尔药
　　　饮片炮制规范：2010年版［S］.乌鲁木齐：新疆人民出版社，2010：81-82.

［19］贵州省食品药品监督管理局.贵州省中药饮片炮制规范：2005年版［S］.
　　　贵阳：贵州科技出版社，2005：133-134.

［20］上海市药品监督管理局.上海市中药饮片炮制规范：2018年版［S］.上海：
　　　上海科学技术出版社，2018：232-233.

［21］四川省食品药品监督管理局.四川省中药饮片炮制规范：2015年版［S］.
　　　成都：四川科技出版社，2015：161.

［22］重庆市食品药品监督管理局.重庆市中药饮片炮制规范：2006年版［S］.
　　　重庆：重庆市食品药品监督管理局印，2006：123.

［23］安徽省食品药品监督管理局.安徽省中药饮片炮制规范：2005年版［S］.
　　　合肥：安徽科学技术出版社，2005：406.

［24］广西壮族自治区食品药品监督管理局.广西壮族自治区中药饮片炮制规范：
　　　2007年版［S］.南宁：广西科学技术出版社，2007：185.

［25］甘肃省卫生厅.甘肃省中药饮片炮制规范：1980年版［S］.兰州：甘肃人
　　　民出版社，1980：121.

［26］湖北省食品药品监督管理局.湖北省中药饮片炮制规范：2009年版［S］.
　　　武汉：湖北科学技术出版社，2009：361-362.

［27］湖南省食品药品监督管理局.湖南中药饮片炮制规范：2010年版［S］.长
　　　沙：湖南科学技术出版社，2010：239-240.

［28］广东省卫生厅.广东省中药炮制规范：1984年版［S］.广州：广东省卫生
　　　厅，1984：127.

［29］福建省食品药品监督管理局.福建省中药饮片炮制规范：2012年版［S］.
　　　福州：福建科学技术出版社，2012：121-122.

［30］那生桑.内蒙古蒙药饮片炮制规范：2020年版［S］.呼和浩特：内蒙古人
　　　民出版社，2020：219-221.

［31］中华人民共和国卫生部药政管理局.全国中药炮制规范：1988年版［S］.

北京：人民卫生出版社，1988.

［32］玉妥·云登贡布．四部医典［M］．德格木刻．2版．拉萨：西藏人民出版社．2005.

［33］帝玛尔·丹增彭措．晶珠本草［M］．北京：民族出版社．2005.

［34］帝玛尔·丹增彭措．蒂玛尔医著集［M］．北京：民族出版社．2007.

［35］毛继祖，王智森．基础藏药炮制学［M］．北京．中国中医药出版社．2011.

第四章　诃子的化学成分

诃子是中药的常用药，也是藏药、蒙药等民族药的常用药。现行《中国药典》记载：诃子为使君子科植物诃子 *Terminalia chebula* Retz. 或绒毛诃子 *Terminalia chebula* Retz.var.*tomentella* Kurt. 的干燥成熟果实；具有涩肠止泻、敛肺止咳、降火利咽的功效，用于久泻久痢、便血脱肛、肺虚喘咳、久嗽不止、咽痛音哑等疾病的治疗。现代植物化学研究显示，诃子具有鞣质类、酚酸类、三萜类、黄酮类等多种具有生物活性的化合物。药理学研究显示，诃子具有抗氧化、抗病原微生物、抗肿瘤、抗炎、镇痛、降血糖、保护肝肾等作用。本章内容通过梳理近年来关于诃子化学成分的研究成果，旨在为诃子的进一步探讨提供参考。

第一节　诃子的化学成分

一、鞣质类成分

鞣质又称单宁或鞣酸，是存在于植物体内的一类结构比较复杂的水溶性多元酚类化合物，由没食子酸（或其聚合物）的葡萄糖（及其他多元醇）酯、黄烷醇及其衍生物的聚合物，以及两者混合共同组成的植物多元酚。其主要分为两大类：可水解鞣质和缩合鞣质。研究显示，诃子中含有的鞣质成分达 23.6% ～ 37.4%，为可水解鞣质，其中以没食子鞣质和鞣花鞣质为主，是诃子的主要活性成分，具有抗菌、抗氧化、抗肿瘤等作用，被广泛用于医药、保健行业。

简平等采用高效液相色谱 – 线性离子阱 / 静电场轨道阱组合式高分辨质谱联用技术从诃子中鉴定出 62 个化学成分，其中包括酚酸类和可水解鞣质类 60 个，三萜类 2 个。周坤等采用超高效液相色谱 – 四级杆静电场轨道阱质谱仪（UHPLC–Q–Exactive Orbitrap MS）从诃子中鉴定出 94 个化学成分，其中 28 个为特有成分，包含 1 个酚酸类、22 个鞣质类、4 个萜类和 1 个其他化合物。

Beate Pfundstein 等基于 HPLC–ESI–MS 技术从诃子甲醇提取物中鉴定得到 34 个多酚类化合物，主要为可水解的单宁，包括简单的没食子酸酯、鞣花酸衍生物和糖苷，以及各种鞣花单宁。诃子中的鞣质类化学成分及其化学式见表 4–1，结构式见图 4–1。

表 4–1　诃子中鞣质类化合物

序号	化合物名称	化学式
1	诃子裂酸	$C_7H_{10}O_8$
2	诃子林鞣酸	$C_{41}H_{32}O_{27}$
3	诃子鞣质 A	$C_{28}H_{32}O_{20}$
4	诃子鞣质 B	$C_{29}H_{32}O_{20}$
5	新诃子裂酸	$C_{14}H_8O_{12}$
6	新诃黎勒酸	$C_{41}H_{29}O_{26}$
7	诃子宁	$C_{94}H_{89}O_{50}$
8	鞣云实精	$C_{45}H_{45}O_{26}$
9	新诃黎勒鞣花酸甲酯	$C_{42}H_{36}O_{28}$
10	新诃黎勒鞣花酸酯	$C_{42}H_{36}O_{28}$
11	Phyllanemblinins D	$C_{27}H_{25}O_{20}$
12	老鹳草素	$C_{41}H_{28}O_{27}$
13	榄仁黄素 A	$C_{68}H_{56}O_{28}$
14	榄仁黄素 B	$C_{36}H_{30}O_{22}$
15	榄仁黄素 C	$C_{60}H_{49}O_{34}$
16	榄仁黄素 D	$C_{28}H_{23}O_{17}$
17	鞣花酸	$C_{14}H_6O_8$
18	柯里拉京	$C_{27}H_{22}O_{18}$
19	安石榴苷	$C_{48}H_{28}O_{30}$
20	木麻黄鞣宁	$C_{42}H_{30}O_{25}$
21	6–O– 没食子酰基 –D– 葡萄糖苷	$C_{13}H_{19}O_{10}$
22	3,6– 二 –O– 没食子酰基 –D– 葡萄糖苷	$C_{20}H_{26}O_{14}$
23	3,4,6– 三 –O– 没食子酰基 –β–D– 葡萄糖苷	$C_{27}H_{33}O_{18}$

续表

序号	化合物名称	化学式
24	1,3- 二 -O- 没食子酰基 -β-D- 葡萄糖苷	$C_{20}H_{20}O_{14}$
25	1,6- 二 -O- 没食子酰基 -β-D- 葡萄糖苷	$C_{20}H_{20}O_{14}$
26	1,3,6- 三 -O- 没食子酰基 -β-D- 葡萄糖苷	$C_{27}H_{33}O_{18}$
27	1,2,3,6- 四 -O- 没食子酰基 -β-D- 葡萄糖苷	$C_{41}H_{47}O_{26}$
28	1,3,4,6- 四 -O- 没食子酰基 -β-D- 葡萄糖苷	$C_{41}H_{47}O_{26}$
29	1,2,3,4,6- 五 -O- 没食子酰基 -β-D- 葡萄糖苷	$C_{48}H_{53}O_{30}$
30	1,2- 二 -O- 没食子酰基 -6-O- 桂皮酰基 -β-D- 葡萄糖苷	$C_{23}H_{17}O_{12}$
31	1,6- 二 -O- 没食子酰基 -2-O- 桂皮酰基 -β-D- 葡萄糖苷	$C_{23}H_{17}O_{12}$
32	1,2,3- 三 -O- 没食子酰基 -6-O- 桂皮酰基 -β-D- 葡萄糖苷	$C_{36}H_{29}O_{19}$
33	1,2,3,6- 四 -O- 没食子酰基 -4-O- 桂皮酰基 -β-D- 葡萄糖苷	$C_{43}H_{33}O_{23}$
34	2,3-（S）- 六羟基联苯二甲酰基 -D- 葡萄糖苷	$C_{38}H_{38}O_{22}$
35	2,3-（S）- 六羟基联苯二甲酰基 -6-O- 没食子酰基 -D- 葡萄糖苷	$C_{27}H_{17}O_{18}$
36	Tercatain	$C_{35}H_{20}O_{22}$
37	Gemin D	$C_{27}H_{17}O_{17}$
38	Tellimagrandin I	$C_{34}H_{21}O_{20}$
39	Punicacortein C	$C_{48}H_{26}O_{30}$
40	Punicacortein D	$C_{48}H_{26}O_{30}$
41	Phyllanemblinin E	$C_{26}H_{20}O_{20}$
42	Phyllanemblinin F	$C_{26}H_{20}O_{20}$
43	Methylneochebulagate	$C_{28}H_{20}O_{20}$
44	Methylneochebulinate	$C_{42}H_{34}O_{28}$
45	Methylneochebulanin	$C_{41}H_{29}C_{28}$
46	6'-O-methylchebulate	$C_{16}H_{14}O_{11}$
47	7'-O-methylchebulate	$C_{16}H_{14}O_{11}$
48	1,6-Di-O-galloyl-2,4-chebuloyl-b-D-Glc	$C_{34}H_{26}O_{18}$
49	4-O-（4"-O-galloyl-α-L-rhamnosyl）ellagicacid	$C_{33}H_{16}O_{20}$
50	4-O-（3",4"-di-O-galloyl-α-L-rhamnosyl）ellagicacid	$C_{26}H_{12}O_{12}$

续表

序号	化合物名称	化学式
51	4-O-（2",4"-di-O-galloyl-α-L-rhamnosyl）ellagic acid	$C_{33}H_{16}O_{20}$
52	3-O-methyl-4-O-（β-D-xylopyranosyl）ellagicacid	$C_{20}H_{11}O_{12}$
53	3,4,8,9,10-penta-hydroxyldibenzo（b. d）pyran-6-one	$C_{13}H_8O_7$

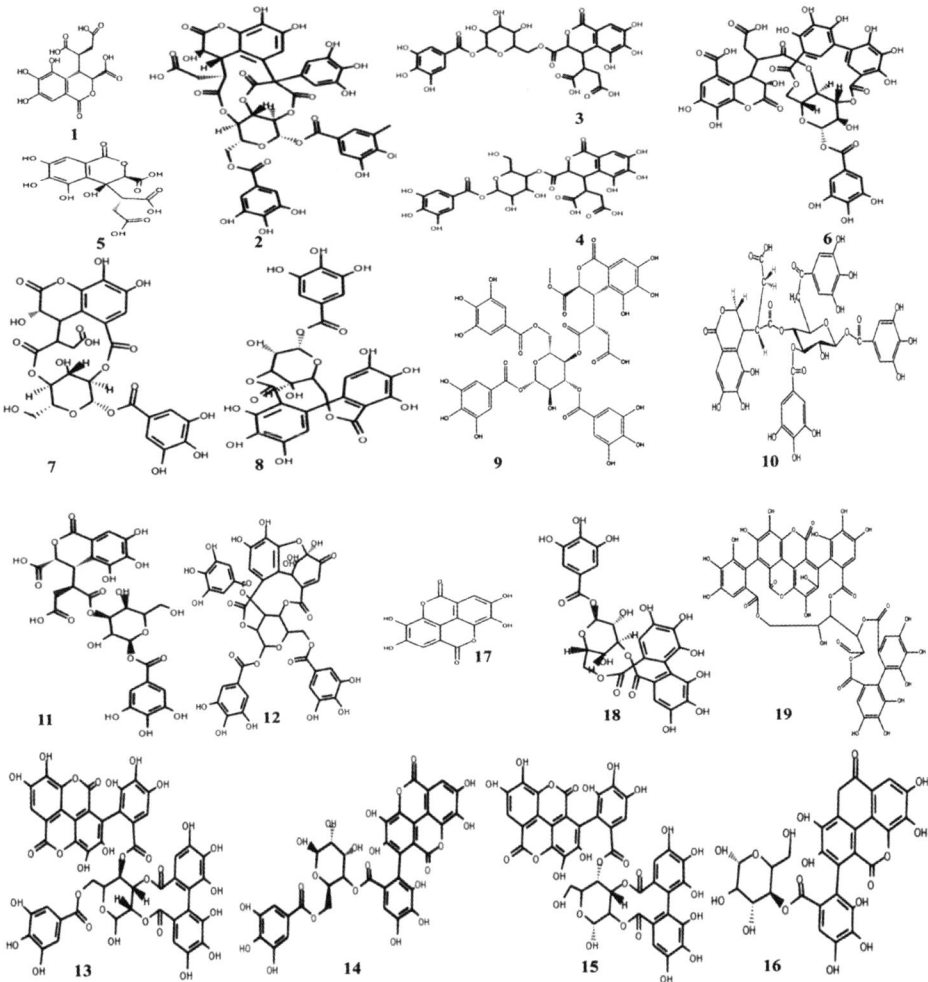

图 4-1 诃子中鞣质类化合物结构式一

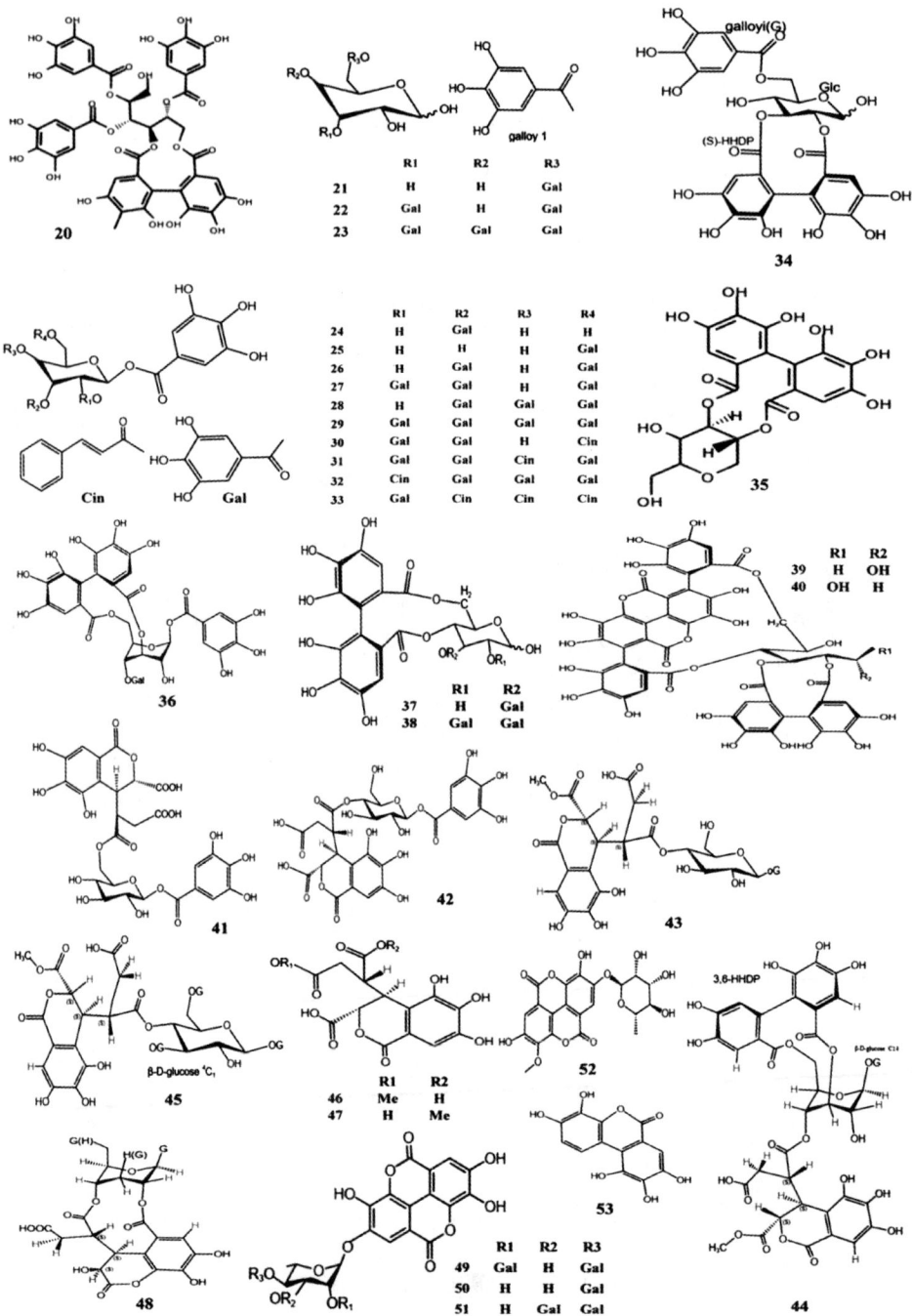

图 4-1　诃子中鞣质类化合物结构式二

二、酚酸类成分

酚酸类化合物泛指同一苯环上有若干羟基的一类有机酸化合物，具有抗炎、抗氧化等作用，可用于防治心血管疾病、肿瘤、糖尿病等多种疾病。酚酸类化合物也是诃子的主要药效物质成分，按其碳骨架类型可分为苯甲酸型（C_6-C_1 型）、肉桂酸型（或苯乙烯型，C_6-C_3）、绿原酸类衍生物和其他酚酸类衍生物。根据其所含羟基数目可分为单羟基苯甲酸（对羟基苯甲酸酯、对羟基苯甲酸甲酯、对羟基苯甲酸乙酯）、双羟基苯甲酸（龙胆酸、原儿茶酸、咖啡酰酒石酸、2,4- 二羟基苯甲酸）和三羟基苯甲酸（没食子酸、间苯三酚酸、没食子酸乙酯、莽草酸、没食子酸甲酯、间 - 没食子酰）。诃子中酚酸类成分主要有反式苯丙烯酸、苯甲酸、原儿茶酸、没食子酸、莽草酸等。诃子中酚酸类化学成分及其化学式见表4-2，结构式见图4-2。

表 4-2 诃子中酚酸类化合物

序号	名称	化学式
54	原儿茶酸	C_7H_6O
55	没食子酸	$C_7H_6O_5$
56	4-O- 甲基没食子酸	$C_8H_8O_5$
57	没食子酸甲酯	$C_8H_8O_5$
58	没食子酸乙酯	$C_9H_{10}O_5$
59	莽草酸	$C_7H_8O_4$
60	莽草酸甲酯	$C_8H_{11}O_5$
61	莽草酸 -3-O- 没食子酸酯	$C_{14}H_{16}O_9$
62	（-）- 莽草酸 -4-O- 没食子酸酯	$C_{14}H_{16}O_9$
63	（-）- 莽草酸 -5-O- 没食子酸酯	$C_{14}H_{16}O_9$
64	去氢莽草酸	$C_7H_8O_5$
65	诃子次酸三乙酯	$C_{20}H_{15}O_{11}$
66	咖啡酰酒石酸	$C_{13}H_{12}O_9$
67	2,4- 二羟基苯甲酸	$C_7H_6O_4$

续表

序号	名称	化学式
68	间 – 没食子酸	$C_{14}H_{10}O_9$
69	双没食子酸	$C_{14}H_{10}O_9$
70	11– 诃子裂酸甲酯	$C_{16}H_{16}O_{10}$
71	13– 诃子裂酸甲酯	$C_{16}H_{16}O_{10}$
72	短叶苏木酚酸	$C_{13}H_8O_8$
73	Eschweilenol C	$C_{20}H_{16}O_{12}$
74	反式苯丙烯酸	$C_9H_8O_2$
75	苯甲酸	$C_7H_6O_2$
76	阿魏酸	$C_{10}H_{10}O_4$

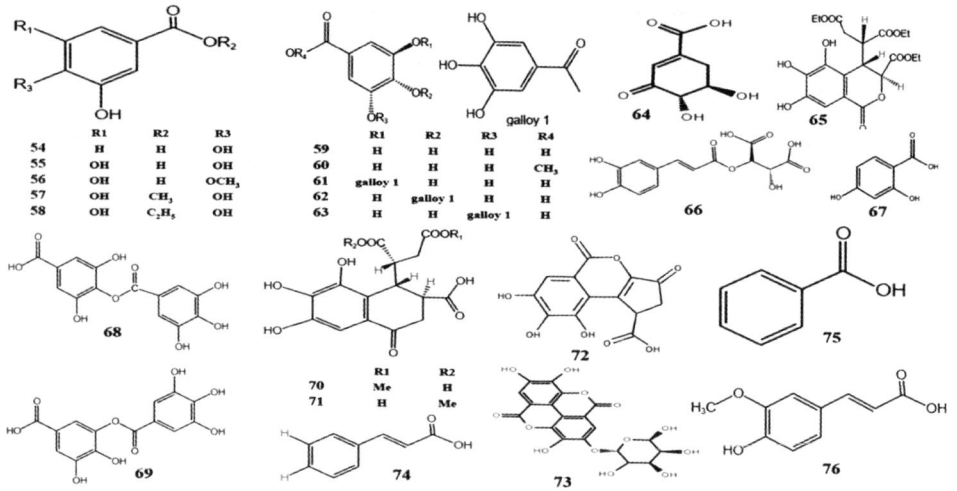

图 4-2　诃子中酚酸类化合物结构式

三、三萜类成分

三萜类化合物是一类基本母核由 30 个碳原子组成的萜类化合物，其以游离形式或与糖结合成苷、酯的形式存在于植物体内。三萜类化合物在自然界中广泛分布，尤以双子叶植物中分布最多，具有溶血、抗癌、抗炎、抗菌、抗病毒、降低胆固醇、杀软体动物、抗生育等活性。诃子中存在的三萜化合物为五环三萜及其苷类成分。卢普平等从诃子中分离鉴定出4种三萜类化合物，分别为terminolic acid（77）、arjungenin（78）、arjunolic acid（79）和诃五醇（80）。Wei Wang 等从诃子果实的甲醇提取物中分离得到12种三萜类化合物，包括 arjunglucosides I～II（81～82）、arjunetin（83）、bellericoside（84）、arjunic acid（85）、arjungenin（78）、arjunolic acid（79）、chebuloside I（80）、terminolic acid（77）、Arjunglucoside IV～V（86～87）、ajungloside III（88）。其中 arunglucoside II、arjunetin 和 bellericoside 为在诃子中首次提取得到的三萜类化合物，Arjunglucoside IV～V 为新发现化合物。Aranya 等从诃子提取物乙酸乙酯部位分离得到8种三萜类化合物，分别为 arjungenin（78）、arjunolic acid（79）、arjunic acid（85）、terminolic acid（77）、arjunglucoside I（81）、arjunglucoside II（82）、arjunetin（83）、chebuloside II（89）。Zhang Chao 等从诃子的甲醇提取物中分离得到2种新化合物和11种已知化合物，分别为terminalin A（90）、ivorengenin B（91）、arjunglucoside I（81）、arjungenin（78）、euscaphic acid（92）、ursolic acid lactone（93）、arjunolic acid（79）、pomonic acid（94）、actinidic acid（95）、belleric acid（96）、terminolic acid（77）、termichebuloside A（97）和 termichebulolide（98）。其中 termichebuloside A 为新发现的三萜皂苷二聚体类化合物，termichebulolide 为新发现的齐墩果酸内酯类化合物。Lee 等从诃子果实中分离得到17种化合物，包括三种新发现的聚羟基三萜类衍生物［23-Oneochebuloylarjungenin 28-O-β-D-glycopyranosyl ester（99）、23-O-4'-epineochebuloylarjungenin（100）、23-O-galloylpinfaenoic acid 28-O-β-D-glucopyranosyl ester（108）］和14种已知化合物［arjungenin（78）、23-O-galloylarjunic acid（101）、arjunglucoside I（81）、quercotriterpenoside I（102）、terminolic acid（77）、23-O-galloylterminolic acid 28-O-β-Dglucopyranosyl ester（103）、arjunolic acid（79）、arjunglucoside II（82）、23-O-galloylarjunolic acid（104）、23-O-galloylarjunolic acid 28-O-β-D-glucopyranosyl ester（105）、arjunic acid（79）、arjunetin（83）、crataegioside（106）、and pinfaenoic acid 28-O-β-D-glucopyranosyl ester（107）］。诃子中三萜类化合物的结构式见图4-3。

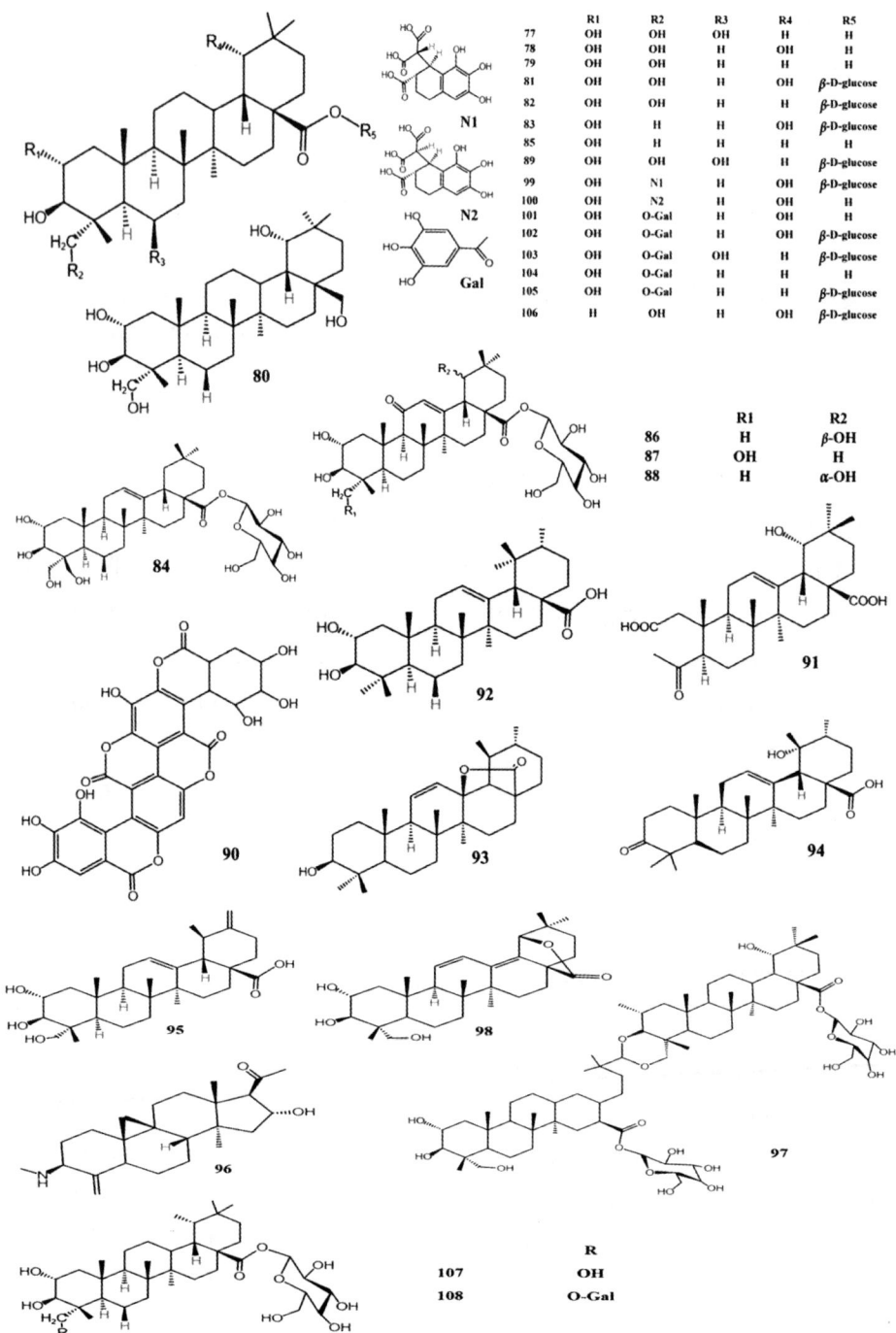

	R1	R2	R3	R4	R5
77	OH	OH	OH	H	H
78	OH	OH	H	OH	H
79	OH	OH	H	H	H
81	OH	OH	H	OH	β-D-glucose
82	OH	OH	H	H	β-D-glucose
83	OH	H	H	OH	β-D-glucose
85	OH	H	H	H	H
89	OH	OH	OH	H	β-D-glucose
99	OH	N1	H	OH	β-D-glucose
100	OH	N2	H	OH	H
101	OH	O-Gal	H	OH	H
102	OH	O-Gal	H	H	β-D-glucose
103	OH	O-Gal	OH	H	β-D-glucose
104	OH	O-Gal	H	H	H
105	OH	O-Gal	H	H	β-D-glucose
106	H	OH	H	OH	β-D-glucose

	R1	R2
86	H	β-OH
87	OH	H
88	H	α-OH

	R
107	OH
108	O-Gal

图 4-3　诃子中三萜类化合物结构式

四、挥发性成分

中药挥发性成分是中药经过水蒸气蒸馏、二氧化碳超临界萃取等提取手段收集到的有特殊气味的疏水性成分。分子植物学认为，中药挥发性成分是植物类中药的次级代谢产物。研究表明，单味中药提取的挥发油，其化学结构上多为分子量小于 500Da 的萜类、芳香族或脂肪族化合物。诃子挥发油的主要成分为脂溶性成分。林励等采用气相 - 质谱联用技术对诃子挥发油组分进行分析，检出醇、酸、酚、烷等挥发性组分，相对含量为 87.52%，其中脂肪酸为主要组分，含量高达 77.3%。吴乌兰等采用 GC-MS 技术对诃子的挥发油成分进行分析，从分离出的 36 个成分中鉴定出 23 个成分。其中主要为烷烃类和吡啶类，而含量最高的为二甲基吡啶，相对含量为 24.41%；其次为 2,6- 二（1,1 二甲基乙基）-2,5- 环己二烯 -1,4- 二酮，相对含量为 10.30%。卢燕玲等采用气相色谱 - 质谱法测定诃子中挥发性成分，共鉴定出 92 种挥发性成分，其中主要成分为糠醛（相对含量达 21.74%），醛、酮、烯炔、烷烃、醇、酯、醚、酸、杂环化合物等所占比例依次为 13.54%、20.83%、19.97%、11.46%、8.33%、15.63%、1.045%、2.08%、7.92%。赵华杰等对诃子挥发油成分进行分析，共检出挥发性成分 91 种，占总峰面积的 91%。其中得到鉴定的成分有 84 种，相对含量较高的且对香气贡献较大的前 10 种成分分别为棕榈酸（18.64%）、苯乙醛（9.26%）、糠醛（6.10%）、反式 - 肉桂酸乙酯（4.95%）、植酮（4.13%）、d- 苧烯（3.71%）、5- 甲基糠醛（2.33%）、棕榈酸乙酯（1.99%）、壬醛（1.88%）和油酸（1.21%）。除上述 10 种对香气贡献较大的成分外，还有苯乙醇、乙酸、2- 苯基 -2- 丁烯醛、乙酸乙酯、己醛、长叶烯、2- 乙酰基呋喃、反式 -2- 壬烯醛、反式 -2- 己烯醛、辛醛、癸醛、α- 当归内酯、乙醛、十六烷酸和 9,12,15- 十八碳三烯酸等。谭鹏等采用顶空 - 固相微萃取 - 气相色谱 - 三重四极杆质谱联用技术对诃子药材中的挥发性成分进行分析，共筛选出 86 种挥发性化合物。筛选出的化合物按其结构可分为酯、酮、醛、烯、酚、酸、醇、苯、醚、吡嗪、酰胺 11 类，且主要为脂溶性成分。诃子中的主要挥发性成分见表 4-3。

表 4–3 诃子中的挥发性成分

序号	类型	成分
109	酯类	醋酸乙酯
110		乙酸丁酯
111		丙二醇甲醚醋酸酯
112		乙酸己酯
113		水杨酸甲酯
114		丙位癸内酯
115	酮类	2,3– 丁二酮
116		4– 甲基 –3 戊烯 –2– 酮
117		2– 庚酮
118		仲辛酮
119		2– 壬酮
120		2– 莰酮
121		异佛尔酮
122		苯乙酮
123		α– 紫罗酮
124		β– 紫罗酮
125	醛类	正己醛
126		正辛醛
127		（E）–2– 庚烯醛
128		（E, E）–2,4– 庚二烯醛
129		癸醛
130		苯甲醛
131		反式 –2– 壬醛
132		5– 甲基呋喃醛
133		苯乙醛
134		2– 羟基苯甲醛
135		（E,E）–2,4– 壬二烯醛
136		十二醛
137		香草醛

续表

序号	类型	成分
138	烯类	2- 蒎烯
139		β- 蒎烯
140		柠檬烯
141		苯乙烯
142	酚类	愈创木酚
143		邻甲酚
144		苯酚
145		甲基丁香酚
146		4- 乙基 -2- 甲氧基苯酚
147		4- 甲基苯酚
148		间甲基苯酚
149		丁香酚
150		4- 乙基苯酚
151		4- 丙基苯酚
152		2,6- 二叔丁基对甲酚
153	酸类	乙酸
154		丙酸
155		异丁酸
156		丁酸
157		异戊酸
158		正戊酸
159		己酸
160		庚酸
161		辛酸
162		壬酸
163		正癸酸
164		月桂酸
165		苯乙酸

序号	类型	成分
166	醇类	桉叶油醇
167		2- 乙基己醇
168		芳樟醇
169		正辛醇
170		马鞭烯醇
171		α- 松油醇
172		2- 茨醇
173		马鞭草烯醇
174		香叶醇
175		十一醇
176		苯甲醇
177		苯乙醇
178		2- 甲基异冰片
179		薄荷脑
180	苯类	甲苯
181		乙基苯
182		对二甲苯
183		间二甲苯
184		邻二甲苯
185		1,2,4,5- 四甲苯
186	醚类	二甲基二硫醚
187		二甲基三硫醚
188		乙二醇单丁醚
189		乙二醇苯醚
190	吡嗪类	2- 甲基吡嗪
191		2- 乙基吡嗪
192		2- 异丙基 -3- 甲氧基吡嗪
193		2- 甲氧基 -3- 异丁基吡嗪
194	酰胺类	己内酰胺

五、黄酮类成分

黄酮类化合物是以黄酮（2- 苯基色原酮）为母核而衍生的一类化合物的总称，其中包括黄酮的同分异构体及其氢化和还原产物，亦即以 C_6–C_3–C_6 为基本碳架的一系列化合物。黄酮类化合物具有抗菌、抗氧化、防止动脉粥样硬化的活性。黄酮类化合物为诃子的主要活性成分之一，以黄烷醇类化合物为主，如槲皮素、山柰酚、儿茶素、表儿茶素等。于姝燕等采用浸渍法、回流法、超声辅助法和微波辅助法四种方法比较诃子总黄酮提取率，发现四种提取方法中微波辅助法的总黄酮提取率最高（9.65%）。杨小勇等从诃子果实的乙酸乙酯萃取物中分离得到黄酮类化合物有槲皮素（209）、槲皮素 -3-O- 鼠李糖苷（195）。Awantika 等从诃子果实中分离得到 18 种黄酮类化合物，分别为儿茶素（196）、表儿茶素（197）、芒果苷（198）、荭草苷（199）、槲皮素 3,4'- 二葡萄糖苷（200）、异荭草苷（201）、牡荆碱（202）、异牡荆素（203）、芦丁（204）、柚皮苷（205）、山柰酚 -3-O- 芸香糖苷（206）、圣草酚（207）、野黄芩苷（208）、槲皮素（209）、染料木素（210）、山柰酚（211）、芹菜素（212）、白杨素（213）。诃子中的黄酮类化学成分及化学式见表 4-4，结构式见图 4-4。

表 4-4　诃子中的黄酮类化学成分及化学式

序号	名称	化学式
195	槲皮素 -3-O- 鼠李糖苷	$C_{21}H_{20}O_{11}$
196	儿茶素	$C_{15}H_{14}O_6$
197	表儿茶素	$C_{15}H_{14}O_6$
198	芒果苷	$C_{19}H_{18}O_{11}$
199	荭草苷	$C_{21}H_{20}O_{11}$
200	槲皮素 3,4'- 二葡萄糖苷	$C_{27}H_{30}O_{17}$
201	异荭草苷	$C_{21}H_{20}O_{11}$
202	牡荆碱	$C_{21}H_{22}O_{10}$
203	异牡荆素	$C_{21}H_{20}O_{10}$
204	芦丁	$C_{27}H_{30}O_{16}$
205	柚皮苷	$C_{27}H_{32}O_{14}$
206	山柰酚 -3-O- 芸香糖苷	$C_{27}H_{30}O_{15}$

续表

序号	名称	化学式
207	圣草酚	$C_{15}H_{12}O_6$
208	野黄芩苷	$C_{21}H_{18}O_{12}$
209	槲皮素	$C_{15}H_{10}O_7$
210	染料木素	$C_{15}H_{10}O_5$
211	山柰酚	$C_{15}H_{10}O_6$
212	芹菜素	$C_{15}H_{10}O_5$
213	白杨素	$C_{15}H_{10}O_4$

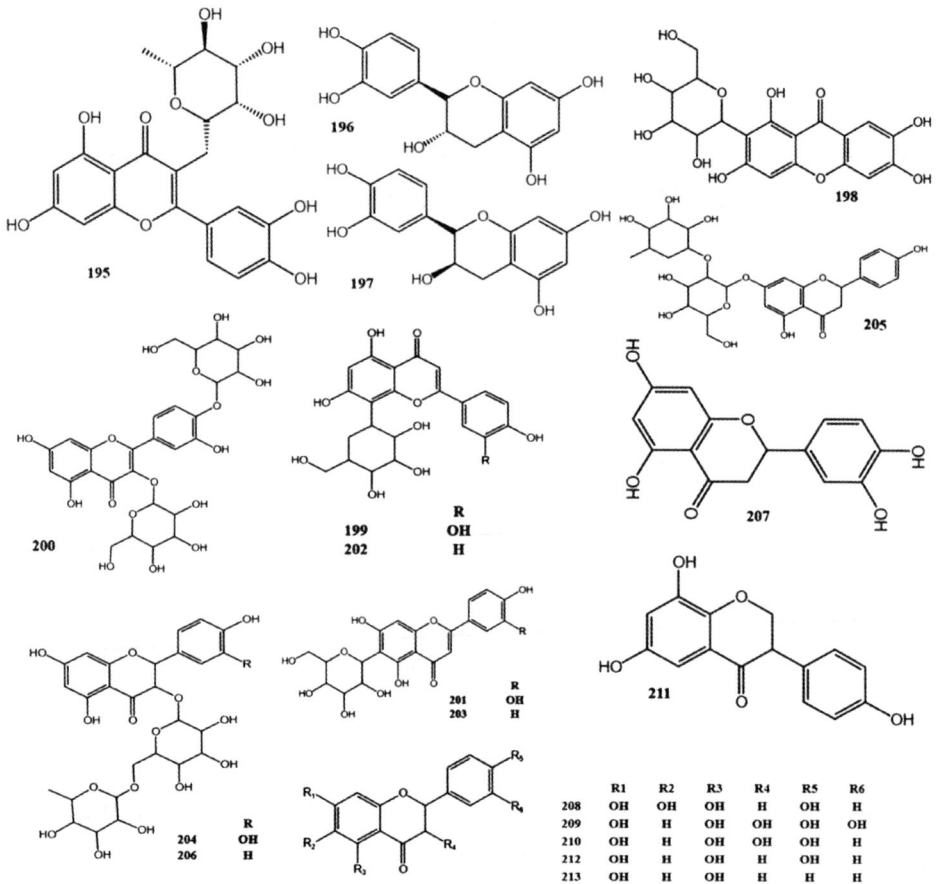

图 4-4　诃子中的黄酮类化合物结构式

六、其他类成分

除上述几类化学成分外，诃子中还含有维生素 C、蛋白质、氨基酸和矿物质等。研究显示，诃子果实中维生素 C 和蛋白质的含量较苹果中的分别高 10.3 倍和 14.5 倍。诃子中所含的氨基酸主要有天冬氨酸、谷氨酸、精氨酸、脯氨酸和赖氨酸，分别占氨基酸总体含量的 39.6%、8.6%、6.7%、6.4% 和 5.0%。诃子中的多糖成分含量为 19.1%，包括水溶性多糖（3.33%）、不溶性多糖（14.83%）及单糖（0.94%）。诃子中还含有砷、钾、锰、铁、铜等矿物质。

第二节　诃子的化学成分分布及影响因素

一、不同基原诃子化学成分比较

《中国药典》（2020 年版）规定，诃子的基原为诃子 *Terminalia chebula* Retz. 或绒毛诃子 *Terminalia chebula* Retz.var.*tomentella* Kurt.。目前，这两个品种作为同一中药应用，但其有效活性成分含量存在差异。

林励等比较了不同品种诃子中没食子酸和鞣质类成分的差异，结果表明进口诃子中的没食子酸和鞣质类成分含量均高于本土诃子中的含量。诃子中的鞣质类成分含量大约是绒毛诃子的两倍；而绒毛诃子中的没食子酸含量高于诃子中的含量，结果见表 4-5。李国卫等比较了诃子和绒毛诃子中诃子次酸、没食子酸、安石榴苷 A 和 B、柯里拉京、诃黎勒酸、诃子酸 7 种成分的含量差异，发现上述 7 种成分中诃子酸在诃子中的含量最高，没食子酸在绒毛诃子中的含量最高；且诃子中除没食子酸外，其余成分的含量均高于绒毛诃子。其中诃黎勒酸在诃子和绒毛诃子中的含量差异显著，接近 5∶1，结果见表 4-6。李先端等对绒毛诃子和诃子中没食子酸和三萜类成分进行比较，发现诃子中没食子酸含量高于绒毛诃子 3.6 ～ 7.2 倍，但经薄层鉴别发现，绒毛诃子可见到没食子酸的斑点，但诃子大部分样品的没食子酸斑点不清晰，说明诃子中含有的没食子酸成分以结合型存在。同时，对其三萜类成分进行薄层鉴别，发现绒毛诃子中的三萜类成分种类显著少于诃子，结果见表 4-7，图 4-5。

表 4-5 不同品种诃子鞣质和没食子酸含量（$\bar{x} \pm s$）

序号	样品	学名	鞣质含量（%）	没食子酸含量（%）
1	进口诃子	*Termiraliassp.*	59.38±0.700	2.71±0.035
2	诃子	*T. chebula*	53.88±3.039	1.52±0.053
3	绒毛诃子	*U. chebula var. tomentella*	21.29±0.860	1.91±0.023
4	恒河诃子	*T. chebula var. gangetioa*	51.87±1.024	1.54±0.026
5	大诃子	*U. chebula f. macrocarpa*	57.39±1.537	1.66±0.026
6	银叶诃子	*T. argyrophlla*	17.85±0.360	0.64±0.002
7	毛诃子	*T. bellirica*	24.55±1.760	0.77±0.036

表 4-6 诃子和绒毛诃子中 7 种成分的含量（mg/g）（$\bar{x} \pm s$）

	诃子次酸	没食子酸	安石榴苷 A+B	柯里拉京	诃黎勒酸	诃子酸
诃子	25.17±9.14	6.19±2.49	58.89±50.03	10.21±2.87	107.99±39.12	25.12±13.00
绒毛诃子	23.75±5.41	9.64±4.60	13.31±4.34	1.90±0.61	19.68±6.43	4.09±2.40

表 4-7 诃子和绒毛诃子药材中没食子酸的含量测定（%）

序号	药材名称	样品来源	没食子酸
1	诃子	广东珠海济生药店	13.56
2	诃子	广东珠海药店	7.81
3	诃子	广州同健医药	16.22
4	诃子	广州北京路药店	16.43
5	诃子	广州康利堂药店	13.61
6	诃子	深圳友和医药药店	18.07
7	诃子	香港余仁生药店	11.27
8	诃子	广东康美医药	16.81
9	诃子	广州（泰国进口）	7.96
10	诃子	广州（广西产）	10.65
11	诃子	江西樟树	17.76
12	诃子	广州（自采）	5.81
13	绒毛诃子	昆明一心堂药店	3.52
14	绒毛诃子	云南施甸县医药公司1	3.01
15	绒毛诃子	云南施甸县医药公司2	4.96

续表

序号	药材名称	样品来源	没食子酸
16	绒毛诃子	云南保山永昌大药房	3.93
17	绒毛诃子	云南永德永康镇（自采）	4.17
18	绒毛诃子	云南永德县益寿堂	4.27
19	绒毛诃子	云南龙陵县勐糯镇（自采1）	4.58
20	绒毛诃子	云南龙陵县勐糯镇（自采2）	3.95
21	绒毛诃子	云南龙陵县旧城乡（自采）	2.44
22	绒毛诃子	昆明市菊花园饮片市场	2.81
23	绒毛诃子	山西大同市药店	3.47

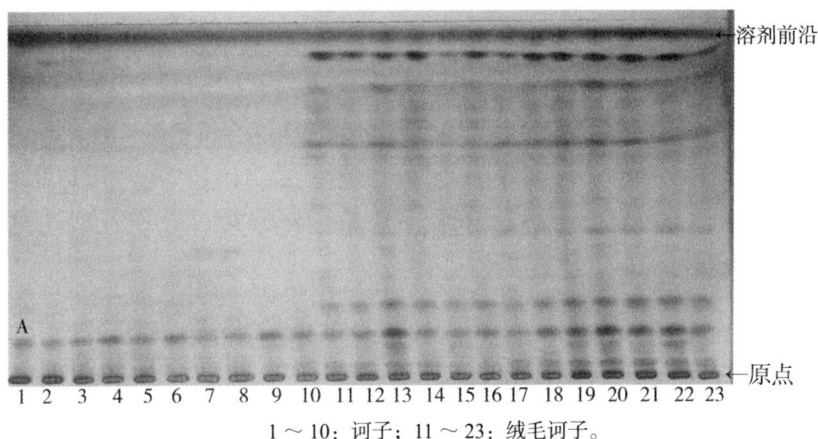

1～10：诃子；11～23：绒毛诃子。

图4-5 诃子与绒毛诃子中三萜类成分的薄层色谱图

二、不同产地诃子化学成分比较

产地的生态环境（如土壤的性质、酸碱度、肥力）和气候条件（如温度、降水、日照等因素），对诃子的生长发育和药效成分的积累有着直接的影响。

张媛媛等测定了来自海南、新疆、云南、广东、广西和青海六个产地的诃子，以及来自广东、广西、云南、缅甸和越南的绒毛诃子中的没食子酸、诃子次酸、柯里拉京、没食子酸乙酯、诃子鞣酸、鞣花酸和五没食子酰葡萄糖的含量，结果显示不同产地的诃子中7种化合物的总含量从高到低依次为：海南>广西>广东>新疆>青海>云南。其中来自海南的诃子化合物的总含量最高（268.9mg/g），其次为来自广西的诃子（249.1mg/g），而来自云南的诃子化合物的总含量最低（223.6mg/g）。

不同产地的绒毛诃子中 7 种化合物的总含量从高到低依次为：广东＞广西＞越南＞缅甸＞云南。其中来自广东的绒毛诃子化合物总含量最高（84.9mg/g），来自云南的诃子化合物总含量最低（66.6mg/g）。由此说明，海南、广东和广西等地为诃子的道地产区，结果见表 4-8、表 4-9。

谭鹏等通过对不同产地的诃子中的挥发性成分进行分析，发现不同产地的诃子中挥发性成分可能存在地域特征差异。以贡献度最大的化学成分 α- 松油醇为例，其在不同产地分组中的平均质量分数差异较大，分别为 0.11pg/g（印度尼西亚＋印度）、0.62pg/g（越南＋中国临沧永德）、0.25pg/g（缅甸＋中国临沧永康）。其中含量最高的乙酸成分在不同产地分组中的分布情况从高到低依次为：缅甸＋中国临沧永康＞印度尼西亚＋印度＞越南＋中国临沧永德。

久欣等比较了不同产地诃子中的 11 种成分（牡荆素、没食子酸、没食子酸甲酯、没食子酸乙酯、鞣花酸、柯里拉京、莽草酸、阿魏酸、木犀草素、槲皮素、芦丁）含量，并采用 GRA 和 TOPSIS 分析方法综合评价各产地诃子的质量，结果显示样品 H12（产地为云南）、H11（产地为广西）、H5（产地为湖南）、H14（产地为广东）、H13（产地为四川）、H8（产地为广东）、H1（产地为云南）的综合质量较好，结果见表 4-10、表 4-11。

表 4-8　不同产地诃子中 7 种成分的平均质量分数（mg/g）

序号	产地	没食子酸	诃子次酸	柯里拉京	没食子酸乙酯	诃子鞣酸	鞣花酸	五没食子酰葡萄糖	总含量
1	海南	7.4	25.5	28.1	8.7	117.6	15.0	66.4	268.9
2	广西	7.1	25.8	25.9	8.2	106.4	15.3	60.4	249.1
3	新疆	7.6	22.5	24.5	10.5	86.8	19.2	64.4	235.7
4	广东	7.1	22.8	33.6	5.6	111.8	14.7	42.7	238.2
5	青海	7.4	18.4	21.1	11.6	76.9	21.6	75.4	232.3
6	云南	6.8	23.0	31.7	6.2	95.5	15.3	45.1	223.6

表 4-9　不同产地绒毛诃子中 7 种成分的平均质量分数（mg/g）

序号	产地	没食子酸	诃子次酸	柯里拉京	没食子酸乙酯	诃子鞣酸	鞣花酸	五没食子酰葡萄糖	总含量
1	广东	12.7	7.7	24.7	8.9	10.2	13.2	7.5	84.9
2	广西	11.5	6.8	18.4	12.9	9.3	15.8	5.6	81.9
3	越南	11.0	7.2	20.7	4.5	14.5	14.9	5.8	78.4
4	缅甸	12.2	4.9	13	2.1	7.9	16.7	13.6	70.3
5	云南	15.1	5.9	9.5	3.6	10.6	14.4	7.5	66.6

表 4-10　不同产地诃子中 11 种成分的含量测定结果（μg/g）

样品编号	产地	牡荆素	没食子酸	没食子酸甲酯	没食子酸乙酯	鞣花酸	柯里拉京	莽草酸	阿魏酸	木犀草素	槲皮素	芦丁
H1	云南	38.75	10786.48	888.2	47.03	32013.54	16531.39	36685.72	4.1	1.5	4.4	77.99
H2	广东	15.6	5370.24	305.87	50.17	25041.39	7714.1	12125.94	2.71	0.28	2.62	42.66
H3	云南	16.72	8656.73	1097.5	18.63	22282.38	32480.76	16268.63	5.03	0.49	2.84	40.94
H4	云南	11.89	10138.87	487.2	15.06	21355.84	18548.23	25858.71	4.84	0.59	3.51	51.78
H5	湖南	43.59	25833.39	505.77	16.77	38490.18	25689.25	41298.92	4	1.32	5.35	87.44
H6	云南	11.37	17469.74	605.28	11.73	33545.14	36950.5	34700.3	4.05	0.69	3.72	42.27
H7	云南	16.05	18968.26	190.02	13.16	32017.1	36064.42	34609.65	5.41	2.15	2.19	46.96
H8	广东	23.72	11748.25	782.78	12.89	32928.7	37280.82	37073.74	4.63	0.67	3.19	80.41
H9	广西	11.84	8983.13	654.51	12.54	27027.66	40182.18	29799.92	4.72	0.43	4.08	59.27
H10	云南	7.27	21073.65	395.16	22.57	32185.09	33044.09	24860.17	5.02	0.49	1.61	36.18
H11	广西	49.24	17111.36	505.08	28.74	27173.64	27629.32	70447.52	3.16	2.22	9.17	115.06
H12	云南	106.38	31010.43	21.42	111.09	17940.42	6247.26	209519.96	9.04	44.12	3.95	100.19
H13	四川	42.46	21266.91	415.41	9.99	27856.17	16065	35228.5	3.76	1.52	7.17	126.51
H14	广东	28.2	19517.75	577.89	10.23	37718.22	25443.76	75133.32	4.53	0.51	3.19	85.95
H15	云南	15.44	11845.61	628.05	9.26	22951.12	37498.4	29003.67	4.31	0.94	2.26	43.52
H16	广西	10.1	10221.73	688.52	4.26	21478.09	31118.53	25661.23	4.35	0.24	1.49	25.35

表 4-11　不同产地诃子的 GRA 和 TOPSIS 分析结果

样品编号	GRA			TOPSIS 分析		
	r_i	r_i 排序	r_i 差异（%）	C_i	C_i 排序	C_i 差异（%）
H1	0.4271	7	34.3	0.2961	3	59.1
H2	0.3102	16	84.9	0.179	14	75.3
H3	0.3893	11	47.3	0.2473	8	65.9
H4	0.3457	14	65.9	0.1588	16	78.1
H5	0.4675	3	22.6	0.2919	5	59.7
H6	0.4066	8	41	0.222	10	69.4
H7	0.3946	10	45.3	0.2022	12	72.1
H8	0.4296	6	33.5	0.2507	7	65.4
H9	0.4016	9	42.8	0.2232	9	69.2
H10	0.3823	12	50	0.2039	11	71.9
H11	0.4765	2	20.3	0.3551	2	51
H12	0.5734	1	0	0.725	1	0
H13	0.4405	5	30.2	0.293	4	59.6
H14	0.4418	4	29.8	0.264	6	63.6
H15	0.3715	13	54.3	0.1984	13	72.6
H16	0.3334	15	72	0.1773	15	75.5

三、不同炮制方式对诃子化学成分的影响

现代研究表明，中药炮制对中药的化学成分和药理作用有着显著的影响。炮制可以改变中药化学成分的含量和种类。其中化学成分的改变主要通过分解反应、异构化反应、氧化反应、置换反应、缩合反应等途径来实现量和质的改变。研究显示，诃子不同炮制品其鞣质类、没食子酸、多糖类、有机元素等成分均可发生不同程度的变化。

庄玉坚比较了诃子生品和炮制品中没食子酸的含量，结果显示诃子经炒、砂烫、麦麸煨过之后的炮制品中没食子酸的含量均较生品高，其含量由高到低依次为：砂烫诃子＞麦麸煨诃子＞炒诃子＞生诃子。由此说明，诃子经炮制受热后，

其中具有止泻作用的鞣质含量增加，而具有致泻作用的双蒽醌类化合物受热分解，含量减少，因此增加了其涩性及固肠止泻作用。

张超考察了不同炮制方法对诃子酚酸类含量的影响，结果显示不同炮制品中没食子酸的含量大小依次为：面煨＞麸煨＞清炒≈烘制＞生品。诃子经加热炮制后，其中的游离没食子酸含量增加，但增加幅度不同，以麸煨（12.94%）和面煨（19.71%）制法增加较多（表4-12）。

温聪聪等考察炮制前后诃子中多糖含量的变化，结果显示炮制后的诃子中多糖均有不同程度的增加（表4-13），提示多糖含量的变化可能是其煨后固肠止泻作用增强的原因之一。

费文波等考察炮制前后诃子中诃黎勒酸含量的变化，结果显示与生品比较，诃子藏医特殊炮制后诃子酸的含量均有一定变化，其中茜草制诃子中诃子酸的含量降低50.18%，白狼毒制诃子中诃子酸的含量降低17.32%（表4-14）。

杨武杰等探究了不同炮制方法对诃子中8种成分含量变化的影响，结果显示，与生品比较，诃子不同炮制品中8种成分的含量均发生了变化。其中8种成分总含量及安石榴苷、柯里拉京、诃黎勒酸、1,2,3,4,6-O-五没食子酰葡萄糖、诃子酸的含量，诃子炮制品较诃子生品中降低，且诃子炒炭品、酒蒸品中的成分含量变化更加明显。诃子生品与炮制品之间的主要差异成分为诃子酸、诃黎勒酸、没食子酸和鞣花酸（表4-15）。

李华爽等考察了诃子生品及其清炒、麸煨、砂烫、烘制4种炮制品中26种无机元素的含量差异，结果显示，除Na在诃子清炒品中的含量增加外，Mg、K、Ca、Cr、Mn、Co、Ni、Zr、Ba在清炒品中的含量均有不同程度的降低；V、Fe、Se在清炒品、烘制品中的含量增加，在麸煨品和砂烫品中含量降低；Al、Sc在清炒品中的含量增加，在麸煨品、砂烫品和烘制品中含量降低；B在清炒品中的含量降低，在麸煨品、砂烫品、烘制品中的含量增加；Zn在清炒品、麸煨品、砂烫品中的含量降低，在烘制品中含量升高；Ga在砂烫品中的含量升高，在清炒品、麸煨品和烘制品中的含量降低；Mo在清炒品和烘制品中的含量变化不大，在麸煨品中的含量降低，在砂烫品中的含量升高；Bi在4种炮制品中的含量无明显变化。对重金属转移率以一、二级风险评估，提示生品、清炒品、麸煨品中Pb元素，砂烫品中As元素有重金属暴露风险，在使用过程中应重点注意（表4-16）。

表 4-12　不同炮制品诃子中没食子酸的含量

样品	没食子酸含量（mg/g）	RSD（%）
生诃子	23.49	1.28
清炒诃子	24.62	1.96
麸煨诃子	26.53	0.53
面煨诃子	28.12	1.16
80℃烘诃子	23.78	1.24
105℃烘诃子	24.83	0.97
120℃烘诃子	25.20	0.77
130℃烘诃子	24.98	1.85

表 4-13　诃子炮制前后多糖的含量

样品序号	药材产地	多糖含量（%）	
		生品	炮制品
S1	云南	10.64	10.79
S2	云南（丽江）	4.66	5.73
S3	云南	8.98	9.47
S4	广东	5.69	7.87
S5	广西	5.37	6.85
S6	新疆（金诃子）	4.35	5.17
S7	新疆（草诃子）	8.29	10.35
S8	印度（进口）	4.51	6.28

表 4-14　诃子炮制前后诃黎勒酸、番泻苷 A、没食子酸的含量

样品	诃黎勒酸（%）	没食子酸（%）	番泻苷 A（%）
生品	0.4591	4.54	0.0738
茜草制	0.2287	7.40	0.0655
白狼毒	0.3796	8.74	0.0258

表 4-15　诃子生品及不同炮制品中 8 种成分的含量（mg/g）

待测成分	生品	煻灰火煨品	单炒品	麸煨品	砂烫品	炒炭品	酒蒸品
诃子次酸	18.82	23.14	16.59	13.97	18.9	1.61	46.34
没食子酸	8.49	14.75	22.46	35.7	26.21	12.07	31.71

续表

待测成分	生品	燶灰火煨品	单炒品	麸煨品	砂烫品	炒炭品	酒蒸品
安石榴苷	30.19	22.75	17.76	14.58	17.8	1.95	5.88
柯里拉京	30.87	29.55	22.69	19.39	22.13	3.16	3.27
诃黎勒酸	129.51	125.71	104.26	94.18	112	4.96	6.37
鞣花酸	73.6	70.26	108.09	118.86	107.44	273.15	44.54
1,2,3,4,6-*O*-五没食子酰葡萄糖	17.01	17.10	10.14	6.44	10.40	0.61	1.89
诃子酸	223.93	184.79	186.97	108.39	184.88	6.17	1.31
总含量	532.42	488.05	488.96	411.51	499.76	303.68	141.31

表 4-16 24 个元素在诃子生品与炮制品种的变化情况（ mg/kg ）

序号	元素	生品	清炒品	麸煨品	砂烫品	烘制品
1	Na	21.5097	30.4278	19.8238	21.3557	16.4925
2	Mg	1176.3281	650.7185	946.2082	655.7948	642.3234
3	K	22267.5058	16053.7956	13228.3544	13653.5266	15140.9087
4	Ca	1603.4216	919.5573	702.3204	809.9673	771.9552
5	B	7.0569	4.9191	8.7248	10.0626	8.4733
6	Al	275.8206	303.2915	96.435	186.68	203.956
7	Sc	0.0695	0.0768	0.0221	0.0594	0.0548
8	V	0.4687	0.6246	0.1736	0.4519	0.5300
9	Cr	8.1603	5.132	3.3458	5.307	5.8428
10	Mn	11.0693	8.7504	6.3000	9.3221	5.8497
11	Fe	181.8382	226.188	109.7678	177.9966	199.7256
12	Co	0.2241	0.1547	0.1055	0.1437	0.1783
13	Ni	2.6213	1.2911	1.8542	0.6205	1.3023
14	Zn	25.3362	20.7763	17.5288	12.3525	34.8666
15	Ga	0.1353	0.1339	0.0485	0.2309	0.1312
16	Se	0.3618	0.3945	0.2163	0.1768	0.4004
17	Zr	0.2234	0.1959	0.0955	0.1508	0.1922

续表

序号	元素	生品	清炒品	麸煨品	砂烫品	烘制品
18	Mo	0.029	0.0294	0.0192	1.2189	0.0278
19	Ba	8.1838	6.747	4.8405	2.3445	7.1989
20	Bi	0.0087	0.0075	0.007	0.0078	0.0054
21	Cu	16.8275	14.3533	9.3432	8.07	7.7136
22	As	1.3681	0.2013	0.0864	2.0343	0.1497
23	Cd	0.0411	0.0425	0.5522	0.019	0.0111
24	Pb	1.8714	1.7554	4.4744	1.2742	1.2568

四、不同部位诃子化学成分分布

诃子入药部位为干燥成熟果实，在医药古籍中有"去核，研细为末""炮制去核"及"连核生用"等记载。现代药学研究以鞣质为指标，通过分析诃子肉、诃子核及全果中鞣质的含量分布，探讨诃子入药时是否需要去核，结果发现鞣质类成分主要存在于诃子肉中，在诃子核中的分布较少。

贾天柱等对诃子炮制方法进行初步研究，结果显示诃子肉中的鞣质含量为诃子核中的6.54倍（26.06%±0.2714%）；诃子核中鞣质的含量较低（3.984%±0.0241%），但如果加大用药剂量也可产生相应的止泻作用，因此若诃子带核使用需加大剂量。漏新芬等采用纸色谱及薄层色谱法对诃子肉和核的化学成分进行比较，发现两者色谱斑点具有明显差异（表4-17），因而认为诃子入药前去核是必要的。王巍等通过对不同产地诃子全果、果肉及果核中的鞣质含量进行比较，以探讨诃子入药时是否需要去核。结果显示，诃子果肉中的鞣质含量最高，全果中的含量接近果肉，果核中的含量较低（表4-18）。同时，诃子核在全果中的占比较低，提示诃子在入药前可将果核作为杂质除去。

表4-17 诃子核和诃子肉不同成分色谱斑点比较（个）

不同部位	鞣质	甾醇	蒽醌	有机酸
肉	18	6	11	3
核	8	3	1	2

表 4-18 诃子不同部位鞣质类成分含量比较

序号	产地	部位	总多酚（%）	不被吸附的多酚（%）	鞣质（%）
S1	广东	全果	36.00	2.48	33.53
		果肉	36.72	2.16	34.56
		果核	10.44	0.92	9.52
S2	广西	全果	34.50	2.21	32.29
		果肉	38.30	1.92	36.38
		果核	6.93	0.65	6.28
S3	云南	全果	15.93	2.17	13.76
		果肉	23.93	2.96	20.96
		果核	4.42	1.02	3.40
S4	云南（丽江）	全果	19.07	1.82	17.25
		果肉	30.82	1.49	29.33
		果核	6.91	1.04	5.87
S5	新疆（金诃子）	全果	31.79	2.14	29.65
		果肉	40.36	1.94	38.42
		果核	6.54	0.69	5.85
S6	新疆（草诃子）	全果	11.83	1.66	10.18
		果肉	22.8	2.05	20.75
		果核	6.07	0.88	5.19
S7	云南	全果	15.22	2.16	13.06
		果肉	16.65	2.46	14.19
		果核	4.76	0.86	3.90
S8	印度（进口）	全果	38.98	1.80	37.18
		果肉	41.25	1.90	39.35
		果核	7.42	0.52	6.89

五、不同采收期诃子化学成分的影响

中药材在不同生长发育阶段，其植株中化学成分的积累水平是有差异的。中药材的最佳采收期对其质量和疗效有直接的影响。果实类中药采收期以在自然成熟或将近成熟时采收较好。杨竞生等通过分析不同成熟度的诃子中鞣质含量变化，得出未成熟诃子中的鞣质含量较高，但进一步结合每粒所含总鞣质含量的结果，得出较老的诃子鞣质含量为较嫩者的 4～5 倍，因此仍认为采收成熟期的诃子最佳（表 4-19）。

表 4-19 不同成熟期诃子中鞣质的含量

序号	成熟度	加工方式	鞣质含量（%）	百粒总鞣质（g）	每粒含鞣质的比例关系
1	较老（近成熟）	水烫	25.47	122.3	3.4
2		未烫	23.6	101.6	2.82
3		水烫	28.12	58.03	1.62
4	较嫩（1/4 成熟）	未烫	25.5	59.6	1.66
5		烘熟	24.66	58.9	1.64
6		水烫	37	37.92	1.05
7	嫩（未成熟）	未烫	37.36	35.99	1.00
8		烘熟	35.78	39.86	1.11

六、加工方式对诃子成分的影响

中药材产地加工是影响中药安全性和有效性的源头工序，不同的加工方式对药材品质和药性有一定影响。当前诃子果实炮制方式多为阳光下晒干或是将生果放沸水中，烫 5 分钟后取出晒干。杨竞生等考察水烫干燥、未烫干燥、烘熟干燥三种加工方法对诃子鞣质类成分含量的影响，研究发现水烫 5 分钟的诃子成品色泽较好，且鞣质含量高于其他两种加工方式，分析原因可能是水烫能破坏分解鞣质的酶（表 4-19）。常玉清等采用熵权法和灰色关联度分析法分析不同加工方式下诃子药材的质量，结果显示，不同加工方式下诃子中鞣质的含量波动较大，杀青时间的长短对鞣质的含量影响较大，其中含量最低的是经沸水烫 3 分钟后于 70℃烘干的诃子药材，含量最高的是经沸水烫 5 分钟后于 70℃烘干的绒毛诃子药材；不同加工方式下没食子酸的含量波动较小，其中经沸水烫 3 分钟后于 60℃烘干的诃子药材含量最低，不烫于 70℃烘干的绒毛诃子药材含量最低（表 4-20）。

表 4-20 不同加工方式诃子中鞣质和没食子酸的含量

序号	加工方式	鞣质质量分数（%）	没食子酸质量分数（%）
1	自然晾晒干	15.74	2.56
2	沸水烫 3 分钟 + 晾晒干	9.88	2.29
3	沸水烫 3 分钟 +60℃烘干	13.15	2.25
4	沸水烫 3 分钟 +70℃烘干	9.60	3.42
5	沸水烫 5 分钟 + 晾晒干	10.87	3.14
6	沸水烫 7 分钟 + 晾晒干	11.55	2.26
7	自然晾晒干	18.46	3.05
8	不烫 +60℃烘干	15.49	2.94
9	不烫 +70℃烘干	15.87	5.54
10	不烫 +80℃烘干	13.91	3.26
11	沸水烫 3 分钟 + 晾晒干	10.99	2.92
12	沸水烫 3 分钟 +60℃烘干	14.38	2.25
13	沸水烫 3 分钟 +70℃烘干	14.24	3.81
14	沸水烫 3 分钟 +80℃烘干	14.87	3.31
15	沸水烫 5 分钟 + 晾晒干	19.17	3.02
16	沸水烫 5 分钟 +60℃烘干	17.69	3.37
17	沸水烫 5 分钟 +70℃烘干	22.56	3.04
18	沸水烫 5 分钟 +80℃烘干	14.6	2.51
19	沸水烫 7 分钟 + 晾晒干	16.13	2.33
20	沸水烫 7 分钟 +60℃烘干	17.69	3.21
21	沸水烫 7 分钟 +80℃烘干	12.73	2.99

　　诃子被广泛用于各种传统医学体系疾病的治疗。当前从诃子中分离得到的化合物有鞣质类、萜类、黄酮类、挥发油等，其中研究最广泛的成分为鞣质及酚酸类，对其他成分的研究较少，且对于其作用物质是单一组分还是多组分相互作用并不清楚。今后应对诃子化学成分的多样性及有效性进行拓展研究，并加强对诃子活性成分筛选的研究。诃子的化学成分与其品质、产地、炮制方式、加工方式等有关，因此在对诃子质量评价研究中应综合考虑多方面因素。

参考文献

［1］杨永康，格桑索朗，吴家坤.诃子、毛诃子和余甘子的植物分类研究和药学特性综述［J］.中国医学生物技术应用，2004（1）：14-28.

［2］薛旭，武晓丽，丁自勉，等.诃子基原物种及其混伪品的形态鉴别与分子鉴定［J］.中国现代中药，2024，26（5）：780-787.

［3］董婉绒，崔雨，刘恬恬，等.诃子化学成分及药理活性研究进展［J］.中成药，2024，46（4）：1237-1245.

［4］常玉清，普学富，朱新焰，等.诃子化学成分与药理活性研究进展［J］.辽宁中医药大学学报，2024，26（8）：120-127.

［5］朱萱萱，白璐，刘晓谦，等.近十年来中药鞣质的研究进展［J］.中国中药杂志，2021，46（24）：6353-6365.

［6］Reddy B，Rao N，Rarnesh M.Chemical investigation of the fruits of Terminalia chebula Retz［J］.Int J Pharmacogn，1994，32（4）：352-356.

［7］Čulenová M，Sychrová A，Hassan S T S，et al.Multiple In vitro biological effects of phenolic compounds from Morus alba root bark［J］.J Ethnopharmacol.，2020，248：112296.

［8］周坤，简平，梁文仪，等.基于 UPLC-Q-Exactive Orbitrap-MS 分析藏药诃子与毛诃子化学成分［J］.质谱学报，2020，41（3）：254-267.

［9］简平，亓旗，周坤，等.藏药诃子化学成分的高效液相色谱 - 质谱联用技术快速鉴定研究［J］.世界科学技术 - 中医药现代化，2018，20（9）：1627-1637.

［10］张媛媛，曾慧婷，袁源见，等.藏药诃子的化学成分与药理活性研究进展［J］.中国药房，2018，2（14）：2002-2006.

［11］Lee Y D，Yang H，Kim W H，et al.New polyhydroxytriterpenoid derivatives from fruits of Terminalia chebula Retz. and their α -glucosidase and α -amylase inhibitory activity［J］.Bioorganic & Medicinal Chemistry Letters，2017，27（1）：34-39.

［12］Lee D Y，Kim H W，Yang H，et al.Hydrolyzable tannins from the fruits of Terminalia chebula Retz and their α -glucosidase inhibitory activities［J］.Phytochemistry，2017，137：109-116.

[13] 杨雁. 诃子化学成分、生物活性及分析方法研究进展 [J]. 西藏科技，2016（9）：34-39.

[14] 王嘉伦，王培杰，易智威，等. 诃子的化学成分、药理作用及炮制配伍应用研究进展 [J]. 中医药信息，2016，33（3）：123-126.

[15] Pellati F, Bruni R, Righi D, et al.Metabolite profiling of polyphenols in a Terminalia chebula Retzius ayurvedic decoction and evaluation of its chemopreventive activity [J]. Journal of Ethnopharmacology, 2013, 147（2）: 277-285.

[16] 阳小勇，唐荣平. 诃子化学成分的研究 [J]. 西昌学院学报（自然科学版），2012，26（2）：65-66.

[17] 刘芳，秦红飞，刘松青. 诃子化学成分与药理活性研究进展 [J]. 中国药房，2012，23（7）：670-672.

[18] Pfundstein B, Desouky E K S, Hull E W, et al.Polyphenolic compounds in the fruits of Egyptian medicinal plants（Terminalia bellerica, Terminalia chebula and Terminalia horrida）: Characterization, quantitation and determination of antioxidant capacities [J]. Phytochemistry, 2010, 71（10）: 1132-1148.

[19] 张海龙，陈凯，裴月湖，等. 诃子化学成分的研究 [J]. 沈阳药科大学学报，2001，18（6）：417-418.

[20] 卢普平，刘星堦，李兴从，等. 诃子三萜成分的研究 [J]. 植物学报，1992（2）：126-132.

[21] Mena P, Calani L, Bruni R, et al.Bioactivation of high-molecular-weight polyphenols by the gut microbiome [M]. Diet-microbe interactions in the gut. Academic Press.2015: 73-101.

[22] Asnaashari M, Farhoosh R, Sharif A.Antioxidant activity of gallic acid and methyl gallate in triacylglycerols of Kilka fish oil and its oil-in-water emulsion [J]. Food chemistry, 2014, 159: 439-444.

[23] Gangadhar M, Bhavana P, Datta S, et al.Effect of Epigallocatechin gallate isolated from Terminalia Bellerica fruit rind on glucoamylase activity in vitro [J]. Journal of Applied Pharmaceutical Science, 2011,（Issue）: 115-117.

[24] Kim M S, Lee D Y, Sung S H, et al.Anti-cholinesterase activities of

hydrolysable tannins and polyhydroxytriterpenoid derivatives from Terminalia chebula Retz. fruit［J］. Fruit Rec Nat Prod，2018，12（3）：284-289.

［25］Zhang H，Xia H，Liu H，et al.Rapid analysis of serum components and metabolites of Sanzi San by high performance liguid chromatography-quadrupole/electrostatic field orbitrap high resolution mass spectrometry［J］. Chinese Journal of Chromatography，2022，40（7）：653-660.

［26］夏慧敏，张慧文，刘宏，等.HPLC-Q-Exactive-MS/MS 快速鉴定蒙药三子散化学成分［J］.中国现代应用药学，2023，40（21）：3005-3014.

［27］卢普平，刘星垲，李兴从，等. 诃子三萜成分的研究［J］. Journal of Integrative Plant Biology，1992（2）：126-132.

［28］Zhang C，Jiang K，Qu S J，et al.Triterpenoids from the barks of Terminalia chebula. Journal of Asian natural products research［J］. 2015，17（10）：996-1001.

［29］Manosroi，Aranya，Jantrawut，et al. Biological activities of phenolic compounds and triterpenoids from the galls of Terminalia chebula. Chemistry&biodiversity［J］. 2013，10（8）：1448-1463.

［30］Wang Wei，Ali，Zuliqar，Li，et al.Triterpenoids from two Terminalia species［J］. Planta medica，2010，76（15）：1-6.

［31］Lee D Y，Yang H，Kim，Hyun W，et al.New polyhydroxytriterpenoid derivatives from fruits of Terminalia chebula Retz. and their α-glucosidase and α-amylase inhibitory activity［J］. Bioorganic & medicinal chemistry letters，2016，27（1）：34-39.

［32］Zhang，Xiao R，Qiao，Y J，Zhu，H T .et al.Multiple in vitro biological effects of phenolic compounds from Terminalia chebula var. tomentella［J］. Journal of ethnopharmacology，2021，275.

［33］谭鹏，周永峰，黄浩洲，等. 基于顶空 - 固相微萃取 - 气相色谱 - 三重四极杆质谱联用的诃子挥发性成分分析［J］. 中草药，2021，52（11）：3398-3407.

［34］赵华杰，葛丽霞，颜冰，等. 诃子挥发性成分的提取与分析［J］. 香料香精化妆品，2020（5）：1-4，10.

［35］芦燕玲，李干鹏，李亮星，等. 气相色谱 - 质谱法测定诃子中挥发性成分

　　　［J］. 理化检验（化学分册），2013，49（3）：354-357.

［36］林励，徐鸿华，刘军民，等. 诃子挥发性成分的研究［J］. 中药材，1996
　　　（9）：462-463.

［37］Barthakur N.Nutritive value of the chebulic myrobalan（Tenninalia chebula
　　　Retz.）and its potential food source［J］. Food Chem，1991，40（2）：2132-
　　　2191.

［38］Singh A，Bajpai V，Kumar S，et al.Comparative profiling of phenolic
　　　compounds from different plant parts of six Terminalia species by liquid
　　　chromatography-tandem mass spectrometry with chemometric analysis［J］. Ind
　　　Crop Prod，2016，87：236-246.

［39］于姝燕，成丽，代慧子，等. 蒙药诃子中总黄酮的提取方法比较及工艺优
　　　化［J］. 化学研究与应用，2016，28（5）：654-658.

［40］Barthakur N N，Arnold N P.Nutritive value of the chebulic myrobalan（Terminalia
　　　chebula Retz.）and its potential as a food source［J］. Food chemistry，1991，
　　　40（2）：213-219.

［41］林励，徐鸿华，王乃规，等. 不同品种及采收期诃子质量研究［J］. 中国
　　　中药杂志，1997（3）：21-23.

［42］李国卫，索彩仙，吴文平，等. 基于多元统计分析的不同诃子属药材多指
　　　标成分研究［J］. 天然产物研究与开发，2021，33（1）：23-33.

［43］李先端，顾雪竹，肖碧英，等. 绒毛诃子与诃子质量评价与比较［J］. 中
　　　国实验方剂学杂志，2010，16（17）：48-52.

［44］张媛媛，乾康，高淑婷，等. 高效液相色谱法测定不同产地藏药诃子中
　　　7种鞣质类有效成分的含量［J］. 中国药学杂志，2017，52（12）：1073-
　　　1082.

［45］久欣，李君，张慧文，等. 不同产地诃子中11种成分的含量测定及其化学
　　　计量学综合评价［J］. 中国药房，2022，33（3）：299-307.

［46］张淑娟，张育贵，辛二旦，等. 中药炮制对中药化学成分及药理作用的影
　　　响［J］. 中兽医医药杂志，2020，39（2）：40-42.

［47］庄玉坚. 诃子炮制品鞣质类成分指纹图谱及药效学比较研究［D］. 广州：
　　　广州中医药大学，2009.

［48］张超. 不同炮制方法对诃子中没食子酸含量的影响［J］. 山东中医杂志，

2014, 33 (8): 668-670.

[49] 温聪聪, 梁世凯, 曹美娇, 等. 诃子炮制前后多糖的含量变化研究 [J]. 广州化工, 2016, 44 (23): 57-59.

[50] 费文波, 梁晓霞, 何敏. 不同藏药炮制方法对诃子中诃子酸含量的影响 (英文) [J]. Journal of Chinese Pharmaceutical Sciences, 2017, 26 (3): 230-234.

[51] 杨武杰, 郝季, 鞠成国, 等. 基于指纹图谱、抗氧化谱效相关性及多成分含量的诃子炮制方法优选 [J]. 中国药房, 2023, 34 (19): 2371-2377.

[52] 李华爽, 姜媛媛, 余少君, 等. ICP-MS 测定诃子炮制前后无机元素含量及安全性评价 [J]. 中国现代中药, 2024, 26 (5): 848-855.

[53] 漏新芬, 孙红祥. 中药诃子去核研究 [J]. 中国现代应用药学, 1999 (4): 30-31.

[54] 王巍, 解世全, 鞠成国, 等. 不同产地诃子全果、果肉及果核中鞣质的含量测定 [J]. 广州化工, 2014, 42 (22): 131-133.

[55] 贾天柱, 王喆星, 刘彩田, 等. 诃子炮制的初步研究 [J]. 中成药研究, 1984 (11): 14-16.

[56] 刘磊, 杨大宇, 张晓燕, 等. 中药材产地加工研究现状及现代研究特点探讨 [J]. 时珍国医国药, 2021, 32 (12): 2956-2958.

[57] 杨竞生, 吴大奎. 云南诃子采收加工与鞣质含量的比较分析 [J]. 云南医学杂志, 1963 (2): 36-37.

[58] 常玉清, 普学富, 朱新焰, 等. 基于熵权法和灰色关联度分析法的不同加工方式诃子药材质量评价 [J]. 中国现代中药, 2023, 25 (12): 2464-2470.

第五章 诃子的药理作用

诃子是使君子科植物诃子 *Terminalia chebula* Retz. 及其变种绒毛诃子 *Terminalia chebula* Retz. var. *tomentella* Kurt. 的干燥成熟果实。近年来，药理学研究进一步揭示了其抗氧化、抗病原微生物、降血糖、抗炎、神经保护和抗肿瘤等多种药理活性，为其在现代医学中的应用提供了科学依据。本章节综述了近年来关于诃子药理作用的相关研究，为诃子资源的进一步开发和利用提供参考。

第一节 抗氧化作用

活性氧（ROS）的积累会导致细胞内 DNA 氧化损伤、蛋白质氧化、脂质过氧化和抗氧化酶失活，从而导致许多慢性疾病，如癌症、炎症、糖尿病、心血管疾病等。诃子的叶、树皮和果实中存在多种酚类和黄酮类化合物，使其提取物具有良好的抗氧化活性，如具有清除自由基、抗脂质过氧化、清除过氧化氢等作用。

一、诃子提取物的抗氧化研究

（一）抗脂质过氧化

诃子的成分（如鞣花酸、诃子宁、诃子酸和 1,6- 二 -*O*- 没食子酰基 -β-D-葡萄糖等）被氯仿、乙醇、正丁醇或水提取后，能够有效降低脂质过氧化物酶水平。王金华发现，在硫酸亚铁 / 半胱氨酸诱导的脂质过氧化损伤模型中，诃子提取物可呈剂量依赖性地抑制脂质过氧化，其中 12.5μg/mL 的诃子乙醇提取物对丙二醛（MDA）生成的抑制率达 55.12%，优于同浓度下维生素 E 的抗氧化效果，表明诃子具有较强的抗氧化能力。Sadeghnia 发现，诃子乙醇提取物预处理可以减轻脂质过氧化，缓解喹啉酸诱导的氧化性细胞损伤，具体表现为减少 PC-12 大鼠肾上腺嗜铬细胞瘤细胞系和 OLN-93 大鼠少突胶质前体细胞系内 ROS、一氧化氮（NO）和 MDA 的生成，保护 DNA 免受氧化损伤，抑制细胞凋亡。Ramgopal 等发现，诃子醇提物（200mg/kg）可有效提升高脂血症大鼠肝脏组织中超氧化物歧化酶（SOD）和过氧化氢酶（CAT）的活力，提升率分别为 62% 和 53%；其对高脂血症大鼠肝脏组织中 MDA 的清除率为 49%。

Naik 的研究表明，诃子的水提取物是辐射诱导的脂质过氧化和超氧化物歧化酶损伤的有效抑制剂，其机制可能与保护质粒 DNA（pBR322）免受 γ 辐射诱导的链断裂有关。Dixit D 等也发现了诃子对 γ 辐射引起的大鼠氧化应激具有一定的保护作用。他们通过自由基清除能力、铁还原抗氧化能力、金属螯合能力和质粒 DNA 损伤抑制能力检测其抗氧化活性，结果发现，大鼠在接受 γ 辐射之前补充诃子提取物（80mg/kg）可显著提高其内源性脾脏的集落形成单位计数，降低外周血中辐射诱导的细胞 DNA 损伤，减少肠道细胞死亡。

诃子强大的抗氧化特性可以加速伤口愈合过程。局部涂抹诃子乙醇提取物可以防止脂质过氧化，显著提高创面收缩和胶原蛋白周转速度，缩短上皮化时间，从而促进创面愈合。

（二）减轻过氧化氢（H_2O_2）所致的氧化损伤

诃子提取物可显著减轻 H_2O_2 对心肌细胞的损伤程度，其机制可能与稳定细胞膜和抗氧化有关。张东等通过检测细胞培养液中乳酸脱氢酶（LDH）、肌酸激酶（CK）的漏出量，MDA 含量和 SOD 活性来观察诃子提取物对 H_2O_2 所致心肌细胞氧化应激损伤的保护作用，结果发现，与模型组相比，诃子提取物组能显著减少心肌细胞 LDH 和 CK 的漏出量，降低培养液中 MDA 含量，提高 SOD 活性。

另外，在红细胞氧化性溶血实验中，诃子乙醇提取物被发现可浓度依赖性地抑制 H_2O_2 导致的溶血作用。在 THP-1 人单核细胞系中，Minakshi 等发现诃子对 H_2O_2 诱导的 ROS 产生具有抑制潜力，结合色谱分析得出诃子主要活性成分中的天然抗氧化剂没食子酸和鞣花酸，可能是中和过量 ROS 的物质基础。

（三）清除自由基的作用

抗氧化剂对自由基的清除率越高，其抗氧化性越强。王金华发现，在氧自由基清除实验中，随着浓度增加，诃子乙醇提取物对 1,1- 二苯基 -2- 三硝基苯肼

（DPPH）自由基的清除率逐渐增加，其中在 3μg/mL 的浓度下，其对 DPPH 自由基的清除率可达 49.52%。Kumar R 等的研究得到了类似的实验结果，在体外抗氧化实验中，诃子乙醇提取物对 DPPH、ABTS 和 NO 清除率的 IC_{50} 值分别为 2.27、6.04、4.37μg/mL。

印度的一种多草药配方 Aller-7/NR-A2，包括诃子、余甘子、毗黎勒、合欢花、胡椒、姜和荜茇 7 种药用植物，具有良好的抗氧化性。D'Souza P 发现该配方可提高动物的总抗氧化能力和 SOD 水平，减少 MDA 和单胺氧化酶 B（MAO-B）的含量。该配方还可以减少自由基诱导的溶血模型和脂多糖刺激的小鼠巨噬细胞模型的 NO 释放。

据报道，有毒物质和一些药物的毒副作用可能干扰细胞色素 P450 系统，产生过氧自由基和羟基自由基，刺激肝脏中的脂质过氧化并导致谷胱甘肽（GSH）减少，二硫化谷胱甘肽（GSSG）转化率升高。诃子提取物可以清除这些自由基并减少自由基对 GSH 的氧化消耗，从而导致 GSH/GSSG 比例增加。

二、诃子抗氧化活性成分研究

诃子果实的甲醇提取物富含总萜类化合物，水提取物富含总酚和鞣质，而诃子叶瘿的乙醇提取物具有较高的总酚和类黄酮，这提示诃子不同部位的抗氧化活性存在差异。Bajpai M 通过研究诃子不同部位的甲醇提取物的抗氧化活性，发现诃子树皮的抗氧化活性（85.2%±1.1%）明显高于其叶和果（分别为 80.1%±0.9% 和 79.8%±0.5%）。

通过芬顿反应和超氧离子自由基实验，贝玉祥发现诃子中的多酚具有很强的抗氧化功能，可以有效地抵抗卵磷脂质过氧化损伤。而 Gupta A 等研究发现，鞣花酸和诃子提取物能够有效减轻长期使用双氯芬酸造成的氧化应激，以及由此产生的肝毒性。王双等通过微波法从诃子中分离出一种具有强大抗氧化活性的氧自由基清除剂，其对自由基的清除作用大小依次为：DPPH 自由基＞超氧阴离子＞羟自由基。而且该氧化自由基清除剂还能够防止金黄色葡萄球菌、白念珠菌的生长。来自诃子果实的抗氧化蛋白 TCP-Ⅲ 可以抵消或淬灭 ROS，降低促氧化剂对细胞造成的损伤。

从诃子干果中分离得到的中性多糖（命名为 TFP-α）是一种呈多孔片状的支链淀粉性多糖（α-Glc ＞ 70%，534.9kDa，PDI1.36）。Hye Kyoung Jeong 等发现 TFP-α 可有效清除 DPPH 自由基和超氧自由基，具有还原能力，可以作为一种天然的抗氧化剂。

诃子氯仿提取物 2 号（CHL2）是通过顺序法制备的诃子果实氯仿提取物。Walia H 等发现其具有较强的供氢能力和自由基清除活性，可参与亚铁－亚铁嗪复合物的形成过程，其中多酚类物质的作用至关重要。"CHL2"中的多酚可以与羟基自由基结合，将其转化为水分子并抑制 MDA 的产生，或者螯合活性铁位点，从而有效抑制芬顿反应的发生。

第二节　抗病原微生物作用

世界卫生组织指出，当细菌、病毒、真菌和寄生虫随着时间的推移发生变化，不再对药物产生反应，使感染更难治疗，疾病传播、加重和死亡的风险增加时，就会出现抗微生物药物耐药性。多项药理学证据表明，诃子具有显著而广泛的抗细菌、抗病毒、抗部分真菌和寄生虫的病原微生物抑制活性。

一、抗细菌活性

（一）诃子提取物的抗细菌活性

诃子（冷水、热水和乙醇）提取液能够抑制多种耐药性细菌的生物活性。诃子及其提取物对多种致病性革兰阳性菌和革兰阴性菌均能发挥良好的抗细菌效应。

诃子 70% 乙醇提取物可以有效抑制变形链球菌（人类口腔中常见的致龋菌）和放线杆菌（侵袭性牙周炎的主要致病菌）的生长，并且其抑制作用随浓度增加而增强。Kamal Rai Aneja 等研究了不同提取方法（丙酮、乙醇、甲醇、冷水和热水）对新鲜成熟诃子果实抑菌效果（变形链球菌、金黄色葡萄球菌、嗜酸乳杆菌 3 种致龋菌）的影响。其中，丙酮提取物的抑菌效果最强，其对变形链球菌的平均抑菌圈直径为 25.32mm，最小抑菌浓度（MIC）为 25mg/mL；对金黄色葡萄球菌的平均抑菌圈直径为 32.97mm，MIC 为 12.5mg/mL。其抑菌效果由强到弱依次为乙醇提取物＞热水提取物＞冷水提取物＝甲醇提取物。但所有提取物对嗜酸乳杆菌均无抑菌活性。这些结果提示，诃子因其整体的抗菌活性，具备作为口腔卫生产品功能性成分的开发潜力。

Jigna Parekh 等研究了不同提取溶剂（石油醚、氯仿、二甲基甲酰胺、乙醇和水）的诃子提取物对 9 种革兰阳性菌［蜡样芽孢杆菌（ATCC11778）、

巨型芽孢杆菌（ATCC9885）、枯草芽孢杆菌（ATCC6633）、红棒状杆菌
（ATCC14898）、黄微球菌（ATCC10240）、金黄色葡萄球菌（ATCC25923）、金
黄色葡萄球菌（ATCC29737）、表皮葡萄球菌（ATCC12228）、亚法葡萄球菌
（NCIM2178）]和14种革兰阴性菌[粪产碱杆菌（ATCC8750）、弗氏柠檬酸杆
菌（ATCC10787）、产气肠杆菌（ATCC13048）、大肠埃希菌（ATCC25922）、
产气克雷伯菌（NCTC418）、肺炎克雷伯菌（NCIM2719）、奇异变形杆
菌（NCIM2241）、变形杆菌（NCIM204）、寻常变形杆菌（NCTC8313）、铜
绿假单胞菌（ATCC27853）、食油假单胞菌（ATCC17440）、恶臭假单胞菌
（ATCC12842）、睾酮假单胞菌（NCIM5098）、鼠伤寒沙门菌（ATCC23564）]的
抑菌效果，结果表明，每种提取物对实验中的细菌均有抑制作用，其中乙醇提取
物的抗菌活性最高，石油醚和氯仿提取物的抗菌活性最低，但任何提取物均未显
示出抗真菌活性。

诃子的抗菌特性也体现在其加速伤口愈合的有益作用上。金黄色葡萄球菌和
克雷伯菌是手术后伤口细菌感染的主要病原菌。Suguna等发现诃子对这两种细
菌均有抑制作用，可以促进大鼠伤口愈合。用诃子叶片乙醇提取物局部治疗，可
以显著提高创面肉芽组织中总蛋白、己糖胺和醛酸等基质分子、完整DNA和胶
原蛋白的含量，并增加抗拉强度，加速创面收缩速度。Nasiri等在诃子乙醇提取
物对大鼠热水烧伤创面的治疗作用中，发现诃子比用于治疗烧伤的1%磺胺嘧啶
银乳膏更能加速伤口收缩愈合，可以加速动物模型烧伤的恢复。

此外，诃子作为安全的天然植物来源，是农业农村部《饲料原料目录》中
所列118种"其他可饲用天然植物"之一，被允许在饲料中长期添加。诃子及其
提取物在畜牧业中具有广阔的应用前景。但当前，诃子在畜牧业应用的研究还较
少。Kher发现诃子乙酸乙酯提取物对金黄色葡萄球菌、大肠埃希菌、铜绿假单
胞菌和巨大芽孢杆菌具有不同程度的体外抗菌活性，由此提出诃子乙酸乙酯提取
物可作为替代疗法，来代替抗生素应用于杂交牛的亚临床型乳腺炎。

（二）诃子衍生化合物的抗细菌活性

目前，已有研究报道了诃子衍生化合物的抗细菌活性。赵鹿等发现从诃子中
提取的黄酮类化合物对革兰阳性菌（金黄色葡萄球菌和链球菌）的抗菌活性大于
革兰阴性菌（肺炎克雷伯杆菌、铜绿假单胞菌和大肠埃希菌），且实验结果表明
在所有测试浓度下这类黄酮化合物对人类红细胞均未发现细胞毒性。

没食子酸和没食子酸乙酯是诃子对耐甲氧西林金黄色葡萄球菌抗菌作用的主要活性成分。从诃子提取物丁醇部位分离得到的乙二酸分别对大肠埃希菌和产气荚膜梭菌有中等和较强的抑制作用。然而，另一种成分鞣花酸对大肠埃希菌和产气荚膜梭菌都表现出很强的抑制活性。

Bag 等发现，从诃子中分离出的没食子苷 1,2,6-tri-O- 没食子酰 -β-D- 葡萄糖吡喃糖对耐多药尿路致病性大肠埃希菌表现出外排泵抑制活性，这可能是其抗耐多药尿路致病性大肠埃希菌的作用机制之一。

诃子来源的鞣花酸及其结构衍生物显示出对多聚磷酸激酶 -1（PPK-1）的抑制活性。PPK-1 在细菌耐药和应激条件下的生存中发挥重要作用，是抗多重耐药感染药物研发的潜在靶点。研究表明，诃子鞣花酸及其结构衍生物可使 PPK-1 基因表达降低 93%，同时还可使负责微生物存活基因转录的 RpoS 蛋白表达减少，这不但增加了铜绿假单胞菌对体外应激条件的敏感性，还降低了铜绿假单胞菌对哌拉西林的耐受性。

从诃子中分离出的没食子酸甲酯（Methyl gallate，MG）显示出对志贺菌属具有抑菌活性。Acharyya 等测试了 MG 对耐多药志贺菌的杀菌活性，并与包括氟喹诺酮在内的其他常用药物进行比较，发现 MG 可使志贺菌内外膜全部崩解、胞质内容物渗漏。MG 和四环素作用于人宫颈癌 HeLa 细胞 24 小时后的积累水平高于环丙沙星和萘啶酸（胞内 / 胞外抗生素浓度比：MG≈ 四环素＞环丙沙星 ≈萘啶酸）。在 4 倍最小杀菌浓度的 MG 作用下，细胞内志贺菌的存活数量呈时间依赖性下降，20 小时内减少至零。MG 可以用于治疗由多重耐药志贺菌属引起的严重感染，特别是那些对大多数推荐抗生素耐药 / 降低敏感性的感染。

二、抗病毒活性

诃子含有直接抗病毒的活性物质，可能成为新型抗病毒药物的来源。一些研究已经证实，诃子对单纯疱疹病毒、人类免疫缺陷病毒、乙型肝炎病毒等病毒感染性疾病具有抑制作用。

（一）抗单纯疱疹病毒

单纯疱疹病毒（HSV）是疱疹病毒的典型代表，由于其感染急性期发生水疱性皮炎，即单纯疱疹而得名。HSV 能引起人类多种疾病，如龈口炎、角膜结膜炎、脑炎，以及生殖系统感染和新生儿感染。根据抗原性的差别，HSV 可分为 HSV-1 和 HSV-2 两种血清型。Kurokawa 等的研究报道，与用于治疗 HSV 感染的标准药物阿昔洛韦相比，诃子与阿昔洛韦联合使用在体内和体外对 HSV-1 感染可表现出更强的抗病毒活性，这可以从小鼠大脑中病毒产量的减少中得到直接证据。另有研究发现，从诃子中提取的诃子酸和诃黎勒酸可以通过抑制病毒附着和渗透到宿主细胞中，对 HSV-2 发挥比阿昔洛韦更直接的抗病毒作用和效率。

Lin 从诃子干果中分离得到两种水解鞣质——安石榴苷和诃黎勒酸，它们通过靶向和灭活 HSV-1 病毒成分来抑制 HSV-1 进入人非小细胞肺癌细胞系（A549），从而避免渗透、结合、细胞间传播和继发感染。

（二）抗人类免疫缺陷病毒

艾滋病又称获得性免疫缺陷综合征（AIDS），是由人类免疫缺陷病毒（HIV）引发的全身性疾病，其常见类型包括 HIV-1 型和 HIV-2 型，其中 HIV-1 型在中国居主导地位。Ahn 等的研究发现，诃子果实提取物的乙酸乙酯部分可以抑制 HIV-1 整合酶的 3' 端加工活性（IC_{50}，10.3μg/mL），并用生物测定法分离出了诃子中四种 HIV-1 整合酶抑制剂，包括没食子酸和三种没食子酰葡萄糖。HIV-1 整合酶是这种病毒生命周期中的一个关键酶，它最初从线性病毒 DNA 的 3' 端去除两个核苷酸碱基（加工过程），然后切割宿主 DNA 并将其 5' 端交换成病毒 DNA（整合过程）。从这个角度看，抑制这种酶可能对 AIDS 的治疗有效。另外，通过与不含相应片段化合物的活性比较，发现没食子酰葡萄糖片段在抑制这些化合物的 HIV-1 整合酶的 3' 端加工中起重要作用。

（三）抗乙型肝炎病毒

根据 Kim 等的文献报道，诃子通过降低细胞外乙型肝炎病毒（HBV）粒子的 DNA 水平，显示出对 HBV 的显著抑制作用，这提示其未来可能被用作有效的抗 HBV 药物。该研究以表达 HBV 病毒的人肝癌细胞系 HepG2 作为体外培养系统，分别对诃子、地榆、倒生根和大黄水提取物的抗病毒作用展开实验。治疗 8 天后，通过检测 HepG2 细胞外培养基中 HBV DNA 和表面抗原（HBsAg）水平，研究各提取物对 HBV 增殖的抑制作用。结果发现，所有提取物在浓度范围为 64 ～ 128g/mL 时均能降低细胞外 HBV 病毒粒子的 DNA 水平，并呈剂量依赖性地抑制 HBsAg 的分泌。其中诃子表现出的抗 HBV 活性最显著。

（四）抗呼吸道合胞病毒

呼吸道合胞病毒（RSV）属于副黏病毒科的肺病毒属，其主要引起 6 月龄以下婴儿的细支气管炎和肺炎等下呼吸道感染，以及较大儿童和成人的鼻炎、咽炎等上呼吸道感染。动物实验数据表明，诃子中的鞣质能减轻感染 RSV 的小鼠肺部的病变，减少病毒载量和诱导型一氧化氮合酶（iNOS）、环氧合酶 2（COX-2）、前列腺素 E_2（PGE_2）等炎症标志物的表达。有研究指出，诃子鞣质对 RSV 感染具有广谱抗病毒活性的机制涉及 IKK-NF-κB 和丝裂原活化蛋白激酶（MAPK）信号通路的下调。

（五）其他抗病毒活性

Yukawa 等通过对免疫抑制小鼠模型的研究，得出诃子水提取物可显著抑制人巨细胞病毒（HCMV）的复制过程。诃子树皮甲醇提取物对新城疫病毒（NDV）感染 BHK 细胞合胞体形成和细胞表面病毒糖蛋白表达有抑制作用，并以剂量依赖的方式阻断 NDV-血凝素神经酰胺酶糖蛋白的细胞表面表达。诃子也用于急性呼吸道感染，它可以抑制甲型流感病毒的细胞病变活性，保护上皮细胞。另外，在肠道病毒 A71 感染的横纹肌肉瘤细胞中，从诃子中分离出的诃黎勒酸能够抑制该病毒的复制和细胞病变。

三、抗真菌活性

真菌喜欢温暖潮湿的环境，当人体皮肤上有适合真菌生长繁殖的条件时，就容易发生真菌性皮肤病。该类疾病的共同特点是发病率高、有传染性、易复发或再感染。其中毛癣菌为皮肤癣菌病的主要致病菌之一，而念珠菌既可侵犯皮肤和黏膜，又能累及内脏。通常按照受累部位分类，念珠菌感染的疾病常见的为黏膜皮肤念珠菌病（如口腔念珠菌病或鹅口疮、食管炎和阴道炎）和侵袭性或深部器官念珠菌病（如念珠菌血症、慢性播散性或肝脾念珠菌病、心内膜炎等）。

Vonshak 的研究发现，诃子种子提取物对三种毛癣菌［须毛癣菌（Trichophyton mentagrophytes）、红色毛癣菌（Trichophyton rubrum）、苏丹毛癣菌（Trichophyton soudanense）］和三种念珠菌［白念珠菌（Candida albicans）、光滑球拟酵母菌（Torulopsis glabrata）、克鲁斯假丝酵母（Candida krusei）］均有抑制作用。值得一提的是，诃子种子水提取物的抑制作用明显高于乙醇提取物，由此推测水溶性鞣酸可能是诃子抗皮肤病作用的候选活性物质。但检测发现水溶性鞣酸的代表性成分诃子酸无真菌抑制作用，其活性化合物有待进一步挖掘。

芹菜素是一种从诃子茎中提取的天然黄酮。Singh 等用毛癣菌感染的小鼠作为皮肤感染模型，分别涂抹特比萘芬（阳性对照药，5mg/g）或芹菜素软膏（低剂量 2.5mg/g、高剂量 5mg/g）治疗感染小鼠的损伤，结果发现特比萘芬组和 5mg/g 芹菜素软膏组在治疗第 12 天完全治愈，而 2.5mg/g 芹菜素软膏组在治疗第 16 天完全治愈。Kabir 等从诃子茎皮中分离得到的叶绿醇和豆甾醇对白念珠菌和黑曲霉菌均有抑制作用。由此可见，诃子在皮肤真菌病的临床治疗中具有广阔的应用前景。

另外，诃子种子对尖孢镰刀菌（Fusarium oxysporum）、腐皮镰刀菌（Fusarium solani）、辣椒疫霉菌（Phytophthora capsici）和灰霉菌（Botrytis cinerea）等植物病原真菌也表现出一定的杀真菌活性和对孢子萌发的不利影响，并具有浓度和时间依赖性。

四、抗寄生虫活性

随着驱虫抗药性的发展，传统上可用作驱虫剂的诃子也逐渐进入研究者的视野。据报道，诃子药材具有对捻转血矛线虫的驱虫活性。诃子的叶、花和种子对微小扇头蜱幼虫、二棘血蜱成虫等吸血寄生虫具有杀伤性。诃子乙醇提取物通过抑制乙酰胆碱酯酶，以浓度依赖性的方式降低并殖吸虫的运动活性，使该寄生虫失去对宿主的生化控制，从而被驱逐出宿主。

Roy 等的研究利用生物聚合物功能化合成诃子的金纳米粒子（AuNPs）。研究发现 AuNPs 可增加 ROS 内流，并改变 Nrf2 信号。AuNPs 对人类（班氏吴策线虫）和牛（鹿丝状虫）的丝虫类寄生虫均表现出较好的杀虫活性，并能够通过线粒体介导诱导丝虫体内的氧化应激和细胞凋亡。此外，合成的纳米材料在哺乳动物系统中未观察到毒性反应。

第三节　抗炎镇痛作用

炎症是机体对于刺激的一种防御反应，是高等动物用来对抗感染和外伤的手段，能够将有害因子和损伤组织清除，进而修复组织，使其恢复正常。但是有的时候，炎症失控对机体自身会产生损害，如对人体自身组织的攻击、发生在透明组织的炎症等。由于炎症细胞释放炎性介质、神经元受体激活等因素，炎症过程往往伴随疼痛。根据报道可知，诃子提取物具有良好的抗炎和镇痛活性。

一、诃子抗炎镇痛的实验研究

1. 关节炎模型实验

Jami 分别采用卡拉胶致足肿胀大鼠模型、小鼠热板实验评价诃子 80% 乙醇提取物的抗炎（300mg/kg）和镇痛（250、500mg/kg）作用。结果显示，与对照组相比，诃子的抗炎作用在治疗后 5 小时达到最佳，对大鼠足肿胀炎症模型抑制率为 52.63%；其对疼痛的抑制作用分别在治疗后 30 分钟（500mg/kg）和 60 分钟（250mg/kg）达到最大。

Bag 的研究也得到了相似的结论，研究显示浓度为 250mg/kg 的诃子 70% 乙醇提取物可减轻卡拉胶诱导的大鼠炎症反应，使模型大鼠足部水肿降低 69.96%。等离子体膜是哺乳动物细胞稳态维持的核心，质膜完整性的丧失可能与炎症有关。在此模型中，诃子 70% 乙醇提取物可以保护人红细胞膜的稳定性，具有模拟非甾体抗炎药（NSAIDs）在稳定溶酶体膜完整性方面的作用。另外，诃子 50% 乙醇提取物及鞣酸组分也被证实可以改善胶原诱导关节炎小鼠关节中的炎症细胞浸润、滑膜增生及关节变窄等病理变化，具有一定的抗炎作用。

Seo 报道了诃子的标准化乙醇提取物（NDI10218）分别对胶原诱导关节炎和醋酸致扭体小鼠模型的影响。在 DBA/1J 小鼠尾根部皮下注射牛 II 型胶原成功诱导关节炎模型后，每日给予小鼠 NDI10218（62.5、125 或 250mg/kg）治疗，连续 5 周。结果发现，某些细胞因子，如肿瘤坏死因子 -α（TNF-α）、白细胞介素 -6（IL-6）在炎症反应开始时升高。NDI10218 以剂量依赖的方式降低关节炎指数并阻断滑膜增生，可显著降低小鼠血清中细胞因子 TNF-α、IL-6 和 IL-1β 的水平，同时还可减少关节炎小鼠区域淋巴结中 T 细胞亚群的数量。从 NDI10218 治疗小鼠分离的脾细胞中观察到细胞因子 IL-17 的产生也受到抑制，但抗炎因子 IL-10 的产生没有受到影响。另外，NDI10218 减少了醋酸诱导的扭体小鼠模型的腹部收缩次数，表明该提取物具有镇痛作用。综上，NDI10218 可以成为关节炎的一种新的候选治疗药物。

除此之外，诃子还通过减少炎症标志物 TNF-R1、IL-1β、TNF-α、IL-6、基质金属蛋白酶 -3（MMP-3）和 COX-2 的表达，从而抑制肉芽肿形成来缓解关节炎的症状。

2. 特应性皮炎模型实验

Kim 报道了诃子水提取物对尘螨诱导的特应性皮炎小鼠模型的作用。结果显示，诃子可以通过改善皮肤屏障、减少免疫细胞浸润和抑制炎症相关介质的水平来改善小鼠特应性皮炎样症状。口服给药 14 天后，与模型组相比，诃子治疗组可以显著降低小鼠皮炎评分，减少角质化和肥大细胞浸润；并且其血清中 IgE、组胺，以及炎症相关介质 MDC、TARC、RANTES 和 TSLP 水平均降低。此外，诃子还可下调 IFN-γ/TNF-α 刺激的人永生化角质形成细胞（HaCaT）中炎症趋化因子 RANTES 和 MDC 的表达，并减少 IFN-γ、IL-6、IL-8 和 MCP-1 的转录。诃子及其成分诃子酸、没食子酸、柯里拉京、诃子宁、诃子次酸、鞣花酸、诃黎勒酸在 mRNA 水平上强烈抑制 NF-κB、STAT1、STAT3 的核转位，降低炎症细胞因子的表达。可见，诃子提取物及其活性成分可能是潜在的特应性皮炎治疗药物。

二、诃子抗炎镇痛活性成分研究

Yang 对诃子甲醇提取物中分离得到的 12 种化合物进行了抗炎活性评价，结果发现其中两种没食子酸（诃子酸、2,3,6- 三 -O- 没食子酸 -β-D- 葡萄糖）和两种三萜（阿酚酸、阿江榄仁酸）的 IC_{50} 值分别为 53.4、55.2、48.8 和 38.0μM，能有效减少 NO 的产生。实验结果显示其抗炎特性是通过抑制脂多糖（LPS）刺激的巨噬细胞 iNOS 和 COX-2 的蛋白表达来介导的。

刘芳等对没食子酸、柯里拉京、诃子宁、诃黎勒酸和鞣花酸 5 个诃子成分进行抗炎活性比较，从化合物含量、DPPH 自由基清除率、IC_{50} 值、IL-6 与 IL-8 抑制率等方面综合评估，明确了诃黎勒酸和诃子宁为诃子抗炎的主要活性成分。研究证实，诃子宁可以显著减轻大鼠胶原诱导的关节炎症状，这是由于其能够阻断 MAPK、NF-κB 等相关蛋白的磷酸化及核转录，降低炎症介质活性，起到抗炎效果，从而阻止与疾病发生相关的炎症途径。

Rahimi 等的研究发现，诃子 70% 乙醇提取物可以减轻小胶质细胞的炎症反应。诃子 70% 乙醇提取物处理 LPS 诱导的小胶质细胞后，细胞因子（TNF-α、IL-1β、IL-6、PGE-2、COX-2）的蛋白浓度和 mRNA 表达水平均显著降低，且呈剂量依赖性。

Gautam 的研究发现，诃子 50% 乙醇提取物可以改善醋酸诱导的结肠炎大鼠的结肠组织隐窝破坏、黏膜糜烂溃疡形成和淋巴样细胞浸润，并降低髓过氧化物酶（MPO）活性。

Sireeratawong 则用多种动物模型测试了诃子水提取物的镇痛（福尔马林诱导的疼痛）和抗炎（苯丙酸乙酯或花生四烯酸诱导的大鼠耳部水肿，卡拉胶诱导的大鼠足部水肿）活性。结果发现，在 0.1% 福尔马林诱导的动物疼痛模型的早期和晚期阶段，诃子水提取物均能减少动物的舔舐次数，表现出较强的镇痛活性。此外，该提取物对苯丙酸乙酯诱导的大鼠耳水肿和卡拉胶诱导的大鼠足水肿均有抑制作用，而对花生四烯酸诱导的大鼠耳水肿无抑制作用。诃子水提取物具有镇痛和抗炎双重作用，这可能归因于其对炎症因子的合成或释放的抑制作用。

动脉粥样硬化和血管成形术后新内膜形成的发病机制涉及血管平滑肌细胞（VSMC）的迁移和增殖，以及新内膜中招募的巨噬细胞介导的炎症反应。Lee 的研究表明，诃子水提取物可通过下调 MAPK 信号分子，抑制血小板衍生生长因子 BB（PDGF–BB）诱导的 VSMC 迁移和增殖。此外，诃子水提取物可通过降低 LPS 诱导的 RAW264.7 细胞的 NO 含量，减少 iNOS 和 COX–2 的表达，从而有效减少巨噬细胞炎症介质的产生。

第四节　抗肿瘤作用

中药及其单体成分因其具有高效低毒、多靶点、特异性强等作用特点，可通过多个途径逆转肿瘤的多药耐药，现已成为国内外广大学者的研究热点。诃子的抗肿瘤药理学数据为其作为抗癌天然药物的开发提供了重要依据，这也为其在癌症预防和治疗领域的进一步研究奠定了科学基础。

一、诃子乙醇提取物的抗肿瘤活性

Henry 的研究发现，诃子乙醇提取物对 7,12- 二甲基苯并［a］蒽（DMBA）诱导的乳腺癌大鼠具有抑制肿瘤生长的作用。与肿瘤模型组比较，诃子治疗组的肿瘤体积、质量及复发率均显著降低。Ahuja 则报道了诃子乙醇提取物（100、200mg/kg，口服）可以显著抑制癌性腹水小鼠的肿瘤生长，并可调节凝血因子；两个治疗剂量可分别使小鼠的寿命延长 44.44% 和 74.07%。体外实验还发现，诃子乙醇提取物具有细胞毒性，提示其具有抗癌潜力。

二、诃子甲醇提取物的抗肿瘤活性

Shendge 发现，诃子 70% 甲醇提取物对人肺癌 A549 细胞株（IC$_{50}$ 359.06±20.04g/mL）和人乳腺癌 MCF-7 细胞株（IC$_{50}$ 61.02±5.55g/mL）具有细胞毒性。100μg/mL 的诃子 70% 甲醇提取物可使 A549 的细胞凋亡率增加至 33.85%，使 MCF-7 的细胞凋亡率接近 80%，这一作用是通过上调 Bax 表达，下调 Bcl-2 表达，以及激活半胱天冬酶 -9（Caspase-9）、Caspase-3、多聚腺苷二磷酸核糖聚合酶（PARP）降解而实现的。

Bupesh 等利用诃子甲醇提取物合成银纳米粒子 AgNPs（平均粒径约 70nm，核壳呈球形），探讨其对结肠癌细胞和多药耐药广谱微生物的抑制作用。研究发现其在 10μg 浓度下具有体外抗肿瘤活性，能与可水解鞣质中存在的酚羟基形成中间胶体复合物，对结肠癌细胞具有显著的抗癌作用，并对耐多药大肠埃希菌的抑菌活性呈剂量依赖性。

Saleem 在其所研究的细胞系（人乳腺癌 MCF-7 细胞、小鼠乳腺癌 S115 细胞、人骨肉瘤 HOS-1 细胞、人前列腺癌 PC-3 细胞和非致瘤性永生化人前列腺 PNT1A 细胞）中发现，诃子甲醇提取物以剂量依赖的方式降低细胞活力，抑制细胞增殖，并诱导细胞死亡。此外，流式细胞术等测定的结果表明，低浓度诃子甲醇提取物可诱导部分细胞凋亡，但在高浓度时，坏死是其诱导细胞死亡的主要机制。

三、诃子水提取物的抗肿瘤活性

近年来研究发现，诃子水提取物能够显著降低人肺癌 A549 细胞株及人肝癌 SMMC-7721 细胞株的生长，且对前者的抑制效果更加突出。

Wang 评估了诃子水提取物对人肺癌 A549 细胞株的作用，得出其是通过调节 Bcl-2 相关的线粒体途径诱导细胞凋亡，包括细胞色素 C 的释放、Caspase-3 的激活和 PARP 的裂解。

苏秀兰团队发现，护肝蒙方 II（MP II，以诃子为主药的复方水提取物），能够有效抵御肝脏疾病的进展，从而延长荷瘤小鼠的寿命。体外实验发现，MP II 可以显著抑制人肝癌细胞株 Huh-7 和 HepG2 的生长。Annexin V-FITC/PI 荧光双染细胞凋亡和流式细胞仪可检测到 MP II 诱导的细胞凋亡并引发 G$_0$/G$_1$ 细胞周期阻滞。在分子水平上，MP II 诱导 Caspase-3、Caspase-8、Caspase-9 和细胞色素 C 的基因表达。在小鼠移植瘤模型中，MP II 通过诱导细胞凋亡和细胞周期阻滞发挥剂量依赖性的抗肝癌作用。这种抗肝病药物可以有效阻断肝脏中的 HepG2 和 Huh-7 的增殖，同时促进其死亡，可大大提高慢性肝病、病毒性肝炎及肝癌患者的生存率。

四、诃子抗肿瘤活性成分的研究

Lee 等从诃子甲醇提取物中分离筛选出几种具有细胞毒性的活性成分，包括没食子酸、1,2,3,4,6-penta-O-没食子酰-β-D-葡萄糖吡喃糖、诃黎勒酸和诃子酸。它们对体外培养的人肺癌 A549 细胞、人卵巢腺癌 SK-OV-3 细胞、人恶性黑色素瘤 SK-MEL-2 细胞、人胶质母细胞瘤 XF498 细胞和人结肠癌 HCT-15 细胞均表现出了中等程度的细胞毒性。也有研究指出，诃子甲醇提取物中对肿瘤细胞最具生长抑制作用的酚类物质分别是诃黎勒酸（IC_{50} 53.2±0.16μM）> 2,4-chebulyl-β-D-葡萄糖吡喃糖（IC_{50} 59.0±0.19μM）> 鞣花酸（IC_{50} 78.5±0.24μM）。

另外，在体外实验中，诃子乙醇提取物中分离得到的诃子鞣酸也表现出对人前列腺癌 DU145 细胞、人急性早幼粒细胞白血病 HL-60 细胞的抑制作用。

（一）没食子酸

Sun 通过对诃子没食子酸抑制食管癌生长的分子机制研究发现，没食子酸可降低人食管癌细胞系 EC9706 和 KYSE450 的细胞活力和集落形成，且随着浓度增加抑制作用更为明显。没食子酸同样以浓度依赖性的方式促进细胞凋亡，其通过上调促凋亡蛋白 Bax、Caspase-3 和 Caspase-9，下调抗凋亡蛋白 Bcl-2、p-YAP 和 p-TAZ 的水平来实现。此外，没食子酸还可降低异种移植瘤在小鼠体内的生长，使肿瘤体积减小，肿瘤组织中 Ki-67 的表达低于模型组。这些变化与没食子酸对 Hippo 信号通路的抑制作用有关。

Yoshioka 发现，没食子酸具有人胃癌 KATO-Ⅲ细胞和人结肠腺癌 COLO-205 细胞系的抗肿瘤作用。经过没食子酸处理后，这两种细胞均被观察到凋亡小体的形态学变化，并呈浓度和时间依赖性。由此推断，没食子酸未来可能成为消化道肿瘤的辅助治疗药物。

（二）诃黎勒酸

Reddy 发现诃子中分离出的诃黎勒酸对 COX 和 5-LOX（两种参与炎症和癌

变过程的关键酶）表现出双重抑制活性。诃黎勒酸对人乳腺癌 MDA-MB-231 细胞、人前列腺癌 DU-145 细胞、人慢性髓系白血病 K562 细胞、人结肠癌 HCT-15 细胞和人结肠癌 COLO-205 细胞系具有抑制增殖作用，而对人结肠癌 COLO-205 细胞系的进一步研究则显示诃黎勒酸可诱导细胞凋亡。

Achari 研究了诃黎勒酸与阿霉素的协同抗癌作用。实验显示，诃黎勒酸通过抑制 NF-κB 信号通路下调多药耐药基因（MDR1）的表达，使得人肝癌 HepG2 细胞株对阿霉素的敏感性增强。在诃黎勒酸诱导 MDR1 下调的过程中，Akt、ERK、JNK、p38 和转录因子 NF-κB 的信号转导通路失活，表明诃黎勒酸可以通过 COX-2 依赖的 MDR1 调控来克服 MDR1 介导的 HepG2 细胞耐药。

（三）诃子酸

诃子酸在肿瘤细胞系的研究中被证明具有抗增殖作用，是一种潜在的抗增殖和细胞凋亡诱导剂，可作用于多种癌细胞。Kumar 发现诃子酸对视网膜母细胞瘤细胞增殖的抑制作用呈剂量依赖性。诃子酸可以调节线粒体膜通透性，诱导细胞色素 C 释放，激活 Caspase-3，使 Bax 和 Bcl-2 的比值向细胞死亡方向偏移。此外，它还通过增加 CDK 抑制剂 p27 的表达来激活 G_1 细胞周期阻滞，抑制 NF-κB 的表达，从而诱导视网膜母细胞瘤细胞凋亡。

Chhabra 发现诃子酸可引起人急性早幼粒细胞白血病 HL-60 和 NB4 细胞系的凋亡，但对人慢性髓系白血病 K562 细胞无影响。诃子酸处理 HL-60 和 NB4 细胞可诱导 Caspase 激活、PARP 裂解、DNA 断裂、染色质凝聚、线粒体膜通透性改变。有趣的是，当使用 ERK 信号抑制剂 PD98059 干预细胞时，诃子酸诱导的细胞凋亡减轻，说明这一过程涉及细胞外信号调节激酶的激活。

第五节 神经保护作用

刘金昊等的临床研究发现，高海拔地区的认知损伤患者具有更为明显的脑结构退化特征，这可能是慢性高海拔暴露相关的认知功能变化的结构基础。诃子作为"藏药之王"，显示出了其作为治疗和预防神经损伤的药用潜力。

一、改善抑郁样或焦虑样行为

Chandrasekhar 等发现，诃子富鞣质提取物可通过调节神经递质减弱 GABA

拮抗剂诱导的小鼠焦虑样行为。诃子富鞣质提取物可下调血清皮质醇水平，上调 BDNF、cAMP 反应元件结合蛋白（CREB）、γ- 氨基丁酸 A 受体（GABAA）和 5- 羟色胺 1A 受体（5-HT1A）的表达。这一过程伴随着 5- 羟色胺、多巴胺和去甲肾上腺素等神经递质水平的升高，因而表现出焦虑样行为的明显改善。

Mani 等通过对小鼠强迫游泳和悬尾实验等行为学测试数据进行研究发现，连续口服 15 天诃子乙醇提取物（低剂量 100mg/kg、高剂量 200mg/kg）对小鼠抑郁样行为的治疗有显著改善作用。

Onasanwo 则发现了诃子酸的抗抑郁和抗焦虑潜力。其关于小鼠行为学的研究结果显示，与对照组相比，诃子酸 20mg/kg 和 40mg/kg 剂量组在强迫游泳实验（$P < 0.01$）、悬尾实验（$P < 0.05$）、高架迷宫实验（$P < 0.05$）、明暗箱穿梭实验（$P < 0.05$）和孔板实验（$P < 0.05$）中分别表现出显著缓解抑郁和焦虑状态的作用。

二、抗氧化与神经细胞保护

据报道，诃子可以通过减少炎症和氧化损伤来保护神经元。Shen 发现，诃子（甲醇和水提取物，$0.5 \sim 5.0 \mu g/mL$），以及鞣花酸分别对 H_2O_2 或 $A\beta_{25-35}$ 诱导的未分化嗜铬细胞瘤 PC12 细胞损伤具有良好的神经保护作用。其通过抑制 ROS 的产生和降低钙离子内流两个关键机制保护 PC12 细胞免受细胞损伤，提高细胞活力。因此，诃子可作为 H_2O_2 或 $A\beta_{25-35}$ 诱导的神经退行性疾病的潜在治疗药物。

喹啉酸的病理性积累可产生过量自由基而诱导神经炎症和脱髓鞘疾病，如多发性硬化症。Sadeghnia 发现，诃子 96% 乙醇提取物中的富含酚类化合物可有效减轻喹啉酸对未分化嗜铬细胞瘤 PC12 细胞及大鼠胶质细胞 OLN-93 的氧化损伤，减少脂质过氧化和自由基的产生，抑制细胞的凋亡。其中 $50 \mu g/mL$ 诃子 96% 乙醇提取物处理的细胞存活率高达 95%。

Park 发现，与缺血再灌注 4 天后的雄性沙鼠相比，诃子水提取物的持续补充可以通过维持海马 CA1 区 SOD 和 BDNF 水平，降低胶质细胞的活化，对短暂性脑缺血引起的神经元缺血损伤发挥保护作用。Gaire 研究了体外氧糖剥夺再灌注缺血模型，实验显示诃子 70% 甲醇提取物可通过减少炎症和氧化损伤来保护神经元细胞，具体体现为提高细胞存活率、降低丙二醛 MDA 水平和降低 LPS 刺激的 NO 产生，表明其是缺血和激活的小胶质细胞引发的继发性损伤的有效治疗药物。

三、抑制胆碱酯酶活性

阿尔茨海默病（AD）是一种常见的神经系统退行性疾病。AD 的确切病机尚未阐明。胆碱能假说认为，AD 患者脑中的胆碱能神经元受到严重破坏。乙酰胆碱（ACh）的水平大大降低可能会导致一系列典型的 AD 病理特征，如认知功能障碍。胆碱酯酶（ChE）负责 ACh 的水解和代谢，以控制其水平。有研究报道，从诃子中提取的没食子酸、鞣花酸和诃子乙酸乙酯提取物对乙酰胆碱酯酶（AChE）及丁酰胆碱酯酶（BChE）均表现出剂量依赖性的拮抗作用。

Nanasombat 报道了诃子与其他草本材料配制成功能性饮料的胆碱酯酶抑制活性，该饮料对 AChE 具有较好的抑制作用（22.54%），这种抑制作用可能是由于其总酚类（330.25±2.47mg 没食子酸当量 /100mL 饮料）、总黄酮（375.44±3.85mg 儿茶素当量 /100mL 饮料）和总鞣质（261.55±3.55mg 鞣酸当量 /100mL 饮料）的含量较高。

Pugazhendhi 发现，诃子甲醇提取物具有较强的 AChE（IC$_{50}$ 81.26±7.79μg/mL）和 BChE（IC$_{50}$ 81.44±1.23μg/mL）抑制活性。其检测到样本中每 1mg 诃子甲醇提取物的总多酚含量为 479.25±0.5μg 没食子酸当量。进一步对该提取物的 LC–MS 组分进行分子对接研究，发现 7- 甲基没食子酸是具有良好预测活性和药物动力学 ADMET 特性的目标化合物。酶动力学研究表明，7- 甲基没食子酸对 AChE 和 BChE 均表现出竞争性抑制模式。硫黄素 T 荧光、共聚焦显微镜光谱扫描和傅立叶变换红外光谱分析结果表明，7- 甲基没食子酸通过阻断成核步骤，从而阻止 β– 淀粉样蛋白（Aβ，AD 的关键致病因子）的聚集，破坏了预形成的成熟原纤维的稳定性。因此，诃子中的 7- 甲基没食子酸可能通过其多靶向能力而对治疗 AD 和相关神经系统退行性疾病发挥作用。

四、提高记忆力

诃子乙醇提取物还可降低小鼠脑部海马区的 ROS、NO、MDA 水平，其通过调节胆碱和抗氧化作用共同预防东莨菪碱诱导的小鼠遗忘症行为。Zeng 的研究发现，诃子乙醇提取物中纯化的多酚部分具有神经保护作用，能改善甲基苯丙胺诱导的记忆缺陷。

五、抗神经损伤

（一）阿尔茨海默病

赵陇及其团队前期利用秀丽隐杆线虫模型开展了大量的诃子抗 AD 活性研究，结果显示诃子及含诃子的复方八味沉香丸可通过调控 DAF–16 核转位，调控下游 DAF–16 和 HSP–16.2 的表达，改善 $A\beta_{1-42}$ 诱导的毒性，降低线虫中 $A\beta_{1-42}$ 寡聚物水平，发挥其抗 AD 活性。进一步的研究发现，其通过阻断 $A\beta$ 的生成并增强 $A\beta$ 的水解来抑制 $A\beta$ 的水平。诃子水提取物和诃子酸能够有效改善外源性 $A\beta$ 诱导的人神经母细胞瘤细胞 SH–SY5Y 中 Ca^{2+} 的异常代谢和线粒体代谢紊乱，并通过调控 SH–SY5Y/APPswe 细胞中 APP 的剪切酶活性，增强其非淀粉样代谢途径，抑制 $A\beta$ 生成；同时，诱导细胞自噬增强 $A\beta$ 降解。上述结果可为抗 AD 药物开发和深入挖掘民族药的现代药用价值提供参考。

（二）帕金森病

诃子中的诃黎勒酸已被报道具有神经保护作用。该化合物对一些自噬标记蛋白的表达水平有显著影响，可以保护神经细胞免受 1– 甲基 –4– 苯基吡啶（MPP^+）诱导的细胞毒性损伤。MPP^+ 是星形胶质细胞中由 1– 甲基 –4– 苯基 –1,2,3,6– 四氢吡啶（MPTP）经单胺氧化酶 B（MAO–B）转化的活性神经毒性代谢物，是破坏黑质纹状体通路的近端神经毒素，可用于模拟帕金森病的病理表现。因而，诃黎勒酸有望在帕金森病相关损伤中发挥关键的保护作用。

（三）癫痫性认知障碍

诃子乙醇提取物对癫痫诱发的认知障碍小鼠具有保护作用。Debnath 等采用最大电击（MES）、微毒素（PC）和戊四氮唑（PTZ）诱发小鼠癫痫发作的方法，对应用 200mg/kg 和 500mg/kg 诃子乙醇提取物的小鼠进行抗惊厥活性评价。结果发现，诃子可延迟 MES、PTZ 和 PC 诱发癫痫的潜伏期，减少癫痫发作的持续时间，这可能与 GABA 神经递质受体上氯离子通道的打开有关。Kumar 则发现诃子乙醇提取物能增加临床用药苯妥英钠和丙戊酸钠的治疗效果。在 1000mg/kg 剂量下，其对 MES 和 PTZ 诱发的癫痫和癫痫性认知障碍的保护作用分别为 83.33% 和 66.66%。这一结果与阳性药丙戊酸钠的保护作用相似（其在 150mg/kg

剂量下，保护作用为 66.6%）。有趣的是，500mg/kg 诃子与丙戊酸钠和苯妥英钠联合服用可提供完全的保护作用，具有预防认知障碍和氧化应激的作用。

第六节 降血糖作用

近年来，全球的糖尿病发病率逐年上升。ROS 的过量产生和不充分消除会导致脂质、细胞蛋白和核酸的损伤和血管功能障碍，从而引发糖尿病。因此，在疾病进展过程中，糖尿病的危害不只是其促使血糖升高，更在于其引发慢性并发症。

一、诃子降血糖作用的研究

（一）体内动物实验

Senthilkumar 的研究发现，诃子能降低链脲佐菌素（STZ）诱导的糖尿病大鼠的血糖、糖化血红蛋白、尿素、肌酐，以及血浆胰岛素和 C 肽水平，增强碳水化合物和糖原代谢酶的活性。其对诃子治疗组和模型对照组大鼠的胰腺病理切片观察也证实出诃子对降血糖有益，其功效与格列本脲相当。

Murali 则对诃子的安全性进行了动物实验研究。其以诃子 200mg/（kg·d）作为治疗糖尿病大鼠的口服有效剂量，结果发现诃子在 3g/（kg·d）剂量下未造成实验动物死亡，$LD_{50} > 3g/kg$，即其半数致死量远超过口服有效剂量的 15 倍，表明诃子的安全范围很高。

（二）细胞水平作用机制

Yang 的研究讨论了诃子提取物成分对 HepG2 细胞葡萄糖摄取和脂肪形成的影响，结果发现诃子中三种半乳糖苷（2,3,6- 三 -O- 没食子寡糖 -β-D- 葡萄糖、1,2,3,3,6- 四 -O- 没食子寡糖 -β-D- 葡萄糖和 1,2,3,4,6- 五 -O- 没食子寡糖 -β-D- 葡萄糖）均可作为过氧化物酶体增殖物激活受体 α 或 γ（PPAR α 或 PPAR γ）信号的增强剂，可在不诱导脂肪形成的情况下促进胰岛素刺激的葡萄糖摄取，其中 1,2,3,6- 四 -O- 没食子酰 -β-D- 葡萄糖对葡萄糖摄取的促进作用最强，1,2,3,4,6- 五 -O- 没食子酰 -β-D- 葡萄糖对 PPAR 蛋白表达的促进作用最强。

（三）体外酶促实验

α- 葡萄糖苷酶抑制剂是一类以延缓肠道碳水化合物吸收而达到治疗糖尿病

的口服降糖药物。它的降糖机制是通过抑制肠黏膜上的 α-葡萄糖苷酶，使淀粉分解为葡萄糖的速度减缓，减少和延缓小肠对葡萄糖的吸收，以降低血糖。因此其对餐后高血糖的作用尤为明显。

体外酶促实验已被报道用于评估诃子的降糖特性。Lee 等检测了从诃子中分离的多种化合物对酵母 α-葡萄糖苷酶、大鼠肠道 α-葡萄糖苷酶和 α-淀粉酶的抑制活性。结果表明，与阳性对照药阿卡波糖（IC_{50} 174.0μM）相比，23-O-没食子儿茶酸（IC_{50} 21.7μM）和没食子儿茶酸 28-O-β-D-葡萄糖吡喃基酯（IC_{50} 64.2μM）对酵母 α-葡萄糖苷酶具有较强的抑制活性。该团队的另一项研究发现，诃子中的 1,2,3,6-四-O-没食子酰-4-O-肉桂酰-β-葡萄糖（IC_{50} 2.9μM）和 4-O-（2",4"-二-O-没食子酰-α-L-鼠李糖基）鞣花酸（IC_{50} 6.4μM）对 α-葡萄糖苷酶的抑制活性显著，其药物动力学性质表明这两种化合物具有混合型抑制活性（抑制常数 K_i 分别为 1.9μM 和 4.0μM），具有成为 α-葡萄糖苷酶抑制剂的巨大潜力。与之类似的，Li 也从诃子提取物中鉴定出柯里拉京（IC_{50} 2.64μM）和鞣花酸（IC_{50} 6.28μM）对 α-葡萄糖苷酶有特异性抑制作用。

诃子的乙酸乙酯、甲醇等提取物也表现出不同程度的 α-葡萄糖苷酶及 α-淀粉酶抑制活性，可以抑制麦芽糖水解，防止饭后高血糖。其中，诃子甲醇提取物及其正丁醇萃取组分对于 α-葡萄糖苷酶的 IC_{50} 分别为 38.2μg/mL、19.7μg/mL。

二、诃子抗糖尿病并发症的研究

（一）对糖尿病周围神经病变的改善作用

Suryavanshi 的研究为诃子延缓糖尿病大鼠神经病变提供了证据，研究采用一种由诃子、余甘子和毗黎勒组成的复方（该复方在印度医药体系中应用广泛，名为"Triphala"）治疗 STZ 诱导的糖尿病大鼠。结果发现该复方可以降低大鼠血糖并恢复其体重，显著提高了糖尿病神经病变大鼠的运动神经传导速度，减轻了热痛、机械性痛觉过敏和机械性异位痛觉。这种药物治疗方法显著抑制了细胞因子，如 TGF-β_1、TNF-α 和 IL-1β 的水平，并使坐骨神经中神经生长因子 NGF 的表达明显升高。

（二）对糖尿病肾病的保护作用

Silawat 研究了诃子酸对糖尿病肾病大鼠的影响。该研究采用肾缺血再灌注技术诱导糖尿病大鼠肾病模型，给药组分别给予 10mg/kg 格列本脲（阳性对照药）、25mg/kg 和 50mg/kg 剂量的诃子酸，连续治疗 4 周，结果发现两种剂量的诃子酸均能改善糖尿病大鼠肾脏缺血引起的生化改变。诃子酸通过使葡萄糖 –6– 磷酸脱氢酶（G6PD）、GSH、MDA、SOD 的活性恢复正常，管理升高的代谢参数、氧化应激，从而有效地减少糖尿病肾病中常见的恶病质，以及烦渴、多尿和多食等症状。另外，诃子酸有助于上调葡萄糖转运蛋白 GLUT4 和脂联素的表达，提高 PPAR γ 靶点 C/EBP–α 的 mRNA 水平，并加速胰岛素刺激的 3T3–L1 前脂肪细胞的葡萄糖转运。

（三）对糖尿病内皮功能障碍的干预作用

内皮功能障碍是 2 型糖尿病患者的重要并发症，与心血管风险相关。Pingali 进行了一项前瞻性、随机、双盲、安慰剂对照的临床研究，以评估 250mg 和 500mg 诃子提取物与安慰剂对 2 型糖尿病患者内皮功能障碍和氧化应激生物标志物的影响。该试验选取 60 名符合条件的患者，随机分为 250mg 组、500mg 组和安慰剂组进行治疗，每日 2 次，连续给药 12 周。结果发现，与安慰剂组相比，诃子提取物 250mg 组和 500mg 组可显著改善内皮功能（反射指数）和 NO（内皮血管松弛剂）生成，降低氧化应激（显著降低血清 MDA 水平和改善血清 GSH 水平）和血液中炎症标志物超敏 C 反应蛋白（hs–CRP）水平，调节血脂水平和糖化血红蛋白（HbA1c）来降低 2 型糖尿病患者的心血管风险。

第七节　降血脂作用

肥胖及其相关代谢紊乱的全球发生率呈逐年上升态势。诃子提取物能减轻胆固醇诱导的动脉硬化，并具有良好的调节血脂作用。

一、诃子对脂肪细胞发育和功能的影响

Borah 研究了诃子水提取物对脂肪细胞发育和功能的影响。体外实验证实，诃子水提取物能有效抑制 3T3–L1 前脂肪细胞的分化及分化过程中的脂质积累。在这个过程中，关键的脂肪生成调节因子，过氧化物酶体增殖物激活受体 γ 和 C/CAAT 增强结合蛋白 α 的基因表达受到抑制；重要的脂肪生成效应基因（如 perilipin 1）和脂肪酸合成酶的表达受到抑制。用诃子水提取物处理分化的脂肪

细胞不影响细胞的总脂质含量，但在一定程度上减少了成熟脂肪细胞的脂肪分解。因此，诃子水提取物抗脂肪生成和抗脂溶的作用是通过下调脂肪生成关键基因的表达来抑制脂肪细胞分化完成的。

二、诃子酸作用于肥胖症潜在靶点 PPP1CB

诃子酸被证实可通过作用于肥胖症潜在治疗靶点蛋白质磷酸酶 -1 催化亚基 β（PPP1CB）发挥抗肥胖作用。PPP1CB 是一种丝氨酸／苏氨酸蛋白磷酸酶有效的脂肪生成激活剂，其缺失可抑制 3T3–L1 前脂肪细胞向成熟脂肪细胞的分化。Kim 等通过对 1033 个 PPP1CB 抑制剂的天然产物进行筛选，得出诃子酸能显著抑制 PPP1CB（IC_{50} 300nM）水解 6,8- 二氟 -4- 甲基伞形花酰基磷酸盐，并以浓度依赖性的方式对 3T3–L1 前脂肪细胞显示出强大的抗脂肪生成作用。另有研究表明，诃子酸通过下调控制 3T3–L1 细胞脂肪形成的关键转录因子，抑制细胞的早期分化。这些结果提示，诃子酸可能通过抑制 PPP1CB 活性而成为一种治疗肥胖的潜在药物。

三、诃子抗高脂血症的实验研究

Subramanian 的实验揭示了诃子乙醇提取物对高脂喂养的肥胖小鼠的降血脂和抗肥胖潜力。诃子乙醇提取物通过降低高脂饮食肥胖小鼠肝脏和脂肪组织中脂肪酸合成酶（FAS）的表达来抑制脂肪生成，通过影响 PPARα 和肉碱棕榈酰转移酶 1（CPT1）增加脂肪酸氧化，并通过触发抗炎反应来发挥抗肥胖作用。

Muneer 选择用阿霉素诱导大鼠高脂血症模型研究诃子的作用。结果表明，诃子提取物可以降低高脂血症大鼠的总胆固醇（TC）、甘油三酯（TG）、低密度脂蛋白胆固醇（LDL–C）水平，使高密度脂蛋白胆固醇（HDL–C）升高，从而起到降血脂的作用。

Maruthappan 报道称，用诃子治疗致动脉粥样硬化饮食诱导的高脂血症大鼠后，其甘油三酯、总胆固醇、总蛋白水平下降，高密度脂蛋白胆固醇水平升高，显示出诃子的降血脂活性。还有研究发现，给致动脉粥样硬化饮食诱导的高胆固醇小鼠喂服诃子，可成功减轻其体重，降低其血清胆固醇、甘油三酯水平，抑制其主动脉壁增厚和管腔收缩等，从而减轻高胆固醇饮食的相关影响。

在另一项针对高脂肪饮食诱导的高脂血症动物研究中，研究人员发现，诃子树皮甲醇提取物在 200、400 和 600mg/kg 剂量下均能显著降低血清 TC 和 TG 水平。此外，诃子和阳性对照药阿托伐他汀治疗组使饮食诱导的高脂血症动物的血清 LDL–C 和极低密度脂蛋白（VLDL）水平均有显著下降，HDL–C 水平显著升高。由此得出，诃子树皮提取物具有明显的剂量依赖性的抗高脂血症活性。

第八节　其他作用

一、心脏保护

（一）高脂血症模型

高脂血症是心血管疾病发展的主要危险因素。诃子对高脂血症动物的心脏保护作用主要表现在降低血清磷脂、甘油三酯和高密度脂蛋白胆固醇水平。研究发现，诃子可以通过抑制胆固醇生物合成、增强血浆酰基转移酶活性和增加粪便胆汁排泄活性而起到降血脂作用。诃子还可增加卵磷脂胆固醇酰基转移酶（LCAT）的活性。诃子树皮甲醇提取物（200、400 和 600mg/kg）能显著降低饮食诱导的高胆固醇血症小鼠血清胆固醇和甘油三酯水平，并显著降低肝脏窦状毛细血管扩张和细胞质脂肪浸润，从而发挥对心血管系统的保护作用。

（二）心肌损伤模型

诃子乙醇提取物（500mg/kg）能抑制阿霉素或异丙肾上腺素（200mg/kg）诱导的心肌损伤大鼠肌酸激酶同工酶 MB（CK–MB）等生物标志物水平的升高，改善心肌损伤对脂质过氧化物形成的影响，并减少阿霉素或异丙肾上腺素引起的心脏超微结构和功能的改变。值得注意的是，诃子乙醇提取物对线粒体结构和能量代谢有保护作用。异丙肾上腺素诱导的心脏毒性表现为乳酸水平显著升高、三羧酸循环酶活性降低、三磷酸腺苷和氧化磷酸化水平显著降低。诃子乙醇提取物的干预显著减弱了上述改变，并保持了线粒体接近正常的功能，从而防止心肌损伤。

（三）乌头碱引起的心脏毒性

梁慧等通过使用 Langendorff 离体心脏灌流技术，发现乌头碱具有明显的心脏毒性。研究发现，当乌头碱导致大鼠心律失常时，用诃子 70% 乙醇提取物治疗可使心电图的心率、QRS 波群的波峰下降，而 RR 间期、PR 间期则延长，最终回到正常水平。张晓菲等的实验证实，诃子 70% 乙醇提取物可以显著降低草乌的心脏毒性，从而改善乌头碱引起的心律不齐。诃子与草乌配伍，可以明显降低大鼠的血清肌酸激酶（CK）、谷草转氨酶（AST）和 MDA 水平，并且使心肌组织中的 Ca^{2+} 水平下降，同时促进 Na^+-K^+-ATP 酶的生成。此外，多兰还证实，诃子提取物能够抵抗乌头碱引起的 H9C2 心肌细胞损伤。研究结果表明，诃子可以通过降低 LDH、CK-MB 和 SOD 的水平，下调 MDA 释放率，抑制细胞凋亡，从而缓解心肌细胞损伤。在分子层面，诃子提取物能够减少 SCN5A 基因表达，并增加 KCNJ2 和 RyR2 基因表达，从而保护心肌细胞。

二、肝脏保护

有研究报道，诃子及其提取物具有肝保护活性。诃子通过升级抗氧化防御系统、减轻炎症反应和阻碍肝细胞凋亡来重建肝脏稳态。

（一）诃子的护肝活性

诃子中含有诃子酸、诃子次酸等具有肝脏保护作用的生物活性化合物，可以有效阻止过氧叔丁醇（TBHP）诱导的 C57/BL6 小鼠肝组织中肝细胞的破坏和炎症细胞的浸润，提高肝脏中谷胱甘肽（GSH）和降低活性氧（ROS）水平，抑制血清谷丙转氨酶（ALT）、谷草转氨酶（AST）、乳酸脱氢酶（LDH）等生化指标的异常变化，从而预防急性或严重的肝损伤。

诃子 70% 乙醇提取物通过抑制大鼠血清转氨酶的异常升高，降低血清及肝组织中 MDA 水平等方式改善二嗪磷诱导的大鼠肝损伤。诃子 95% 乙醇提取物通过其显著的抗氧化和膜稳定活性，以亚慢性模式避免了异烟肼、吡嗪酰胺和利福平联合应用引起的肝毒性。

Nishanth 等的研究发现，诃子通过抑制 2- 乙酰氨基芴（2-AAF）诱导的小鼠肝组织氧化应激，防止可能的肿瘤转化导致肝癌。预给药 50mg/kg 剂量的诃子可以通过影响 Akt 和 MAPK 信号通路，抑制 ROS 的产生和 COX-2 的表达，从而抑制 MDR1 的表达。

韩志强等通过观察金色诃子对大剂量 α- 萘异硫氰酸酯诱导的大鼠肝损伤的保护作用，发现烘制的金色诃子具有降酶保肝作用，其毒性较小、安全范围较大。诃子 70% 乙醇提取物可使卡拉胶诱导的大鼠肝脏 MDA 水平降低，抑制大鼠肝脏的脂质过氧化。由此表明，诃子醇提取物是治疗非酒精性脂肪肝和肥胖症的潜在药物，在保肝护肝方面具有开发潜质。

Koo 的研究发现，诃子甲醇提取物的乙酸乙酯组分能降低四氯化碳诱导的大鼠肝脏氧化应激，减轻中性粒细胞浸润及肝组织炎症，阻止四氯化碳诱导的大鼠肝纤维化，减轻肝功能障碍。此外，诃子通过降低 α-平滑肌肌动蛋白（α-SMA）和 I 型胶原蛋白 α1 链（COL1A1）的基因表达和蛋白生成，抑制肝星状细胞的表型改变。化学分析显示，该乙酸乙酯组分含有 2.4% 的诃子酸。

（二）诃子护肝活性成分的研究

Feng 利用 TBHP、对乙酰氨基酚和四氯化碳分别对细胞、斑马鱼幼虫和小鼠的肝毒性模型进行诃子酸护肝作用的研究。结果发现，在细胞实验中，诃子酸预处理可阻断 TBHP 诱导的 L-02 肝细胞 ROS 的产生，降低 LDH 水平，并通过 MAPK/Nrf2 信号通路增强血红素加氧酶-1（HO-1）和醌氧化还原酶 1（NQO1）的表达，从而防止 TBHP 诱导的 L-02 肝细胞损伤。在小鼠实验中，诃子酸对四氯化碳诱导的小鼠肝损伤具有明显的保护作用，如降低 ALT、AST 和 MDA 水平，增强 SOD 活性，改善肝组织病理变化，激活 Nrf2/HO-1 信号通路。诃子酸代谢为具有清除 DPPH 自由基活性的诃子酸异构体。在一个肝脏特异性表达 RFP（DsRed）的转基因斑马鱼系中，诃子酸减轻了对乙酰氨基酚诱导的肝毒性。

诃子次酸则通过 Nrf2 介导的抗氧化酶对 TBHP 诱导的 HepG2 细胞肝毒性发挥细胞保护作用。Jung 等的实验发现，诃子次酸的干预可激活 MAPK 的磷酸化，从而减少 TBHP 诱导的 HepG2 肝细胞的细胞死亡，增加细胞内 GSH 含量，上调 HO-1 活性，并以剂量依赖性的方式增加 Nrf2 入核易位和靶基因的表达。

诃子未成熟果实中的酚酸也可以逆转肝损伤小鼠 ALT、AST 的高活性，减少氧化应激及炎症反应，恢复肝脏细胞色素 P450 2E1（CYP2E1）和细胞色素 P450 3A4（CYP3A4）酶的活性，从而减轻四氯化碳引起的肝损伤。诃子次酸及其鞣酸衍生物的肝保护潜力也在体外使用大鼠肝细胞进行实验得到了充分研究。酚酸通过调节代谢酶来表现出抗氧化、缓解炎症和抑制四氯化碳诱导的肝细胞凋亡的作用。

三、肾脏保护

诃子对于对乙酰氨基酚引起的小鼠肝肾损伤具有明显的保护作用。对乙酰氨基酚对小鼠具有毒性作用，在实验中常用于诱发小鼠肝肾损伤。Sharma 对小鼠预防性的给予诃子水溶液后发现，与模型组比较，治疗组小鼠血清甘油三酯、总胆固醇、肌酐和血尿素氮水平显著降低。

诃子还抑制 N–二乙基亚硝胺诱导的肾癌发生，降低肾小管中 Bax、Caspase–3 和 MDA 水平，增加 Bcl-2 的表达来减轻细胞凋亡。体外研究表明，25μg/mL 诃子水提取物对草酸盐诱导的犬肾上皮细胞 MDCK 和大鼠肾细胞 NRK–52E 的损伤具有显著的保护作用，可减少草酸盐诱导的大鼠尿石症的 LDH 渗漏，并以剂量依赖的方式减轻细胞损伤。

诃子可以剂量依赖性地抑制顺铂和阿霉素诱导的大鼠血清肌酐等肾功能生化指标的升高，并改善肾组织结构损伤，发挥肾脏保护作用。另外，诃子的氯仿提取物对链脲佐菌素诱导的糖尿病大鼠具有显著的肾脏保护活性。

重金属引起的肾毒性是急性肾损伤的典型模型。服用诃子可以保护镉（Cd）诱导的肾脏毒性，其具体表现在血清尿酸、尿素、肌酐及肌酐清除率的显著恢复。氯化汞是工业地区可能出现的有毒金属，其对近曲小管有很大亲和力，可促进肾脏线粒体中钙离子外排，削弱细胞功能，抑制抗氧化酶活性，上调 TNF–α 的产生，从而对肾元造成损害。诃子水提取物可以降低 MDA 水平，增加 GSH、SOD 和 GPX 活性，从而抑制汞的聚集，为肾元提供一种直接的抵抗途径，因而有望成为抗重金属诱导肾毒性的潜力药物。

另外，印度的 Triphala 复方（由诃子、余甘子和毗黎勒组成的复方）对吡虫啉诱导的肾损伤具有明显的保护作用。

四、胃肠道保护

服用特定剂量的诃子有助于解决胃肠道问题。诃子的胃肠道保护作用主要是通过抗溃疡及保护胃肠道黏膜来实现的。

（一）抗溃疡

在不同的物理和化学应激性溃疡模型中，诃子均可显著减少胃总病变和胃液体积，增加胃液 pH 值和黏液释放。不同的诃子提取物，如含有鞣酸的氯仿提取物，或含有糖苷、三萜、皂苷、鞣酸、多酚、蛋白质、氨基酸和黄酮类化合物的水醇提取物，对乙醇诱导的大鼠或小鼠胃肠道损伤均有积极作用。诃子可上调 VEGF/MMP–2 的表达，防止微循环损伤，促进血管结构修复和胶原蛋白生成，缓解乙醇诱导的胃溃疡损伤。

　　Sharma 发现，诃子乙醇提取物具有潜在的抗溃疡活性。研究表明，采用诃子预处理可显著减轻胃溃疡和溃疡总面积，增加平均黏液含量。200mg/kg 和 500mg/kg 两种剂量的诃子对预处理动物溃疡的抑制率分别为 76% 和 85%，对黏膜病变的抑制率分别为 60% 和 72%，而 20mg/kg 奥美拉唑（阳性对照药）的抑制率为 83%。另一项研究则通过评估胃组织变性、出血和水肿情况，探讨诃子 70% 乙醇提取物对胃溃疡的抑制作用。该研究发现诃子对黏膜层的溃疡和炎症有一定保护作用。此外，诃子乙醇提取物对吲哚美辛引起的急性胃黏膜损伤有明显的缓解作用。

　　从诃子果实中分离出来的诃子酸具有显著的胃保护和抗分泌作用。Mishra 发现诃子酸能显著降低大鼠幽门结扎模型游离酸和总酸含量，还能通过抑制质子泵达到减少胃酸分泌的效果；还可以提高黏液生成水平并抑制 H^+/K^+–ATP 酶活性，从而达到抗溃疡的效果。

　　Triphala 复方（由诃子、余甘子和毗黎勒组成的复方）对甲氨蝶呤引起的大鼠肠道损伤具有保护作用。虽然研究中没有验证诃子中发挥抗溃疡特性的活性成分，但推测可能为类黄酮化合物如羟基苯甲酸衍生物、黄酮醇苷元和植物的 D 糖苷，因为类黄酮已在多种模型中被证明具有显著的抗溃疡特性。

（二）抑制幽门螺杆菌

　　诃子对胃肠道中的幽门螺杆菌具有显著的抑制作用。幽门螺杆菌对人类胃具有高度的适应性，它能够进入黏液，在黏液中定向游动和繁殖，附着在上皮细胞上，逃避免疫反应，从而持续定植和传播。诃子通过增加布路纳氏腺的分泌状态、增加黏膜表面疏水性，以及上调黏蛋白分泌来抑制幽门螺杆菌附着，从而达到抑制作用。

（三）止泻作用

　　Sheng 等报道，诃子水提取物具有抗腹泻活性，可以抑制胃肠推进和液体分泌。进一步测定发现，诃子止泻的有效部位是乙酸乙酯部位，该部位不同浓度（41.7mg/kg、83.4mg/kg 和 166.8mg/kg）可以减少腹泻的概率分别为 9.1%、38.2% 和 54.5%。根据 HPLC–ESI–MS 分析，乙酸乙酯部分的主要成分为酚类物质，包括没食子酸、3,4,6- 三 –O– 没食子酸 –β–D– 葡萄糖、柯里拉京和鞣花酸等。

五、抗衰老

天然抗氧化剂的外源性补充可能在保证细胞存活和抗衰老中发挥关键作用。

诃子乙醇提取物对氧化应激有明显的抑制作用，可以防止紫外线照射引起的皮肤损伤。紫外线照射会发生 ROS 介导的 DNA 链断裂、DNA- 蛋白质交联和碱基修饰，由此可以导致皮肤癌、炎症和光老化。Na 的研究表明，在 HEK-N/F 细胞中，诃子乙醇提取物可以降低氧化应激，并对中波紫外线（UVB）诱导的细胞氧化损伤具有明显的保护作用。这些影响归因于诃子对端粒长度随衰老而缩短的抑制特性，从而显示出细胞保护及抗衰老活性。与之类似的是，Yakaew 等利用人类皮肤成纤维细胞和小鼠模型证实了诃子乙醇提取物对皮肤光损伤的抑制作用。体外实验研究表明，诃子乙醇提取物可降低 UVB 照射的人皮肤成纤维细胞中 MMP-1 和 MMP-13 的表达，而增加 1 型前胶原的生成。在 UVB 照射的动物模型中，雄性 ICR 小鼠被剃去毛发，长期暴露于 UVB 下，导致表皮厚度和羟脯氨酸（皮肤胶原组织的主要成分）的损失，而局部使用诃子乙醇提取物可以逆转这类皮肤光损伤。

Biradar 发现水中污染物孔雀石绿可以诱导酿酒酵母（Saccharomyces cerevisiae）细胞中产生羟基、羟甲基或过氧化氢自由基，诱导氧化应激。这些自由基可扰乱细胞功能，导致早期衰老。外源性添加诃子酸可显著降低其氧化应激水平，增强细胞活力，保护酿酒酵母免于衰老。

Manosroi 等则采用热水、冷水、热甲醇、冷甲醇 4 种方法制备诃子提取物，并对其抗氧化活性、酪氨酸酶抑制活性、增殖活性和 MMP-2 抑制活性进行研究，以评价其体外抗衰老活性。结果发现，在 0.1mg/mL 浓度下，诃子冷水提取物对 DPPH 自由基的清除能力最高，为 84.64%±2.22%，相同实验条件下对照品抗坏血酸、α-生育酚和二丁基羟基甲苯的 DPPH 清除能力分别为 96.50%±0.1%、35.74%±0.2% 和 27.43%±0.1%。诃子冷水提取物对人正常成纤维细胞增殖的刺激指数（SI）最高，为 1.441，高于抗坏血酸（SI 1.21）。该提取物也显示出对成纤维细胞的 MMP-2 抑制作用，经酶谱测定其效力是抗坏血酸的 1.37 倍。

>>> 参考文献

［1］Sadeghnia H R，Jamshidi R，Afshari A R，et al.Terminalia chebula attenuates quinolinate-induced oxidative PC12 and OLN-93 cell death［J］. Mult Scler Relat

Disord，2017，14：60-67.

［2］Kim M S，Lee D Y，Sung S H，et al.Anti-cholinesterase activities of hydrolysable tannins and polyhydroxytriterpenoid derivatives from Terminalia chebula Retz. fruit［J］.Rec.Nat.Prod，2018，12（3）：284-289.

［3］Zhao，L，Duan，Z，Wang，Y，et al.Protective effect of Terminalia chebula Retz. extract against aβ aggregation and aβ-induced toxicity in caenorhabditis elegans［J］.J Ethnopharmacol，2020，268：113640.

［4］Gao H，Lu H，Fang N，et al.The potential of Terminalia chebula in alleviating mild cognitive impairment：a review［J］.Front Pharmacol.2024，15：1484040.

［5］Zhao L，Yue Z，Wang Y，et al.Autophagy activation by Terminalia chebula Retz. reduce Aβ generation by shifting APP processing toward non-amyloidogenic pathway in APPswe transgenic SH-SY5Y cells［J］.Phytomedicine，2022，103：154245.

［6］Zeng Q，Xiong Q，Lin K，et al.Terminalia chebula extracts ameliorate methamphetamine-induced memory deficits via activating the ERK and Nrf2 pathway［J］.Brain Res Bull，2022，184：76-87.

［7］Kumar R，Arora R，Agarwal A，et al.Protective effect of Terminalia chebula against seizures，seizure-induced cognitive impairment and oxidative stress in experimental models of seizures in rats［J］.J Ethnopharmacol，2018，215：124-131.

［8］Mani V，Sajid S，Rabbani S I，et al.Anxiolytic-like and antidepressant-like effects of ethanol extract of Terminalia chebula in mice［J］.J Tradit Complement Med，2021，11（6）：493-502.

［9］Banazadeh M，Mehrabani M，Banazadeh N，et al.Evaluating the effect of black myrobalan on cognitive，positive，and negative symptoms in patients with chronic schizophrenia：A randomized，double-blind，placebo-controlled trial［J］.Phytother Res，2022，36（1）：543-550.

［10］Afshari A R，Sadeghnia H R，Mollazadeh H.A review on potential mechanisms of Terminalia chebula in Alzheimer's disease［J］.Adv Pharmacol Sci，2016，2016：8964849.

［11］Shen Y C, Juan C W, Lin C S, et al.Neuroprotective effect of terminalia chebula extracts and ellagic acid in pc12 cells ［J］. Afr J Tradit Complement Altern Med, 2017, 14（4）: 22-30.

［12］Aamina M, Alhowail A, Aldubayan M, et al.Terminalia chebula Retz: A prospective agent in reducing the doxorubicinmediated cardiotoxicity ［J］. Pharmacogn Res, 2020, 28（1）: 275-287.

［13］Manikandan R, Balasubramanian B, Punniyakotti P, et al.Cardio-protective effects of terminalia catappa leaves and terminalia chebula fruit extract in doxorubicin-induced cardiomyopathy in rats ［J］. Biomarkers, 2022, 27（5）: 488-495.

［14］梁慧, 李建良, 杨玉娇, 等.蒙药诃子对乌头碱所致大鼠心律失常的影响 ［J］.中国民族医药杂志, 2017, 23（11）: 75-77.

［15］多兰.诃子提取物对乌头碱所致的 H9C2 心肌细胞损伤的保护作用及其机制研究 ［D］.呼和浩特: 内蒙古医科大学, 2021.

［16］张晓菲, 崔雅婷, 苗鑫, 等.蒙药诃子对草乌致大鼠心脏毒性的保护作用研究 ［J］.中药材, 2017, 40（11）: 4.

［17］柳春霞, 刘航.蒙药诃子药理作用研究进展 ［J］.北方药学, 2015（1）: 91-92.

［18］Nam Y J, Hwang Y S. Antibacterial and antioxidant effect of ethanol extracts of Terminalia chebula on Streptococcus mutans ［J］. Clin Exp Dent Res, 2021, 7（6）: 987-994.

［19］Jeong H K, Lee D, Kim HP, et al.Structure analysis and antioxidant activities of an amylopectin-type polysaccharide isolated from dried fruits of Terminalia chebula ［J］. Carbohydr Polym, 2019, 211: 100-108.

［20］Lee H S, Won N H, Kim K H, et al.Antioxidant effects of aqueous extract of Terminalia chebula in vivo and in vitro ［J］. Biol Pharm Bull, 2005, 28（9）: 1639-1644.

［21］Guleria S V D.Antioxidant and oxidative DNA damage protective properties of leaf, bark and fruit extracts of Terminalia chebula ［J］. Indian J Biochem Bio, 2017, 54（3a4）.

［22］Gupta A, Kumar R, Ganguly R, et al.Antioxidant, anti-inflammatory and hepatoprotective activities of Terminalia bellirica and its bioactive component ellagic acid against diclofenac induced oxidative stress and hepatotoxicity [J]. Toxicol Rep，2020，8：44-52.

[23] Kamaraj C，Rahuman A A.Efficacy of anthelmintic properties of medicinal plant extracts against Haemonchus contortus [J]. Res Vet Sci. 2011，91（3）: 400-404.

[24] 贝玉祥，郭英，范逸平，等.诃子多酚清除活性氧自由基及体外抗氧化作用研究 [J].云南民族大学学报（自然科学版），2009（1）: 51-54.

[25] 罗霄山，陈玉兴，张诚光.诃子不同炮制品抗氧化作用的实验研究 [J].中药材，2008（7）: 966-967.

[26] 谢金炎，何敏，梁晓霞，等.诃子及其炮制品对小鼠抗氧化性的研究 [J]. 安徽农业科学，2015（27）: 370-373.

[27] 王双，王昌涛，都晓伟.诃子中活性物质的提取及其抗氧化、抑菌作用研究 [J].食品与机械，2010（6）: 70-74.

[28] 王金华，孙芳云，袁东亚，等.诃子乙醇提取物的抗氧化作用研究 [J].中药药理与临床，2012（5）: 124-126.

[29] Anand V，Hedina A，Kotti P，et al.Phytopharmacological overview of Terminalia chebula Retz [J]. Pharmacogn J，2016，8（4）: 307-309.

[30] Seo J B，Jeong J Y，Park J Y，et al.Anti-Arthritic and Analgesic Effect of NDI10218，a Standardized Extract of Terminalia chebula，on Arthritis and Pain Model [J]. Biomol Ther（Seoul）.2012；20（1）: 104-112.

[31] Ahmadi-Naji R，Heidarian E，Ghatreh-Samani K.Evaluation of the effects of the hydroalcoholic extract of Terminalia chebula fruits on diazinon-induced liver toxicity and oxidative stress in rats [J]. Avicenna J Phytomed，2017，7（5）: 454-466.

[32] Li N，Li B，Zhang J，et al.Protective effect of phenolic acids from Chebulae Fructus immaturus on carbon tetrachloride induced acute liver injury via suppressing oxidative stress，inflammation and apoptosis in mouse [J]. Nat Prod Res，2020，34（22）: 3249-3252.

[33] Jung H L，Yang S Y，Pyo M C，et al.Protective effects of chebulic acid from Terminalia chebula Retz. against TBHP-induced oxidative stress by modulations

of Nrf2 and its related enzymes in HepG2 cells [J]. Food Sci Biotechnol, 2018, 28（2）: 555-562.

［34］Feng X H, Xu H Y, Wang J Y, et al.In vivo hepatoprotective activity and the underlying mechanism of chebulinic acid from Terminalia chebula fruit [J]. Phytomedicine, 2021, 83: 153479.

［35］何敏, 梁晓霞, 廖礼, 等.诃子及其炮制品对CCl₄诱导小鼠肝损伤的保护作用 [J].湖南农业大学学报（自然科学版）, 2018, 44（3）: 314-319.

［36］包艳芳, 马晓艳, 郑丽芳, 等.毛诃子提取物对小鼠肝损伤的保护作用 [J].时珍国医国药, 2016, 27（2）: 342-345.

［37］姜慧, 李克琴, 李旭, 等.诃子有效成分组对实验性肝纤维化的影响 [J].国际药学研究杂志, 2013, 40（5）: 611-614.

［38］Balakrishna V, Lakshmi T.Hepatoprotective activity of ethanolic extract of Terminalia chebula fruit against ethanol-induced hepatotoxicity in rats [J]. Asian J.Pharmaceut. Clin.Res, 2017, 10（11）: 55-58.

［39］Leelawat S, Leelawat K.Molecular mechanisms of cholangiocarcinoma cell inhibition by medicinal plants [J]. Oncol Lett, 2017, 13（2）: 961-966.

［40］Kalra P, Karwasra R, Gupta Y K, et al.Terminalia chebula supplementation attenuates cisplatin-induced nephrotoxicity in Wistar rats through modulation of apoptotic pathway [J]. Nat Prod Res, 2019, 33（11）: 1641-1645.

［41］Muneer A, Alhowail A, Aldubayan M, et al.The activity of Terminalia chebula Retz. extract on doxorubicin-induced renal damage in rats [J]. J Pharm Pharmacogn Res, 2020, 8（3）: 237-246.

［42］Nigam M, Mishra A P, Adhikari-Devkota A, et al.Fruits of Terminalia chebula Retz.: A review on traditional uses, bioactive chemical constituents and pharmacological activities [J]. Phytother Res, 2020, 34（10）: 2518-2533.

［43］Yadav H N, Sharma U S, Singh S, et al.Effect of combination of Tribulus terrestris, Boerhavia diffusa and Terminalia chebula reverses mercuric chlorideinduced nephrotoxicity and renal accumulation of mercury in rat [J]. Orien. Pharm Experim. Med, 2019, 19（4）: 497-507.

［44］Kanna S, Hiremath S K, Unger B S.Nephroprotective activity of Bilvādi agada in gentamicin induced nephrotoxicity in male Wistar rats [J]. Anc Sci Life, 2015, 34（3）: 126-129.

[45] Amala V E, Jeyaraj M, Mary M.Renal protective efficacy of Terminalia chebula, Terminalia bellirica, Phyllanthus emblica and their formulation as Triphala on Imidacloprid-induced renal toxicity by histopathological and biochemical parameters [J]. IOSR Journal of Pharmacy and Biological Sciences, 2017, 12: 34-39.

[46] Aung E, Lwin S, Aye N N, et al.Hypoglycemic effect of terminalia chebula retz. fruit on alloxan-induced diabetic rats [J]. Siriraj Medical J, 2017, 69（2）: 80-84.

[47] Lee D Y, Kim H W, Yang H, et al.Hydrolyzable tannins from the fruits of Terminalia chebula Retz and their α-glucosidase inhibitory activities [J]. Phytochemistry, 2017, 137: 109-116.

[48] Lee D Y, Yang H, Kim H W, et al.New polyhydroxytriterpenoid derivatives from fruits of Terminalia chebula Retz. and their α-glucosidase and α-amylase inhibitory activity [J]. Bioorg Med Chem Lett, 2017, 27（1）: 34-39.

[49] Borah A K, Kuri P R, Singh A S S.Anti-adipogenic Effect of Terminalia chebula Fruit Aqueous Extract in 3T3-L1 Preadipocytes [J]. Pharmaco Mag, 2019, 15（64）: 197-204.

[50] Subramanian G, Shanmugamprema D, Subramani R, et al.Anti-obesity effect of T. Chebula fruit extract on high fat diet induced obese mice: a possible alternative therapy [J]. Mol Nutr Food Res, 2021, 65（10）: e2001224.

[51] Kim J, Ahn D, Chung S J.Chebulinic acid suppresses adipogenesis in 3T3-L1 preadipocytes by inhibiting PPP1CB activity [J]. Int J Mol Sci, 2022, 23（2）: 865-877.

[52] Muneer A, Rabbani S I.Protective effect of Terminalia chebula extract in doxorubicin induced hyperlipidemic rats [J]. J Adv Med Med Res, 2019, 30: 1-9.

[53] Rahimi V B, Askari V R, Shirazinia R, et al.Protective effects of hydro-ethanolic extract of Terminalia chebula on primary microglia cells and their polarization（M1/M2 balance）[J]. Mult Scler Relat Disord, 2018, 25: 5-13.

[54] Ekambaram S P, Aruldhas J, Srinivasan A, et al.Modulation of NF-κB and MAPK signalling pathways by hydrolysable tannin fraction from Terminalia

chebula fruits contributes to its anti-inflammatory action in RAW 264.7 cells[J]. J Pharm Pharmacol, 2022, 74（5）: 718-729.

[55] Ekambaram S P, Perumal S S, Erusappan T, et al.Hydrolysable tannin-rich fraction from Terminalia chebula Retz. fruits ameliorates collagen-induced arthritis in BALB/c mice [J]. Inflammopharmacology, 2020, 28（1）: 275-287.

[56] Priya E S, Selvan P S, Ajay B.Tannin rich fraction from Terminalia chebula fruits as Anti-inflammatory agent [J]. J Herbs, Spices, Med Plants, 2018, 24: 74-86.

[57] Kim H J, Song H K, Park S H, et al.Terminalia chebula Retz. extract ameliorates the symptoms of atopic dermatitis by regulating anti-inflammatory factors in vivo and suppressing STAT1/3 and NF-κB signaling in vitro [J]. Phytomedicine, 2022, 104: 154318.

[58] Chauhan P, Singh S, Gupta Y, et al.Evaluation of toxicity studies and anti-inflammatory activity of Terminalia Bellerica in carrageenan-induced paw edema in experimental rats [J]. J Nat Sci Biol Med, 2018, 9: 169-174.

[59] 刘芳.诃子治疗类风湿性关节炎主要活性成分及其作用机制的初步研究 [D].重庆: 中国人民解放军陆军军医大学, 2021.

[60] Liu W, Mu F, Liu T, et al.Ultra performance liquid chromatography/ quadrupole time-of-flight massspectrometry-based metabonomics reveal protective effect of Terminalia chebula extract on ischemic stroke rats [J]. Rejuvenation Res, 2018, 21（6）: 541-552.

[61] Murdock N, Ramesh G C, Vega N, et al.Evaluation of Terminalia chebula extract for anti-arthritic efficacy and safety in osteoarthritic dogs [J]. J. Vet. Sci. Technol, 2015（1）: 1000290.

[62] Lopez H L, Habowski S M, Sandrock J E, et al.Effects of dietary supplementation with a standardized aqueous extract of Terminalia chebula fruit （AyuFlex®）on joint mobility, comfort, and functional capacity in healthy overweight subjects: a randomized placebo-controlled clinical trial [J]. BMC Complement Altern Med, 2017, 17（1）: 475.

[63] Pokuri V K, Kumar C U, Pingali U.A randomized, double-blind, placebo-controlled, cross-over study to evaluate analgesic activity of Terminalia chebula

in healthy human volunteers using a mechanical pain model［J］. J Anaesthesiol Clin Pharmacol, 2016, 32（3）: 329-332.

［64］Lee J, Nho Y H, Yun S K, et al.Use of ethanol extracts of Terminalia chebula to prevent periodontal disease induced by dental plaque bacteria［J］. BMC Complement Altern Med, 2017, 17（1）: 113.

［65］Kesharwani A, Polachira S K, Nair R, et al.Anti-HSV-2 activity of Terminalia chebula Retz extract and its constituents, chebulagic and chebulinic acids［J］. BMC Complement Altern Med, 2017, 17（1）: 110.

［66］Gautam M K, Goel S, Ghatule R R, et al.Curative effect of Terminalia chebula extract on acetic acid-induced experimental colitis: role of antioxidants, free radicals and acute inflammatory marker［J］. 2013, 21（5）: 377-383.

［67］Kher M N, Sheth N R, Bhatt V D.In vitro antibacterial evaluation of Terminalia chebula as an alternative of antibiotics against bovine subclinical mastitis［J］. Anim Biotechnol, 2019, 30（2）: 151-158.

［68］赵鹿, 廖翠萍, 杨秀娟, 等.诃子的研究进展及质量标志物的预测［J］. 中草药, 2020, 51（10）: 2732-2744.

［69］Mussarat S, Adnan M, Begum S, et al.Antimicrobial screening of polyherbal formulations traditionally used against gastrointestinal diseases［J］. Saudi J Biol Sci, 2021, 28（12）: 6829-6843.

［70］Yoshioka K, Kataoka T, Hayashi T, et al.Induction of apoptosis by gallic acid in human stomach cancer KATO Ⅲ and colon adenocarcinoma COLO 205 cell lines［J］. Oncol Rep. 2000, 7（6）: 1221-1223.

［71］Ravi Shankara B E, Ramachandra Y L, Rajan S S, et al.Evaluating the anticancer potential of ethanolic gall extract of Terminalia chebula（Gaertn.）Retz.（Combretaceae）［J］. Pharmacognosy Res, 2016, 8（3）: 209-212.

［72］Joshi B, Panda S K, Jouneghani R S, et al.Antibacterial, antifungal, antiviral, and anthelmintic activities of medicinal plants of Nepal selected based on ethnobotanical evidence［J］. Evid Based Complement Alternat Med, 2020, 2020: 1043471.

［73］Xie F.Broad-spectrum antiviral effect of chebulagic acid and punicalagin on respiratory syncytial virus infection in a BALB/c model［J］. Int. J. Clin. Exp,

Pathol, 2016, 9（2）: 611-619.

[74] Kabir M L, Ali M T, Haque M E.Antimicrobial, antifungal & cytotoxic activities screening of stem bark fractions from Terminalia chebula [J]. Univ. J. Plant Sci, 2017, 5（3）: 41-44.

[75] Henry D P, Ranjan J, Murugan R K, et al.Exploration of antibreast cancer effects of Terminalia chebula extract on DMBA-induced mammary carcinoma in Sprague Dawley rats [J]. Futur J Pharm Sci, 2020, 6（1）: 1-13.

[76] Bupesh G, Manikandan E, Thanigaiarul K, et al.Enhanced antibacterial, anticancer activity from Terminalia chebula medicinal plant rapid extract by phytosynthesis of silver nanoparticles core-shell structures [J]. J Nanomed Nanotechnol, 2016, 7: 355.

[77] Chang Z, Zhang Q, Hu Q, et al.Tannins in Terminalia bellirica inhibits hepatocellular carcinoma growth via re-educating tumor-associated macrophages and restoring CD8$^+$T cell function [J]. Biomed Pharmacother, 2022, 154: 113543.

[78] Sun G L, Wang D.Gallic acid from Terminalia chebula inhibited the growth of esophageal carcinoma cells by suppressing the Hippo signal pathway [J]. Iran J Basic Med Sci, 2020, 23（11）: 1401-1408.

[79] 包志强.诃子水提取物对肺癌、肝癌细胞及腹水瘤细胞抑制作用的实验研究 [D].呼和浩特: 内蒙古医科大学, 2011.

[80] Nanda A, Suyila Q, Xian L, et al.Hepatoprotective Mongolian prescription Ⅱ enhances the antitumor effects of chemotherapeutics in hepatocellular carcinoma xenografts [J]. Pathol Res Pract, 2017, 213（5）: 531-540.

[81] Wani K, Shah N, Prabhune A, et al.Evaluating the anticancer activity and nanoparticulate nature of homeopathic preparations of Terminalia chebula [J]. Homeopathy, 2016, 105（4）: 318-326.

[82] Shendge A K, Sarkar R, Mandal N.Potent anti-inflammatory Terminalia chebula fruit showed in vitro anticancer activity on lung and breast carcinoma cells through the regulation of Bax/Bcl-2 and caspase-cascade pathways [J]. J Food Biochem, 2020, 44（12）: e13521.

[83] Chhabra S, Mishra T, Kumar Y, et al.Chebulinic acid isolated from the fruits

of Terminalia chebula specifically induces apoptosis in acute myeloid leukemia cells [J]. Phytother Res, 2017, 31（12）: 1849-1857.

[84] Saleem A, Husheem M, Härkönen P, et al.Inhibition of cancer cell growth by crude extract and the phenolics of Terminalia chebula retz. fruit [J]. J Ethnopharmacol, 2002; 81（3）: 327-336.

[85] Jokar A, Masoomi F, Sadeghpour O, et al.Potential therapeutic applications for Terminalia chebula in Iranian traditional medicine [J]. J Tradit Chin Med, 2016, 36（2）: 250-254.

[86] Liu W, Shang P, Liu T, et al.Gastroprotective effects of chebulagic acid against ethanol-induced gastric injury in rats [J]. Chem Biol Interact, 2017, 278: 1-8.

[87] Safavi M, Shamsardakani M R, Sadatseyedbagheri M, et al.The efficacy of Iranian traditional and folk medicinal plants for some gastroduodenal disorders [J]. Trad Integr Med, 2015, 1（1）: 3-17.

[88] Sheela V S, Selvaumar S, Shanthi G.Antiulcer activity of Cayratia pedata, Enicostemma axillare and Terminalia chebula on ethanol induced Albino Wister rats [J]. Int J Re. Rev, 2016, 4: 1129-1134.

[89] Sheng Z, Yan X, Zhang R, et al.Assessment of the antidiarrhoeal properties of the aqueous extract and its soluble fractions of Chebulae Fructus（Terminalia chebula fruits）[J]. Pharm Biol, 2016, 54（9）: 1847-1856.

[90] 刘金昊, 祁永红, 杨国财.高海拔地区轻度认知障碍患者脑结构改变的分析 [J].磁共振成像, 2023, 14（12）: 15-18.

[91] Biradar S P, Tamboli A S, Khandare R V, et al.Chebulinic acid and Boeravinone B act as anti-aging and anti-apoptosis phyto-molecules during oxidative stress [J]. Mitochondrion, 2019, 46: 236-246.

[92] Yakaew S, Itsarasook K, Ngoenkam J, et al.Ethanol extract of Terminalia chebula fruit protects against UVB-induced skin damage [J]. Pharm Biol, 2016, 54（11）: 2701-2707.

[93] Singh A, Srivastav R, Pandey A K.Protective role of Terminalia Chebula in streptozotocin-induced diabetic mice for wound healing activity [J]. Br J Med Med Res, 2017, 22（2）: 1-8.

［94］Walia H, Kumar S, Arora S.Comparative analysis of antioxidant and phenolic content of chloroform extract/fraction of Terminalia chebula［J］. J Basic Clin Pharm.2011, 2（2）: 115-124.

［95］Ghosh A, Pakhira B P, Tripathy A, et al.Male contraceptive efficacy of poly herbal formulation, contracept-TM, composed of aqueous extracts of Terminalia chebula fruit and Musa balbisiana seed in rat［J］. Pharm Biol, 2017, 55（1）: 2035-2042.

［96］Roy P, Saha S K, Gayen P, et al.Exploration of antifilarial activity of gold nanoparticle against human and bovine filarial parasites: A nanomedicinal mechanistic approach［J］. Colloids Surf B Biointerfaces, 2018, 161: 236-243.

［97］Joshi B, Hendrickx S, Magar L B, et al.In vitro antileishmanial and antimalarial activity of selected plants of Nepal［J］. J Intercult Ethnopharmacol, 2016, 5（4）: 383-389.

［98］Rubab I, Ali S.Dried fruit extract of Terminalia chebula modulates the immune response in mice［J］. Food Agric Immunol, 2016, 27（1）: 1-22.

［99］赵陇和.诃子的抗AD活性及其相关机制研究［D］.兰州: 兰州大学, 2022.

［100］Yang M H, Vasquez Y, Ali Z, et al.Constituents from Terminalia species increase PPAR α and PPAR γ levels and stimulate glucose uptake without enhancing adipocyte differentiation［J］. J Ethnopharmacol, 2013, 149（2）: 490-498.

［101］Pingali U, Sukumaran D, Nutalapati C, et al.Effect of an aqueous extract of Terminalia chebula on endothelial dysfunction, systemic inflammation, and lipid profile in type 2 diabetes mellitus: A randomized double-blind, placebo-controlled clinical study［J］. Phytother Res, 2020, 34（12）: 3226-3235.

［102］Suryavanshi S V, Barve K, Addepalli V, et al.Triphala Churna-A Traditional Formulation in Ayurveda Mitigates Diabetic Neuropathy in Rats［J］. Front Pharmacol., 2021, 12: 662000.

第六章 诃子的配伍减毒作用

在藏、蒙医药学理论体系中，诃子被誉为"解毒（或镇毒）之王"，具有显著的调元解毒作用。在藏药、蒙药的复方制剂中，诃子作为一味重要的药材，参与配制的含毒性药材的复方比例高达 70% ～ 90%。例如，在草乌的运用中，诃子与其共煎或制成丸、散剂型，可以发挥其药效并减低毒性。大部分包含铁棒锤等毒性药材的复杂配方中都可以看到诃子。诃子与铁棒锤的配伍应用广泛，这些复方通常由五种或五种以上药材组成，体现了药物配伍的协同增效与减毒作用。诃子汤剂在药性配伍中能有效制约狼毒大戟的峻烈药性，防止其偏性过强。同时，诃子还能拮抗川楝子所引发的毒性反应，对肝细胞毒性损伤展现出一定的保护作用。鉴于此，本章旨在深入探讨诃子与草乌、铁棒锤、狼毒大戟及川楝子等药材的配伍减毒功效及其作用机制，以期为临床安全有效地使用毒性药材提供科学依据。

第一节 诃子配伍草乌

一、草乌的基本情况

（一）草乌的药用价值

草乌为毛茛科植物北乌头 *Aconitum kusnezoffii* Reichb. 的干燥块根，首载于《神农本草经》，别名北乌、五毒根、断肠草等，主产于我国东北、内蒙古、河北、山西等地。草乌在蒙药中称为泵阿。《无误蒙药鉴》载有草乌的四种类型：查干泵阿、乌兰泵阿、协日泵阿、哈日泵阿，其中前三者无毒，哈日泵阿为有毒草乌。蒙医学认为，草乌味辛、性温、效轻、剧毒，有杀粘、燥协日乌素、止痛等药效，是蒙医临床常用药。据统计，在 1998 年版《中华人民共和国卫生部药品标准》（蒙药分册）中，共收载了 145 首蒙药方剂，其中含有草乌的方剂 28

首，占比 19.3%；《蒙古医学经典丛书·方剂学》中有 224 首蒙药复方，其中含草乌的方剂 38 首，占比 17.0%。

（二）草乌的化学成分

草乌的化学成分复杂，富含生物碱类化合物，如乌头碱（aconitine）、新乌头碱（mesaconitine）、次乌头碱（hypaconitine）、苯甲酰乌头原碱（benzoylaconine）、苯甲酰新乌头原碱（benzoylmesaconine）和苯甲酰次乌头原碱（benzoylhypaconine）是其主要的生物碱成分。其中双酯型生物碱（乌头碱、新乌头碱、次乌头碱）既是其药理活性成分，也是其主要毒性成分。李倩等研究发现，草乌中还存在北乌碱（beiwutine）、宋果灵（songorine）、北乌定（beiwudine）、去氢宋果灵（dehydroSongorine）、尼奥林（neoline）、塔拉萨敏（talatisamine）、异塔拉乌头定（isotalatizidine）和荷克布星 A（hokbusine A）等其他生物碱。李正邦等从草乌块根中分离出 16 种单体成分。除生物碱类成分外，草乌亦含有非生物碱类成分，如多糖类、黄酮类及挥发油类。孙玉军等分析出草乌多糖中含有木糖、甘露糖、半乳糖等成分。赵英永等从草乌中分离出 17 种挥发性成分，其中棕榈酸的含量最高（约为 34.04%）。

（三）草乌的用药风险

《晶珠本草》记载："榜阿那保为不流动毒之首，若不炮制去毒，入药甚险。"时珍曰："非危病不用，而补药中少加引导，其功甚捷。"此皆表明草乌用药需谨慎，否则易致中毒，甚至致死。现代毒理研究显示，草乌（尤其是根和根块）所含的生物碱类成分，具有显著的神经毒性、消化系统毒性、心脏毒性和胚胎毒性。乌头类生物碱是致严重心律失常和呼吸中枢抑制死亡的主要原因，具体作用机制：①增强心肌、神经等可兴奋组织细胞膜上钠离子通道敏感性：乌头碱和新乌头碱与开放电压敏感钠通道的高亲和力结合致使钠通道持续激活，对兴奋刺激的敏感性降低。②电生理方面：诱导心律失常，表现为延迟去极化和早触发活动，因拮抗迷走神经介导的胆碱能作用，延长动作电位期间钠离子流入时间，还能激活下丘脑腹膜内侧核产生降压和心动过缓作用。③对呼吸肌毒性：通过影响轴突电压敏感钠通道，减少乙酰胆碱定量释放，阻断神经肌肉兴奋传递，抑制呼吸肌收缩而导致窒息。④消化系统毒性：由乌头碱、新乌头碱和次乌头碱诱导，通过促进神经节后胆碱能神经释放乙酰胆碱，致回肠强烈收缩而引起剧烈腹痛。

二、诃子配伍草乌减毒存效机制研究

诃子于蒙药、藏药经典组方中与草乌配伍使用的频次颇高，主要是因为诃子能解草乌之毒。以下将从化学成分、药代动力学、心脏电生理学等层面阐述诃子与草乌配伍的解毒机制。

（一）从化学成分角度研究诃子配伍草乌的减毒机制

在药对配伍合理性研究中，草乌与诃子配伍前后的化学成分变化是药对配伍合理性研究的关键点。李静怡等使用超高效液相色谱串联质谱法（UPLC-MS/MS）对草乌-诃子药对中的化学成分进行分析，并鉴定出包括没食子酸、安石榴苷、诃子次酸、柯里拉京、诃黎勒酸、阿魏酸和鞣花酸等多种成分。研究发现，诃子中鞣质类成分含量较高，其通过与草乌中的碱性成分中和，而起到减毒效果。张荣等通过测定次乌头碱含量，探讨了甘草、诃子配伍制草乌对其含量的影响，结果表明草乌与甘草、诃子共煎能够降低次乌头碱的含量。王梦德等利用双波长薄层扫描法比较了草乌及其与诃子共煎液中的双酯型生物碱的含量，结果发现共煎后乌头碱、中乌头碱、次乌头碱等双酯型生物碱的溶出率均有所降低，分别降低了 22.7%、66.3% 和 98.4%，因而证实诃子与草乌共煎可以降低草乌的毒性。赵爱娟等通过对不同比例诃子配伍草乌后的双酯型生物碱含量及其变化规律进行测定，发现乌头碱、新乌头碱、次乌头碱的含量变化趋势呈抛物线形，表明诃子能显著影响草乌中双酯型生物碱的含量。研究者推测，诃子的加入可能通过促进生物碱溶出和加速双酯型生物碱的水解两种机制发挥作用。

杨畅等的研究为我们理解蒙藏医学理论中"诃子可解乌头毒"提供了新的视角。他们运用高效液相色谱法（HPLC-MS）检测了生草乌水煎液、诃子制草乌水煎液及诃子草乌共煎液中六种生物碱（乌头碱、次乌头碱、新乌头碱、苯甲酰乌头碱、苯甲酰次乌头碱和苯甲酰新乌头碱）的含量。结果表明，双酯型生物碱的含量由高到低依次为：诃子草乌共煎液＞诃子汤制草乌煎液＞生草乌煎液；单酯型生物碱的含量由高到低依次为：生草乌煎液＞诃子草乌共煎液＞诃子汤制草乌煎液。这一结果与之前的诃子通过降低草乌中双酯型生物碱的溶出量来降低草乌毒性的说法不符，即诃子可以降低草乌的毒性，但并非简单地降低毒性成分双酯型生物碱的含量，而是诃子中的单宁酸成分可以与草乌中的双酯型乌头碱结合生成难溶物质。该难溶物质在水煎煮的过程中可缓慢释放并发生水解，生成毒性较低的单酯型生物碱，即在减毒的同时又能保持草乌的治疗作用。诃子、草乌共煎减毒与诃子制草乌减毒的原理是相同的，均是将诃子中的鞣质成分与草乌中的双酯型生物碱结合生成难溶物质，而该难溶物质在水煎煮的过程中可缓慢释放并发生水解，降低草乌毒性。不同之处在于，诃子制草乌中的双酯型生物碱较诃子、草乌共煎时更易水解，且诃子制草乌水煎液中单酯型生物碱的含量也低于诃子、草乌共煎液，推测可能是单酯型生物碱发生了二级水解，生成了毒性更低的氨醇型乌头原碱。王梦德等通过诃子与草乌煎剂的毒理学实验，证实了诃子与草乌共煎时，诃子中的鞣质与生物碱结合，有利于缓解二萜类生物碱的剧烈毒性，使诃子对草乌发挥解毒作用。

（二）从药代动力学角度研究诃子配伍草乌的减毒机制

赵璐璐等基于细胞色素 P450（CYP450）酶的角度，通过毒理学模型模拟研究实验，发现草乌 – 诃子药对减毒的毒物效应动力学改变受体内代谢毒物的代谢动力学影响。下面将从药代动力学的吸收、分布、代谢、排泄四个方面详细阐述诃子配伍草乌的减毒机制。

1. 吸收方面的研究　刘帅等利用人工胃肠液模型对生草乌和诃子制草乌粉末进行孵育，并通过 HPLC–MS 等技术监测不同时间点人工胃肠液中苯甲酰新乌头原碱、苯甲酰乌头原碱、苯甲酰次乌头原碱、新乌头碱、次乌头碱、乌头碱等生物碱的浓度，以探究诃子对草乌中生物碱动态溶出特性的影响。研究结果显示，在人工胃肠液模型中孵育 30 分钟后，酯型生物碱的溶出率已超过 60%。无论是在人工胃液还是在人工肠液中，诃子制草乌中的单、双酯型生物碱的溶出率均低于生草乌。松林等采用 HPLC–MS 分析技术，研究了草乌及诃子体内吸收与代谢情况。研究结果表明，草乌经诃子汤炮制后，其有毒成分含量降低；炮制过程促进了多成分的分解，降低了吸收速度，并延迟了成分入血的时间。此外，炮制还影响了草乌成分在体内的吸收代谢位点，使得毒性成分缓慢降解，从而避免了过量摄入导致的中毒风险。辛杨等利用电喷雾质谱技术，对生草乌与诃子药对的不同极性提取物中的双酯型生物碱成分进行检测，发现在低极性条件下，诃子能够减缓双酯型生物碱的释放。鉴于人体小肠环境为低极性环境，且双酯型生物碱的主要吸收部位在小肠，因而诃子的存在能够在药物到达小肠时减缓双酯型生物碱的吸收，从而实现缓释和减毒的效果。

2. 分布方面的研究　张晓菲等通过连续灌胃大鼠生草乌、制草乌及不同比例

的草乌 – 诃子配伍煎剂 1 周后，发现制草乌组及草乌配伍诃子组均能够显著降低三种乌头碱（乌头碱、新乌头碱及次乌头碱）在大鼠各组织，尤其是心脏组织中的分布。结果表明，诃子的配伍使用能够影响草乌中活性成分在体内的组织分布，从而可能降低其对心脏等关键器官的潜在毒性。

3. 代谢方面的研究 已有证据表明，诃子、甘草与制草乌的配伍可以通过调节 CYP450 酶系统，减轻草乌对肝脏的毒性作用。李晗等通过体外细胞实验，从 CYP450 酶系统的角度探讨了乌头碱与诃子中鞣花酸、甘草中甘草苷联合使用的减毒机制。研究发现，与空白对照组相比，乌头碱处理组中细胞 CYP1A2、CYP3A4 的基因和蛋白表达显著下调，而甘草苷处理组中这些酶的基因和蛋白表达则显著上调。与乌头碱单独处理组相比，乌头碱与鞣花酸、甘草苷联合处理组中 CYP1A2、CYP3A4 的基因和蛋白表达亦显著上调。这些数据表明，乌头碱与鞣花酸、甘草苷的联合使用能够上调 CYP1A2、CYP3A4 的表达，加速乌头碱的代谢，减少其在体内的累积，从而发挥减毒作用。霍旺等进一步通过体内动物实验研究了诃子、甘草与制草乌配伍对正常大鼠肝脏 CYP450 酶 mRNA 转录水平及蛋白翻译水平的影响。结果表明，制草乌单独使用时，其对 CYP1A2、CYP2C11 和 CYP3A1 的 mRNA 转录水平具有抑制作用，而与诃子、甘草配伍后，这些 CYP450 酶的表达水平均显著上调。该实验结果进一步说明，诃子、甘草能够诱导 CYP450 酶的基因转录水平，提高酶的蛋白表达水平，促进乌头碱的代谢，降低其肝脏毒性。

尽管心脏是草乌毒性的靶器官，但目前尚无研究报道诃子、甘草与草乌联用后能否通过调节心脏 CYP450 酶系统产生减毒增效作用。在心脏 CYP450 酶系统中，CYP2J3 是主要的酶，参与花生四烯酸的代谢，生成具有心血管保护作用的环氧二十碳三烯酸（EETs）。李晗团队通过研究诃子、甘草与制草乌及其有效成分鞣花酸、甘草苷与乌头碱合用对 CYP2J3 的影响，揭示了诃子、甘草与制草乌的减毒机制。研究发现，与空白组相比，制草乌能够下调 CYP2J3 的 mRNA 转录水平，而与诃子、甘草合用后则能够上调该亚型的表达；蛋白翻译水平与 mRNA 转录水平基本一致。这些结果说明，鞣花酸、甘草苷与乌头碱合用后，能够上调心脏中 CYP2J3 的表达水平，促进花生四烯酸代谢生成 EETs，从而减轻制草乌对心脏的损伤并发挥心脏保护作用。

4. 排泄方面的研究 赵璐璐等基于药代动力学方法探讨了诃子对草乌排泄过程的影响。结果显示，草乌中乌头碱、新乌头碱和次乌头碱等双酯型生物碱的毒性成分主要通过肾脏途径排泄。在实验所涉及的各组中，乌头碱的累积排泄量由高到低依次为：生草乌组＞草乌配伍诃子组＞制草乌组。而对于乌头碱及其他双酯型生物碱的排泄半衰期，其半衰期长短依次为：草乌配伍诃子组＞生草乌组＞制草乌组。研究表明，诃子对草乌的药代动力学行为，尤其是在排泄阶段，具有显著影响，其可延长草乌在体内的作用时间，并可能增强其药效。但从解毒角度看，抑制毒性成分排泄有可能增加其对机体的毒性作用，因此从排泄途径的角度研究诃子对于草乌的解毒作用值得深入探讨。

综上所述，草乌－诃子药对通过影响活性成分的吸收、分布、代谢、排泄来达到减毒增效的作用。

（三）从心肌电生理角度研究诃子配伍草乌的减毒机制

在心脏毒性方面，梁慧等采用 Langendorff 离体心脏灌流法技术，构建了生物碱诱导的大鼠心律失常模型，以此探讨诃子对草乌中乌头碱心脏毒性的干预作用。研究结果表明，在乌头碱诱导的心律失常模型中，诃子处理组和阳性对照组均能显著降低大鼠心电图中的心率（HR）和 QRS 波群时限，提高心率变异指数（RRI）和 PR 间期（PRQ），并能够使这些参数恢复至正常水平。实验数据表明，诃子能够缓解乌头碱引起的心律失常，显示出配伍减毒和保护心脏的功能。张晓菲等通过灌胃法研究了诃子配伍草乌后大鼠血清肌酸激酶（CK）、谷草转氨酶（AST）、丙二醛（MDA）的含量，以及心肌组织 Ca^{2+} 的含量和 Na^+-K^+-ATP 酶的活性变化。研究发现，与生草乌组相比，诃子配伍草乌组大鼠血清中的 CK、AST 和 MDA 含量显著降低，心肌组织中 Ca^{2+} 含量减少，而 Na^+-K^+-ATP 酶的活性提高。这些结果说明，诃子汤炮制能够降低草乌的心肌毒性，并对草乌引起的大鼠心脏毒性起到保护作用。韩舒等在研究草乌－诃子药对对 H9c2 心肌细胞损伤的影响时发现，诃子中的没食子酸能够减轻新乌头碱引起的 H9c2 心肌细胞损伤，并提高线粒体功能，从而改善心肌细胞的状态。潘燕等认为诃子可以通过影响心肌酶的变化而起到解草乌毒的作用，结果提示诃子对乌头碱引起的心肌细胞内 Ca^{2+} 增多有恢复作用，可促进钙泵（Ca^{2+}-ATPase）活性的恢复，且有一定剂量依赖关系。其机制可能与乌头碱心肌毒性相关，即通过抑制细胞膜上的钠离子通道开放和钠泵活性，导致细胞内 Na^+ 浓度增加，进而通过 Na^+/Ca^{2+} 交换导致细胞内 Ca^{2+} 浓度增加，引发心肌收缩增强和心律失常。

综上所述，草乌－诃子药对能够干预草乌所致的心脏毒性，其中诃子中的鞣酸类成分不仅能中和草乌中的毒性成分，发挥减毒作用，而且具有心脏保护作用。

（四）其他减毒机制

张东及其团队开展了一项关于诃子水煎液对乌头碱诱导的乳鼠心肌细胞损伤防护作用的研究。该研究通过采用乌头碱处理体外培养的心肌细胞，构建了乌头碱损伤模型，并选取了乳酸脱氢酶（LDH）和肌酸激酶（CK）的外渗水平、MDA 含量，以及超氧化物歧化酶（SOD）的活性作为评价指标，以量化细胞膜的损伤程度和细胞遭受自由基损害的程度。研究提出，诃子可能通过维持细胞膜的稳定性及发挥抗氧化效应来解除草乌的毒性作用。结果显示，诃子提取物能显著减少 LDH 和 CK 的漏出量，提高 SOD 活性，同时降低培养液中 MDA 含量，表明诃子提取物能够减轻乌头碱对心肌细胞的损伤程度，并对心肌细胞起到保护作用。在诃子水煎液的制备过程中，研究主要侧重于鞣质成分的提取与应用，其保护机制可能与稳定细胞膜和抗氧化作用相关。

李建良等研究者运用网络药理学策略，构建了诃子缓解草乌心脏毒性的活性成分－靶点－信号通路网络模型。该研究通过对作用靶点的基因本体（GO）功能和京都基因与基因组百科全书（KEGG）通路进行富集分析，深入探讨了蒙医学理论中诃子对草乌心脏毒性的缓解机制。研究结果表明，诃子的活性成分主要参与的生物学过程有配体－受体相互作用、肌肉收缩、循环系统过程，以及细胞内外离子交换。此外，诃子通过调节神经活性配体－受体相互作用途径、钙离子信号传导途径、心肌细胞的肾上腺素能信号传导等关键信号通路，来有效调节心脏功能，减轻草乌诱发的心脏毒性。

陶红林等运用网络药理学与分子对接技术，探究了诃子对乌头碱神经毒性的治疗机制。研究显示，诃子的治疗作用可能与以下生物学机制相关：调节神经系统中氧化应激反应的平衡、调控神经细胞中线粒体介导的能量代谢过程，以及调节神经递质的传递和信号转导。这些机制共同作用，可能减轻乌头碱对神经系统的毒性影响。

近年来，随着检测技术的快速发展，学者纷纷从代谢组学的角度探讨诃子对草乌所致毒性的保护作用。刘丹丹等通过分组灌胃给药结合代谢组学和生化指标测试，研究了诃子对长期生草乌中毒致大鼠心脏毒性的保护作用。结果显示，生草乌暴露可导致大鼠血清中 ALT、AST、心肌肌钙蛋白和肌红蛋白的含量显著增加，而诃子处理能够有效降低这些指标的含量，从而减轻生草乌的毒性。诃子的减毒机制可能与以下六条代谢途径的调节相关，分别是甘氨酸、丝氨酸、苏氨酸代谢，丙氨酸、天冬氨酸、谷氨酸代谢，甲烷代谢，酰胺 tRNA 的生物合成，组氨酸代谢，以及乙醛酸和二羧酸代谢。元晓荣等通过分析肝脏和肾脏的药效学指标，并结合非靶向代谢组学技术，研究了草乌的毒性作用，以及诃子缓解草乌毒性的差异代谢物和代谢通路，进而推断"诃子解草乌毒"的代谢途径及机制。研究结果表明，与空白对照组相比，生草乌处理组显著提高了血清中 ALT、AST 和 LDH 的水平，而其他处理组与生草乌组相比均能降低这些指标的水平。在血清样本的代谢物分析中，与空白对照组相比，生草乌组增加了 L- 苯丙氨酸、磺胺类、胞嘧啶、6- 甲氧基喹啉的含量，同时减少了乙酰左旋肉碱、二棕榈酰磷脂酰胆碱、依维菌素、羧酸盐、水苏碱、二氢烟酸酯的含量。其主要作用的代谢通路涉及芳香族氨基酸生物合成、芳香族化合物降解、鸟氨酸和脯氨酸的相互转化、赖氨酸的降解代谢。从药效学指标来看，不同比例的草乌与诃子配伍均能减轻生草乌引起的毒性作用，其中诃子制草乌组的改善效果最为显著。从血清代谢物结果分析，生草乌主要通过影响氨基酸合成通路产生毒性作用。图布新等将50 只 SD 大鼠随机分为五组：正常组、草乌高剂量组、草乌低剂量组、草乌诃子药对高剂量组、草乌诃子药对低剂量组。各给药组连续灌胃给药 28 天。在最后一次给药后，对各组大鼠进行了心率、心电图、血清生化指标及病理组织学变化的检测。同时，收集心脏组织样本，并运用非靶向代谢组学技术分析心脏内源性代谢产物的变化。研究结果表明，诃子通过调节心脏中 $N,N-$ 二甲基精氨酸、腺苷蛋氨酸及肌酸代谢产物的水平，从而缓解草乌诱导的心脏毒性。

综上可知，诃子通过维持细胞膜稳定性、抗氧化作用、调节心脏代谢产物和信号通路等多个层面，有效地减轻了乌头碱对心肌细胞的损伤。

第二节　诃子配伍铁棒锤

一、铁棒锤的基本情况

（一）铁棒锤的药用价值

铁棒锤为毛茛科乌头属植物铁棒锤（*Aconitum Pendulum* N.Busch）或伏毛铁

棒锤（*Aconitum flavum* Hand.-Mazz.）的干燥块根，别名雪上一枝蒿、一支箭、铁牛七、两头尖、榜阿那保、榜那等。铁棒锤是陕西、宁夏、甘肃、青海等地应用较广的药材，也是藏医学、羌医学、回医学、蒙医学等民族医学的常用药材。铁棒锤收载于《中华人民共和国卫生部药品标准》（藏药分册），同时收录于《甘肃省中药材标准》《羌族医药》《陕西中草药土、单、验方手册》《四川省中药材标准》等地方标准。铁棒锤具有活血祛瘀、消肿止痛、通络、去腐败毒、祛风除湿等功效，临床应用非常广泛，主要用于筋断骨折、风湿性关节炎、跌打损伤、关节痛、神经痛、外伤肿痛、肿瘤等病症。《中华人民共和国卫生部药品标准》（藏药分册）收载的成药方剂中，有青鹏软膏、九味青鹏散、二十五味茶丸、五鹏丸、八味安宁散、安神丸、肺热普清散和黄药解毒散等 31 个处方中含有铁棒锤，占藏药成药方剂的 15.5%。

（二）铁棒锤的化学成分及毒性成分

铁棒锤现有的化学成分研究及药效研究均表明，其主要活性成分为 C_{19} 和 C_{20} 二萜类生物碱。其中乌头碱等 80 种生物碱类化合物，是铁棒锤的药效关键也是其易致心律失常的来源。除生物碱外，铁棒锤中还含有黄酮类、甾醇类、苷类等化合物。邵成雷等研究发现铁棒锤中 18 个酯型生物碱（去甲基尼奥灵、螺翠宁、heterophyllidine、尼奥灵、daphnezomine S、echivulgarine、欧乌头碱、yuzurine、苯甲酰去氧乌头碱、16-epi-pyroaconitine、去乙酰乌头碱、阿替辛、philogaline、乌头碱、daechuine-S3、14-*O*-veratroylneoline、多裂乌头碱 D、苯甲酰乌头原碱）为其主要毒性成分。刘茜等对诃子制铁棒锤进行系统分离鉴定，得到了 3,5-Di-*O*-galloylshikimic acid、3,4,8,9,10-Pentahydroxy-dibenzo pyran-6-one、3,4,5-Tri-*O*-galloylshikimic acid、没食子酸、没食子酸-5-羟甲基糠醛酯、没食子酸甲酯、鞣花酸等成分。

（三）铁棒锤的致毒机理

《晶珠本草》记载，铁棒锤"一剂不慎，即会丧命"。由于其毒性剧烈，且治疗剂量与中毒剂量接近，因此未经炮制使用、炮制不当或服用剂量过大等引起的中毒事件多有发生。铁棒锤的毒性成分主要为乌头碱，其可造成神经和心血管等系统的靶器官损伤。铁棒锤的用量为 25～50mg/d，极量为 70mg/d，内服需谨慎。现代药理学研究表明，乌头碱的神经系统毒性主要表现为中枢和感觉神经的先兴奋后抑制，进而导致一系列胆碱能神经中毒症状；乌头碱心脏毒性主要表现为激动钠通道使心肌细胞钠离子通道开放，导致钠离子内流加速促使细胞膜去极化，从而提高心肌细胞的自主兴奋性而出现心律失常等异位节律。另有研究表明，亚急性乌头碱中毒除了可造成小鼠心脏和神经毒性外，还可引起小鼠肺脏、肝脏和脾脏等多器官损伤。

二、诃子配伍铁棒锤减毒存效机制研究

有研究发现，含有铁棒锤的藏药组方多为 5 味药以上的复方制剂，且诃子与铁棒锤常同时存在，说明二者配伍对于含铁棒锤制剂的安全性和有效性具有积极意义，或许这也是藏医对于乌头类药材减毒增效的独特配伍方法。

张艺团队采用诃子汤 1∶1 炮制铁棒锤研究炮制后诃子对铁棒锤减毒存效的作用，结果表明相较于铁棒锤生品，铁棒锤诃子汤炮制品未能测出半数致死量，说明诃子汤制铁棒锤能显著降低铁棒锤的毒性。同时，铁棒锤组和诃子汤制铁棒锤组均能够有效减少冰醋酸诱导的小鼠扭体次数，提高小鼠痛阈值，减轻二甲苯诱导的小鼠耳壳肿胀程度，且均未见显著性差异，表明铁棒锤与诃子配伍保留了铁棒锤的抗炎镇痛效果。因此，诃子制铁棒锤能够减轻铁棒锤的毒性，并保留铁棒锤的抗炎镇痛效果，起到了减毒存效的作用。

赵梅宇等按 1 份诃子配 3 份铁棒锤的比例进行诃子汤制铁棒锤和诃子铁棒锤共煎液的比较实验，其通过高效液相色谱 – 二极管阵列检测器定量分析铁棒锤生品和两种诃子制铁棒锤炮制品之间的苯甲酰乌头原碱、乌头碱和脱氧乌头碱的含量，并以此研究不同炮制方法对铁棒锤的减毒作用。结果表明，与铁棒锤生品组相比，诃子汤制铁棒锤组的生物碱和诃子铁棒锤共煎液组的乌头碱和脱氧乌头碱的含量均大大降低，而苯甲酰乌头碱的浓度有所增加；且与生品组相比，诃子汤制铁棒锤组的生物碱含量均降低，其中诃子铁棒锤共煎液组的乌头碱和脱氧乌头碱的含量降低、苯甲酰乌头碱的含量增加，因此得出诃子制铁棒锤可以达到减毒作用。

蒙湘团队将诃子粉与铁棒锤粉按照 1∶1、2∶1、3∶1 和 4∶1 的比例分别进行混合提取，浓缩成不同配比的诃子铁棒锤浸膏，对戊巴比妥钠诱导的细胞损伤进行细胞药理毒理研究。研究发现，总鞣质和诃子酸的含量随着配比中诃子比例的增加而增加，乌头碱的含量则随着诃子比例的增加而减少。H9c2 细胞的毒 / 效研究显示，诃子粉与铁棒锤配比为 2∶1 时，能达到最强的减毒增效效果。100μg/mL

的铁棒锤提取物具有显著的细胞毒性，使得瞬时受体电位（TRP）TRPV1、TRPV2 及 TRPM8 的 mRNA 表达水平显著下降，TRPV4 与 TRPA1 的 mRNA 表达水平显著增加。但是同样浓度下诃子与铁棒锤处于最佳配比的提取物的细胞毒性减小，反向调节铁棒锤诱导的细胞毒性相关基因表达的下降，并通过影响瞬时受体电位 TRPM8 基因，调节肌质网中 FKBP1B 与 RyR2 基因及线粒体的 ROS 水平，纠正 Ca^{2+} 紊乱，从而保护 H9c2 心肌细胞免受戊巴比妥钠诱导的损伤，发挥减毒增效作用。

第三节　诃子配伍狼毒

一、狼毒的基本情况

（一）狼毒的药用价值

狼毒，味辛，性平，有大毒，归脾、肝经，常用于逐水祛痰、破积杀虫、拔毒去腐、除湿止痒、散结杀虫等功效，广泛分布于东北、内蒙古、山东、河南等地，首载于《神农本草经》，被列为下品。历代本草著作中关于狼毒基原的说法不一。据考证，从西汉到唐代，月腺大戟为药用狼毒基原；从宋代开始，瑞香狼毒成为本草记载的主流品种，但月腺大戟同样在民间使用。全国范围内常用的狼毒有 13 个品种，分别来源于大戟科、瑞香科和天南星科。《中国药典》规定，中药狼毒基原植物为草本植物大戟科狼毒大戟（*EuPhorbia fischeriana* Steud.）或月腺大戟（*EuPhorbia ebracteolata* Hayata）的干燥根。狼毒以根入药，主治水肿腹胀、痰、食、虫积、心腹疼痛、慢性支气管炎、咳嗽、气喘、淋巴结结核、疥癣、痔瘘。

（二）狼毒的化学成分

狼毒大戟成分复杂，科学家已从中得到 90 余种单体化合物及 700 多种二萜类化合物。其化学成分包括二萜类生物碱、三萜类生物碱、多糖、甾体类、芳香类、鞣酸类和其他类，其中二萜类化合物又分为三环二萜类、四环二萜类、大环二萜类。1987 年，刘桂芳等从狼毒大戟中分离出 β-谷甾醇及系列衍生物。1999 年，车春涛首次从狼毒大戟中分离得到香豆素；同年其还分离出一些其他衍生物。田辛晨等从狼毒大戟水提取物中分离鉴定得到 740 种化合物。赵勇团队从香格里拉产狼毒大戟提取物中得到 32 种化合物，涉及二萜、三萜、黄酮和香豆素类化合物。张洲等从狼毒大戟提取物中分离提纯得到 16 种化合物，其中包括多种二萜类生物碱。徐亚男等提取狼毒大戟愈伤组织中的粗多糖，优化后得到提取物的总多糖含量为 420.54mg/mL，并通过实验证实其能清除 DPPH 自由基。刘文粲等测定了狼毒大戟中多种元素的含量，其中钾、镁、铁、锌含量较高，且生药水煎后元素溶出率有差异。此外，狼毒大戟中还含有富马酸、缩氨酸等化合物。

（三）狼毒的致毒作用

李时珍《本草纲目》记载，狼毒有大毒。《本经逢原》曰："狼毒大毒，非恒用之品。"狼毒大戟使用不当可引发腹痛、腹泻等不良反应。蔡珍珍等的研究表明，狼毒大戟的石油醚提取物和乙酸乙酯提取物具有毒性，LD_{50} 分别为 31.03mg/kg 和 1538.58mg/kg。杨阳等证明，狼毒大戟超临界二氧化碳萃取物的 LD_{50} 为 2.05g/kg，残渣醇提取物的 $LD_{50} > 10.0$g/kg，且服用该提取物的小鼠死亡后会出现胃胀气等症状。吴皓团队指出，二萜类成分可致小鼠肠道炎症。刘萍团队发现，狼毒大戟或月腺大戟水提取物对小鼠有生殖毒性，高剂量可致小鼠死亡和精子畸变，低剂量毒性低于环磷酰胺，且研究显示狼毒具有蓄积毒性。何华红等的研究也支持狼毒大戟的体内蓄积毒性。

二、诃子配伍狼毒减毒存效机制研究

李慧等采用紫外－分光光度法对狼毒大戟多种炮制样品中的总内酯和总黄酮含量进行了定量分析，结果显示狼毒大戟的生品、酒制品、诃子汤制品、醋制品和奶制品中的总内酯含量分别为 0.062%、0.015%、0.015%、0.013% 和 0.010%，表明炮制过程有效降低了狼毒大戟中有毒总内酯的含量。

李佟拉嘎等采用 HPLC–Q–TOF/MS 技术比较蒙药狼毒用诃子汤炮制前后的成分差异。其通过观察正常小鼠服药后的急性毒性反应及泻下情况，比较诃子汤炮制对该药材毒性和药效的影响，从而阐述诃子炮制狼毒减毒的科学性，了解其炮制前后的药效变化。结果显示，与未炮制的蒙药狼毒生品相比，经过诃子汤制后的狼毒，其成分（有 20 个峰）的含量显著降低，狼毒生品及诃子汤制品粉末的半数致死量分别为 2.694g/kg 和 4.309g/kg，毒性明显降低。

药效学实验表明，狼毒生品及其诃子炮制品均能显著提高小鼠小肠的墨汁推进率。炮制后的狼毒化学成分含量有所降低，可能减少了刺激性成分的含量或促使其转化为毒性较低的成分，从而降低了整体毒性，且不影响其泻下作用，说明诃子炮制狼毒能够实现减毒的同时保持药效。

张巧等对狼毒大戟及其诃子汤炮制品的化学成分进行了深入分析，并考察了这些成分在小鼠体内的变化。该研究在狼毒大戟中共识别出 115 种化合物，而其诃子汤炮制品中则含有 53 种化合物。同时研究也证实，经过诃子汤炮制，狼毒大戟中有 58 种化合物的含量显著下降，而 12 种化合物的含量则显著上升。与对照组比较，狼毒大戟生品及其水制品在粪便含水量、肿瘤坏死因子 – α（TNF– α）和白细胞介素 –1 β（IL–1 β）的释放水平上均有显著增加，表明肠道损伤严重。相较之下，诃子汤处理组及狼毒大戟诃子汤制品组的上述指标均显著降低，且肠道损伤亦得到显著改善。结果表明，诃子汤炮制能够减轻狼毒大戟的肠道毒性，其减毒作用可能与诃子汤中大量鞣质酚酸类化合物在动物体内发挥的药理拮抗作用有关。

林伟豪等深入探讨了狼毒（月腺大戟）经诃子汤炮制前后的肠道毒性变化及其与成分组成变化的关联性。其通过在整体动物模型上进行灌胃给药实验，以小鼠粪便含水量、肠道不同部位的炎症因子及病理损伤情况为评估指标，比较了月腺大戟生品部位、诃子汤制品二氯甲烷部位，以及模拟诃子汤制月腺大戟二氯甲烷部位的肠道毒性差异，进而评估诃子汤炮制对月腺大戟肠道毒性的影响。此外，研究者们还构建了月腺大戟和诃子成分结构数据库，并运用 HPLC-TOF-MS 技术分析了这三个提取部位的二萜类成分与鞣质酚酸类成分的组成变化。通过 HPLC 定量分析，研究者们测定了炮制前后月腺大戟饮片及炮制后锅壁残留物中的四种主要二萜类成分的含量，以探究诃子汤炮制是否对这些二萜类成分的含量与结构产生影响。研究结果显示，月腺大戟生品二氯甲烷部位组可显著增加小鼠粪便含水量和肠道各段炎症因子 TNF– α 和 IL–1 β 的释放水平，并伴有肠道组织的损伤和明显的炎症细胞浸润。相比之下，模拟诃子汤制月腺大戟二氯部位组的肠道组织损伤减轻，炎症细胞浸润减少，肠道毒性显著降低。质谱分析未发现二萜类成分含量的显著差异，但检测到了大量来源于诃子的鞣质酚酸类新成分。HPLC 分析表明，诃子汤炮制后月腺大戟的四种萜类成分含量有所下降，下降幅度为 –0.35% ～ –19.74%，表明诃子汤炮制并未改变月腺大戟中毒性二萜类成分的结构。诃子汤中的鞣质酚酸类成分的拮抗作用是诃子汤炮制后肠道毒性下降的主要原因，由此证实了蒙药诃子汤炮制狼毒的科学性。

第四节　诃子配伍川楝子

一、川楝子的基本情况

（一）川楝子的药用价值

川楝子，别称楝实、练实、金铃子、仁枣、苦楝子、石茱萸等，系楝科植物川楝 Melia toosendan Sieb.et Zucc. 的干燥成熟果实。该药材最初以"楝实"之名记载于《神农本草经》，后至《本草正》更名为"川楝子"。《神农本草经》记载其具有"主温疾，伤寒，大热烦狂，杀三虫疥疡，利小便水道"的功效。在临床上，川楝子已广泛用于治疗疟疾、胃痛、胆石症、胆囊炎、胃炎、乳腺炎、蛔虫病、胃肠道寄生虫病等。

（二）川楝子的化学成分及毒性成分

川楝子中主要含有三萜类、木脂素、黄酮类、甾体、有机酸及其他类型化合物。三萜类化合物是川楝子中报道最多的一类化学成分，也是其主要的活性成分。截至目前，已经从川楝子中分离得到 170 种三萜类化合物，其中以柠檬苦素型三萜居多。四环三萜类中的川楝素被认为是川楝子的主要药效物质基础，也是其主要毒性成分，已被证明可以刺激神经元细胞分化，并被确定为治疗肉毒杆菌中毒和癌症的有前景的先导药物。2024 年，武情茹通过综合运用多种分离方法和现代波谱学技术，从川楝子中分离得到 5 个甘遂烷型三萜类化合物，其中（ $21S,23R,24R$ ）–21,23–epoxy–21、24–dihydroxy–25–methoxytirucall–7–en–3–one 为首次从川楝子中分离得到，这一发现又丰富了川楝子的化学成分。

（三）川楝子的致毒机理

川楝子首载于《神农本草经》，被列为下品，属于可用于治病但有毒的品种。《名医别录》中记载："楝实有小毒。"历代古典医籍对川楝子毒性的描述不同，如《药性论》记载"作汤活，不入汤服"；《本草纲目》言其"茴香为之便"；《本草汇言》曰"诸证非内热气结者勿用，如脾胃虚寒之人亦勿用"；《本草求真》称其"证属阴疝，则川楝其切忌焉";《本草从新》记载"脾胃虚寒者大忌"。从古代医家对川楝子用药的谨慎态度可知川楝子具有一定毒性。肝毒性是川楝子最常见的毒性。川楝子的毒性成分川楝素易在体内蓄积，而其在肝脏的蓄积量较其他组织高，肝脏的病理变化也比其他组织器官明显。国内关于川楝子中毒的报道共28 例，其中死亡 10 例。

目前认为，川楝子毒性的来源主要有两类：一是毒性蛋白；二是川楝素类化合物。前者研究很少，主要基于炒川楝子后毒性减低的推测，因加热可使得毒性蛋白变性。在外周神经系统，川楝素是一种有效的神经肌肉接头传递阻断剂，作用于突触前神经末梢，可抑制乙酰胆碱的释放。在中枢神经系统中，川楝素可以作用于延脑呼吸中枢，仅需 0.01 ～ 0.15mg 即可引起呼吸衰竭。此外，川楝素还可诱导胃黏膜水肿、炎症，以及急性肝损伤、肌无力等病症。

二、诃子配伍川楝子减毒存效机制研究

（一）从化学成分角度研究诃子配伍川楝子的减毒机制

达胡白乙拉等采用水蒸气蒸馏法将诃子与川楝子配伍后提取挥发油，并用气相液质联用技术对其进行研究。研究发现，诃子与川楝子按 1：1 配伍后提取出的挥发油，可鉴定出 13 种成分。其中，单［2- 乙基己基］邻苯二甲酸的含量最多，占挥发油总量的 23.76%；其次为 2,2'- 亚甲基叔丁基对甲酚，其相对百分含量为 4.81%；乙基（2E）-3-［4- 甲氧基苯基］-2- 丙烯的含量也较多，为3.49%；7- 甲基 -Z- 十四烯 -1- 醇酯的相对含量为 2.36%。与单组分药材川楝子挥发油化学成分比较，配伍组的主要挥发油成分含量明显降低，其中单［2- 乙基己基］邻苯二甲酸的含量减少了 10.5%，2,2'- 亚甲基叔丁基对甲酚的含量减少了 19.97%，7- 甲基 -Z- 十四烯 -1- 醇酯的相对含量减少了 64.28%。说明诃子配伍川楝子后可达到减毒增效的目的。

（二）从代谢组学的角度研究诃子配伍川楝子的减毒机制

诃子配伍川楝子在蒙药和藏药方剂中较为常见，如三子散。三子散最初收录于《四部医典》，主要用于清除血热、解毒，适用于各种热病，包括温热、血热及新旧热病。此外，将其制备成糊状物外用，还能发挥收敛、止痛和消炎的功效。乌日汉等研究发现，分别给予大鼠川楝子、诃子和三子汤后，通过评估大鼠

体内的一些指标变化情况，可知诃子与川楝子联合使用能够有效减轻川楝子对肝脏的毒性作用。其减毒机制可归纳如下。

1. 诃子在脂质代谢层面缓解川楝子的肝毒性　研究结果显示，在与空白对照组进行比较时，单独使用川楝子的实验组中大鼠血清中的溶血磷脂酰胆碱（LPC）水平，包括 LPC（16：0）、LPC（18：1）、LPC（18：2）均显著升高。相反，当川楝子与诃子联合应用时，无论是三子汤组、川楝子加诃子组、川楝子加栀子组，还是单独诃子组，大鼠血清中这些 LPC 同系物的含量均显著降低。同样，诃子加栀子组和栀子组中的 LPC（18：2）、LPC（16：0）的含量亦显著低于川楝子组。肝脏是 LPC 代谢的主要器官，在肝脏疾病或药物诱导的肝毒性状态下，血清中不同类型的 LPC[LPC（16：0）、LPC（18：0）、LPC（18：2）、LPC（18：3）和 LPC（18：1）等] 浓度普遍增加。LPC 水平的升高反映了体内血浆脂质的转运能力。LPC 含量的增加会抑制外周血液中游离胆固醇的酯化过程，从而阻碍胆固醇被载脂蛋白有效携带并运输回肝脏进行代谢。这一过程的受限可能导致血浆胆固醇水平升高，进而损害肝脏功能，并可能导致肝脏脂肪变性。据此，研究者们推测 LPC 可能是川楝子诱导肝毒性的关键生物标志物，并且 LPC 水平的降低可能是诃子缓解川楝子肝毒性作用的重要机制之一。

2. 诃子在氧化层面缓解川楝子的肝毒性　研究发现，川楝子处理能够引起大鼠血清中缬氨酸和吡咯 -2- 羧酸的水平显著增加。然而，当诃子与川楝子联合应用时，可有效降低血清中缬氨酸和吡咯 -2- 羧酸的含量。肝脏作为氨基酸代谢的枢纽，其功能受损会直接影响氨基酸的合成途径，从而导致肝细胞内氨基酸生成减少。缬氨酸作为一种必需的支链氨基酸，在人体糖代谢中扮演着关键角色。缬氨酸水平的升高可能会对肝脏和血清中的 ALT、AST 含量，以及一些非特异性免疫指标产生不利影响。据此，诃子降低血清中缬氨酸和吡咯 -2- 羧酸含量的作用，可能是其缓解川楝子诱导肝毒性的潜在机制之一。这一现象表明，诃子可能通过调节氨基酸代谢，保护肝细胞免受损伤，从而减轻川楝子引起的肝功能异常。

>>> **参考文献**

[1] 伊希巴拉珠尔 . 认药白晶鉴 [M]. 呼和浩特：内蒙古人民出版社，1998.

[2] 乌日汉，孟香花，宝乐尔，等 . 蒙药草乌毒性研究概况 [J]. 中华中医药杂志，2021，36（7）：4159-4162.

［3］国家中医药管理局，中华本草编委会.中华本草：蒙药卷［M］.上海：上海科学技术出版社，2004.

［4］Liu，Jing J，Li，Q，Liu，R，et al.Enrichment and purification of six Aconitum alkaloids from Aconiti kusnezoffii radix by macroporous resins and quantification by HPLC-MS［J］.J. Chromatogr. B，2014，960：174-181.

［5］李倩，孙淑仃，王梅英，等.草乌的化学成分及镇痛活性研究［J］.中国药学，2018，27（12）：855-863.

［6］李正邦，吕光华，陈东林，等.草乌中生物碱的化学研究［J］.天然产物研究与开发，1997，9（1）：9-14.

［7］Zinurova E G，Khakimova T V，Spirikhin L V，et al.A new norditerpenoid alkaloid acsonine from the roots of Aconitum kusnezoffii Reichb［J］.Russ. Chem. Bull.，2001，50（2）：311-312.

［8］孙玉军，陈彦，吴佳静，等.草乌多糖的分离纯化和组成性质研究［J］.中国药学杂志，2000，35（11）：731-733.

［9］赵英永，戴云，崔秀明，等.草乌中挥发油化学成分的研究［J］.中成药，2007，29（4）：588-590.

［10］李静怡.诃子炮制草乌前后诃子化学成分研究［D］.哈尔滨：哈尔滨商业大学，2016.

［11］张荣，李晓波，段美美.不同比例甘草诃子配伍制草乌对其次乌头碱含量的影响.时珍国医国药，2013，24（8）：2025-2027.

［12］王梦德，张述禹，包存刚，等.诃子对草乌水煎液双酯型二萜类生物碱溶出率的影响［J］.中国民族医药杂志，2001，7（3）：29-30.

［13］赵爱娟.草乌类蒙药配伍减毒化学成分机理的研究［D］.北京：北京工业大学，2016.

［14］杨畅，李飞，侯跃飞，等.诃子草乌配伍与诃子制草乌水煎液中生物碱含量的比较—诃子制草乌炮制原理探讨Ⅱ［J］.中国实验方剂学杂志，2013，19（4）：130-132.

［15］王梦德，张述禹，翟海燕.诃子对草乌煎剂毒动学影响的研究［J］.内蒙古医学院学报，2002，24（4）：219-222.

［16］李福全，王朝鲁，李志勇，等.蒙药诃子汤制草乌总生物碱对乳大鼠心肌细胞的毒性作用研究［J］.中成药，2012，34（5）：823-828.

［17］赵璐璐，苗鑫，王胜男，等.生草乌及配伍诃子的整合 TK-TD 模型研究 ［J］.中华中医药杂志，2021，36（2）：1012-1019.

［18］刘帅.辅料因素对蒙药诃子制草乌化学成分的影响及炮制减毒原理研究 ［D］.北京：北京中医药大学，2017.

［19］松林，图雅，那生桑，等.蒙药草乌诃子汤炮制品的有效部位与其消化道 内生物转化的相关性研究［J］.中国科技成果，2020，18：62-63.

［20］辛杨，王淑敏，张伟光，等.利用质谱研究诃子对草乌的化学解毒作用 ［J］.中国实验方剂学杂志，2014，20（23）：51-56.

［21］张晓菲.基于药代动力学研究诃子对草乌"解毒存效"的机理［D］.呼和 浩特：内蒙古医科大学，2019.

［22］张晓菲，崔雅婷，苗鑫，等.蒙药诃子对草乌致大鼠心脏毒性的保护作用 研究［J］.中药材，2017，40（11）：2693-2696.

［23］李晗，宋玲，高云航，等.基于药物代谢酶的乌头碱配伍鞣花酸、甘草苷 减毒机制研究［J］.中国中医药信息杂志，2023，30（3）：57-62.

［24］霍旺，李晗，李林，等.诃子、甘草与制草乌配伍调控 CYP450 系统减轻 肝毒性研究［J］.中国中药杂志，2022，47（6）：1618-1624.

［25］李晗，宋玲，高云航，等.诃子、甘草与制草乌合用调控心脏代谢酶 CYP2J3 减毒机制［J］.中国实验方剂学杂志，2023，29（17）：88-95.

［26］赵璐璐，邢海燕，王胜男，等.诃子抑制草乌的排泄［J］.中国药理学与毒 理学杂志，2019，33（9）：751-752.

［27］梁慧，李建良，杨玉娇，等.蒙药诃子对乌头碱所致大鼠心律失常的影响 ［J］.中国民族医药杂志，2017，23（11）：75-77.

［28］韩舒，包丽媛，韩喜桃，等.基于均匀设计的诃子制草乌特征性成分对 H9c2 心肌细胞毒性的影响.中国药师，2022，25（1）：27-33.

［29］潘燕，张述禹，侯金凤，等.诃子对大鼠心肌酶的影响［J］.中国中药杂 志，2004，29（4）：98-99.

［30］Lu，H R，De Clerck，F D.R 56865，a $Na^+/Ca^{(2+)}$-overload inhibitor, protects against aconitine-induced cardiac arrhythmias in vivo［J］.J. Cardiovasc Pharmacol.，1993，22（1）：120-125.

［31］张东，邬国栋，杨玉梅，等.诃子提取物对乌头碱所致乳鼠心肌细胞损伤 的保护作用［J］.中国民族医药杂志，2010，27（3）：37-39.

［32］李建良，梁慧，蔡淑珍，等.基于网络药理学探讨蒙药诃子解草乌心脏毒的机制研究［J］.药学学报，2018，53（10）：1670-1679.

［33］陶红林，刘贤烽，张滔，等.基于网络药理学和分子对接探讨诃子缓解乌头碱引起的神经毒性机制研究［J］.中药与临床，2023，14（2）：75-82.

［34］刘丹丹，马子兴，张晓菲，等.蒙药"诃子解草乌毒"减毒存效机理的代谢组学［J］.中国医院药学杂志，2018，38（15）：1599-1604.

［35］元晓荣，高原，王琪雯，等.蒙药草乌与诃子配伍后对草乌肾脏及肝脏毒性的药理学作用研究［J］.内蒙古医科大学学报，2022，44（6）：581-584.

［36］图布新，姜艳丽，乌日汉，等.基于非靶向代谢组学的诃子解草乌心脏毒性机制分析［J］.亚太传统医药，2023，19（10）：16-21.

［37］中华人民共和国卫生部药典委员会.中华人民共和国卫生部药品标准：藏药分册［M］.北京：人民卫生出版社，1995：78-79.

［38］王俊杰.青海不同生境铁棒锤抗炎成分与生态因子相关性研究［D］.西宁：青海师范大学，2022.

［39］Zhang S M，Tan L Q，Ou Q Y.Diterpenoid Alkaloids from Aconitum Pendulum［J］.Chin. Chem. Lett.1997，8（11）：967-970.

［40］Wang Y J，Zhang J，Zeng C J，et al.Three new C19-diterpenoid alkaloids from Aconitum pendulum［J］.Phytochem. Lett.，2011，4（2）：166-169.

［41］邵成雷，孔倩倩.铁棒锤化学成分研究［J］.医学食疗与健康，2019（11）：63-66.

［42］刘茜，刘佳，徐磊，等.诃子制铁棒锤乙酸乙酯部位化学成分研究［J］.中药与临床，2024，15（5）：25-27.

［43］杨武斌，王平.乌头碱药理作用及毒性研究进展［J］.时珍国医国药，2014，25（2）：427-429.

［44］李博，张雨，朱燕丽，等.亚急性乌头碱中毒小鼠的病理组织学变化［J］.动物医学进展，2021，42（7）：63-68.

［45］蒲友明.藏药铁棒锤炮制"减毒存效"的质量评价初步研究［D］.成都：成都中医药大学，2008.

［46］赵梅宇.藏药榜那的鉴别及炮制减毒研究［D］.成都：西南交通大学，2018.

［47］蒙湘，黄先菊，董悦，等.诃子配伍铁棒锤对戊巴比妥钠诱导的H9c2心

肌细胞毒效关系的影响及机制［J］.中国现代应用药学，2023，40（8）：
1037-1049.

［48］陈瑞生，陈相银，贾王俊.散结杀虫的狼毒［J］.首都食品与医药，2017，
24（17）：49.

［49］赵奎君，徐国钧，金蓉鸾，等.狼毒类生药原植物调查及分类鉴定研究
［J］.中国中药杂志，1995，20（1）：55-61.

［50］李娟，濮社班.大戟属二萜类化学成分和生物活性研究进展［J］.中国野生
植物资源，2017，36（6）：36-44.

［51］刘桂芳，杨松松，杨志强，等.狼毒大戟脂溶性成分的分离鉴定［J］.中药
通报，1987，12（8）：38-40.

［52］简丽，丁立军，庞丽纹，张前程.狼毒大戟水提取物中化学成分的分离与
鉴定［J］.精细化工，2005，22（9）：675-677.

［53］田辛晨.基于网络药理学和实验验证探究狼毒大戟水提物治疗肝细胞癌的
分子机制［D］.济南：山东大学，2023.

［54］师廷香.三种药用植物的化学成分研究［D］.昆明：云南师范大学，2023.

［55］李文娜.狼毒大戟和通奶草的化学成分研究［D］.昆明：云南师范大学，
2023.

［56］张洲，朱朋艳，马金蓉，等.狼毒大戟化学成分及抗肿瘤活性研究［J］.中
南药学，2023，21（3）：574-581.

［57］徐亚男，刘懿萱，刘亮亮，等.狼毒大戟愈伤组织粗多糖的闪式提取工艺
优化研究［J］.延边大学农学学报，2022，44（4）：10-16.

［58］刘文淼，张静夏，陈学文，等.狼毒大戟中微量元素的分析［J］.广东微量
元素科学，2002，9（4）：56-58.

［59］吴七十三，王青虎，刘瑛，等.蒙药瑞香狼毒及其奶制品中新狼毒素甲、
瑞香素乙、新狼毒素乙的比较研究［J］.中成药，2013，35（2）：350-353.

［60］蔡珍珍，金铭，温宪春，等.狼毒大戟石油醚提取物和乙酸乙酯提取物的
半数致死量测定［J］.中国医学创新，2013，10（2）：158-159.

［61］杨阳.狼毒大戟对小鼠经口急性毒性试验［J］.首都师范大学学报（自然科
学版），2012，33（4）：23-26.

［62］邱韵萦.大戟科大戟属有毒中药醋制解毒研究［D］.南京：南京中医药大
学，2012.

［63］张元斌.大戟属有毒中药狼毒和京大戟醋制解毒存效机制研究［D］.南京：南京中医药大学，2021.

［64］刘萍，杜娟，于丽华，等.狼毒大戟水提物对小鼠致突变作用的实验研究［J］.山东医科大学学报，2000，38（1）：26-27.

［65］居学海，崔晞，陈鸣岳，等.月腺大戟水提物对小鼠的毒性作用［J］.山东大学学报（医学版），2007，45（1）：62-64.

［66］何华红，谢智达，李薇，等.中药狼毒大戟表观体内残留量动力学［J］.时珍国医国药，2011，22（6）：1319-1320.

［67］李慧，马晓星，姜明，等.不同炮制方法对狼毒大戟总内酯、总黄酮和氨基酸含量的影响［J］.齐齐哈尔医学院学报，2019，40（17）：2186-2188.

［68］李佟拉嘎，于欢，龚千锋，等.不同炮制方法对蒙古族药狼毒毒效的影响［J］.中国实验方剂学杂志，2017，23（22）：27-31.

［69］张巧，陈富贵，曹杰，等.基于液质联用和模拟炮制的诃子汤制狼毒大戟减毒机制研究［J］.南京中医药大学学报，2024，40（7）：674-692.

［70］林伟豪，郁红礼，吴皓，等.狼毒（月腺大戟）毒性部位诃子汤制前后肠道毒性变化与成分组成变化的相关性研究［J］.中国中药杂志，2024，49（9）：2441-2450.

［71］李海波，马森菊，石丹枫，等.川楝子的化学成分、药理作用及其毒性研究进展［J］.中草药，2020，51（15）：4059-4074.

［72］张雨，范蒙蒙，朱建光，等.川楝子化学成分、药理及毒理研究进展［J］.中华中医药学刊，2023，41（12）：218-226.

［73］Zhang Q，Li J K，Liang G Y，et al.Novel NGF-potentiating limonoids from the fruits of Melia toosendan［J］.Fitoterapia，2013，90（10）：192-198.

［74］Ji C，Zheng J，Tong W，et al.Revealing the mechanism of Fructus meliae toosendan-induced liver injury in mice by integrating microRNA and mRNA-based toxicogenomics data［J］.RSC Adv.，2015，100（5）：81774-81783.

［75］Liu X L，Wang H，Zhang L，et al.Anticancer effects of crude extract from Melia toosendan Sieb.et Zucc. on hepatocellular carcinoma in vitro and in vivo［J］.Chin. J. Integr. Med. 2016，22（5）：362-369.

［76］He Y J，W J，Liu X L，et al.Toosendanin Inhibits Hepatocellular Carcinoma Cells by Inducing Mitochondria-dependent Apoptosis［J］.Planta Med.，2010，

76（13）：1447-1453.

［77］武倩茹．川楝子中三萜类化学成分的研究［J］.山西医科大学学报，2024，55（1）：104-107.

［78］魏舒婷，盛云华，唐黎明．基于效 - 毒研究的川楝子临床应用分析［J］.中华中医药学刊，2022，40（6）：169-173.

［79］达胡白乙拉，包玉敏，张力，等．诃子与川楝子配伍后挥发油化学成分分析［J］.光谱实验室，2011，28（3）：1191-1193.

［80］乌日汉，陈玉花，肖田梅，等．诃子对川楝子所致肝毒性的减毒作用机制初探［J］.中医药信息，2022，39（1）：11-18.

第七章　诃子的临床应用

　　诃子是中国传统的木本药源植物，属药食同源的经济树种，最早记载于中国首部药典《新修本草》。作为"药中之王"，诃子味苦、酸、涩，性平，归肺、大肠经，具有涩肠止泻、敛肺止咳、降火利咽等功效，主治久泻久痢、便血脱肛、肺虚喘咳、久嗽不止、咽痛音哑等症状，药效显著，药用价值极高。近年来，随着中药药理研究的不断深入，临床上对于诃子的药理作用有了更广泛的认识，其应用范围也得到了进一步扩大，这为诃子无论是临床上的合理应用还是制剂的研发都提供了有益参考。本章即是对诃子近年来的临床应用情况的汇总整理。

第一节　消化系统疾病

一、肠易激综合征

　　肠易激综合征归属于"腹痛""便秘"等病症范畴，主要表现为腹痛、排便频率和（或）粪便性状改变。其病因病机多与脾胃虚弱、肝气郁结、湿邪停滞等相关，基本病机为肝郁气滞。诃子归肺、大肠经，主涩肠止泻，可行结滞而收滑脱。

　　卢美琪等选取符合肠易激综合征诊断标准的患者60例，且分型为腹泻型（中医诊断为泄泻脾虚湿阻证），遵循随机和对照原则，分为试验组30例和对照组30例。试验组给予中药汤剂健脾止泻汤口服，配合穴位贴敷治疗。健脾止泻汤药物组成：炒芡实30g，炒薏苡仁30g，诃子15g，党参15g，茯苓15g，炒白术15g，炒山药15g，防风12g，白芍12g，陈皮12g，炙甘草6g。该药由山东中医药大学附属医院制剂室统一煎煮至200mL，每天早晚2次温服，每次100mL，连服4周。同时，患者配合穴位贴敷治疗：取敷贴方（将吴茱萸、延胡索、花椒、干姜、细辛、肉桂、白芥子研末后，用米醋调和成膏状）适量，用医用无菌敷料将其固定于所选穴位（神阙、双侧天枢、大肠俞、关元、气海、中脘、三阴交）上，每次24小时，每3天1次，连用10次。对照组患者给予口服参倍固肠胶囊（五倍子、煨肉豆蔻、煨诃子肉、乌梅、木香、苍术、茯苓、鹿角霜、红参），每次4粒（1.8g），每天3次；同时给予双歧杆菌三联活菌胶囊（培菲康），每次3粒（630mg），早晚饭后半小时温水服用，连服4周。结果显示，试验组30例患者中，临床痊愈3例，显效24例，有效1例，总有效率为93.33%；对照组患者中，临床痊愈1例，显效8例，有效14例，总有效率为76.67%。两组在总有效率方面的比较有统计学意义，证实健脾止泻汤配合穴位贴敷治疗腹泻型肠易激综合征（泄泻脾虚湿阻证）的临床疗效较参倍固肠胶囊联合培菲康更为显著。

胡仲国为了观察诃子陈皮汤治疗腹泻型肠易激综合征的临床疗效，将符合诊断标准的102例患者随机分为2组：治疗组52例和对照组50例，对照组给予口服复方地芬诺酯片，每次2片，每天2次；治疗组给予自拟诃子陈皮汤（药物组成：诃子10g，陈皮12g，茯苓15g，白术15g，白芍15g，当归10g，木香10g，防风12g，党参15g，甘草6g），每天1剂，用凉水500mL先浸泡上药饮片30分钟后，文火水煎，煮沸20～25分钟后取汁，分2次温服，并随症加减。两组患者均连续服药4周，为1个疗程。经治疗，治疗组52例中治愈34例，好转11例，总有效率86.6%；对照组50例中治愈13例，好转20例，总有效率66.0%。试验显示诃子陈皮汤对腹泻型肠易激综合征有较好的临床疗效。

郑逢民等将112例腹泻型肠易激综合征（泄泻肝郁脾虚证）患者分为两组，观察自拟柴郁诃子汤对其的临床疗效。治疗组56例，以口服自拟柴郁诃子汤（药物组成：柴胡、煨诃子各12g；郁金、白术各20g，炒白芍、香附、川楝子、枳壳、炒葛根、炙鸡内金各10g，神曲、炒山楂、延胡索各15g，川芎、甘草各6g。湿热重者加凤尾草、马齿苋各20g，木香10g，黄连5g；阳虚重者加炮姜、肉豆蔻各8g，补骨脂12g）治疗，每天1剂，水煎取汁400mL，早晚2次温服。对照组56例，口服马来酸曲美布汀胶囊（100mg），每天3次。两组均以4周为1个疗程，连用2个疗程。结果显示，治疗组显效39例，有效12例，总有效率91.1%；对照组显效19例，有效23例，总有效率75.0%。两组疗效比较，差异有显著性差异（$P < 0.05$），说明自拟柴郁诃子汤对腹泻型肠易激综合征（肝郁脾虚证）有较好疗效。

林欣蓉等为观察郭氏疏肝止泻汤治疗腹泻型肠易激综合征（肝郁脾虚证）的

疗效，选取符合诊断标准的患者 60 例，并将其随机分为试验组和对照组，每组 30 例。试验组口服郭氏疏肝止泻汤（药物组成：白术 30g，茯苓 30g，石榴皮 30g，益智 15g，泽泻 15g，诃子 10g，猪苓 10g，桂枝 10g，陈皮 10g，防风 10g，白芍 10g。药物均来自深圳市中医院门诊中药房），每天 2 次，早晚饭后半小时温服，连续用药 4 周。对照组予以口服复合乳酸菌胶囊（江苏美通制药有限公司），每天 3 次，每次 2 粒，连续用药 4 周。在观察过程中，由于患者依从性差试验组和对照组各脱落 1 例，最后共有 58 例患者被纳入统计分析。治疗后，两组患者 Bristol 大便性状评分和 IBS-SSS 总评分均有明显下降（表 7-1 和表 7-2），且郭氏疏肝止泻汤组疗效优于对照组（$z=-3.741$，$P=0.000 < 0.05$；$z=-2.922$，$P=0.003 < 0.05$）。

表 7-1　试验组和对照组患者治疗前后 Bristol 大便性状评分

组别	Bristol 大便性状评分		
	治疗前	治疗后	治疗前后差
试验组	29.86（6，6，6.5）	21.84（4，4，5）	37.72（1，2，2）
对照组	29.14（5，6，7）	37.16（5，5，6）	21.28（0，1，1）

表 7-2　试验组和对照组治疗前后的 IBS-SSS 评分

组别	例数	IBS-SSS 评分	
		治疗前	治疗前后
试验组	29	260（215～290）	150（130～185）
对照组	29	250（240～265）	220（170，230）

王正文选取符合诊断标准的肠易激综合征（脾虚湿阻证）患者 92 例，观察参苓白术散合附子理中汤对其临床疗效。基于治疗方法的不同将患者随机分为治疗组 50 例和对照组 42 例。治疗组予参苓白术散合附子理中汤加减（药物组成：炒薏苡仁、山药、炒扁豆各 15g，党参、白术、茯苓、防风、陈皮、制半夏、芡实、石榴皮、延胡索、木香、白芍、泽泻、枳壳各 12g，苍术、诃子、乌梅、槟榔各 10g，附子 9g，干姜、柴胡、乌药各 8g，肉桂 6g，黄连 3g）进行治疗，每天 1 剂，水煎 2 次，各取汁 200～250mL，分早晚 2 次服。对照组予口服盐酸小檗碱片 0.2g，每天 3 次，连服 2～3 周后停服 3～5 天，之后续服至疗程结束；同时口服蒙脱石散剂 3g，每天 3 次。两组均以 21 天为 1 个疗程，连用 2 个

疗程结束后进行效果对比分析。结果显示，治疗组 50 例中有效 47 例，对照组 42 例中有效 33 例，总有效率分别为 94.00%、78.57%，两组比较有统计学差异（$P < 0.05$），说明参苓白术散合附子理中汤治疗组临床疗效优于对照组。

二、溃疡性结肠炎

溃疡性结肠炎是一种病因不明的非特异性慢性肠道炎症性疾病，临床表现为反复发作的腹泻和腹痛、直肠出血等。中医学认为，该病治疗应以扶正祛邪、调理脾胃为基本原则。诃子酸收固涩，能敛涩大肠以止腹泻，适用于痢疾、泄泻等病症。

张绪生选取符合溃疡性结肠炎诊断标准的病例 68 例，按入院序号随机分为治疗组 36 例和对照组 32 例。治疗组用乌梅诃子合剂（药物组成：乌梅、诃子、制大黄、秦皮、地榆炭、槐花、败酱草、白及各 10g，黄连 4g）进行保留灌肠，具体治疗方法：上药加水 500mL，煎至 200mL，作为 1 次灌肠剂量（肠道内保留时间 > 30 分钟），每天 1 ～ 2 次，10 天为 1 个疗程，共 3 个疗程；同时口服柳氮磺吡啶，每天 3g，分 3 次口服。对照组仅予柳氮磺吡啶治疗，用法、疗程同治疗组。观察治疗期间，嘱患者避免使用其他治疗药物，以新鲜清淡易消化食物为主，禁止饮酒、食辛辣之品。结果表明，两组在治疗中同组间不同时段和两组治疗中同时段的疗效均具有显著性差异，说明用乌梅诃子合剂保留灌肠联合柳氮磺吡啶治疗溃疡性结肠炎比单用柳氮磺吡啶的疗效为佳（表 7-3）。

表 7-3　两组在不同时段的疗效比较

组别	治疗时间 /d	n	临床治愈 / 例	好转 / 例	无效 / 例	总有效率 /%
治疗组	10	36	10	6	20	44.4 [3]
对照组	10	32	4	3	25	21.9
治疗组	20	36	18	9	9	75.0 [1, 4]
对照组	20	32	8	6	18	43.8
治疗组	30	36	30	4	2	94.4 [2, 4]
对照组	30	32	15	6	11	65.5

注：同组间不同时间段比较 [1] $P < 0.05$，[2] $P < 0.01$；与对照组同时段比较 [3] $P < 0.05$，[4] $P < 0.01$。

吴宗智等为观察含诃子的中药汤剂保留灌肠联合美沙拉秦缓释颗粒口服治疗溃疡性直肠炎的临床疗效，选择符合诊断标准的患者 110 例，采用随机数字表法将患者随机分为治疗组 55 例和对照组 55 例。对照组口服美沙拉秦缓释颗粒（每袋 0.5g），每次 1g，每天 4 次。治疗组在对照组治疗基础上加用中药保留灌肠（灌肠药物组成：黄柏、三七、白及、地榆各 15g，乌梅、丹参、黄连、诃子肉、珍珠粉各 10g，每天 1 剂，水煎后备用），于睡前使用。两组均治疗 30 天后判定疗效。经治疗，两组患者中医证候积分和血清中 TNF-α、IL-6 和 IL-8 含量均有明显改善，治疗组疗效更佳。治疗组 55 例患者中完全缓解 37 例，有效 13 例，总有效率 90.91%；对照组 55 例患者中完全缓解 25 例，有效 17 例，总有效率 76.36%。比较两组疗效，治疗组效果优于对照组，差异有统计学意义（$P < 0.05$）。综上，含诃子的中药汤剂保留灌肠联合美沙拉秦缓释颗粒口服治疗溃疡性直肠炎效果优于单纯应用美沙拉秦缓释颗粒治疗。

侯爱凤等选取婴幼儿病毒性肠炎患者 204 例，随机分为治疗组 108 例和对照组 96 例。2 组患儿均常规采用饮食疗法及支持疗法，伴有发热和上呼吸道感染症状者予以退热等对症处理，若伴脱水酸中毒者则补液以纠正水电解质紊乱。对照组加用利巴韦林 10mg/（kg·d），每天 1 次，静脉滴注，6 天为 1 个疗程，同时配合口服蒙脱石散（思密达）。治疗组除采用对症处理及支持疗法外，予诃子四苓散加减保留灌肠（灌肠液制法：诃子 5～10g，肉豆蔻 5～10g，白术 3～6g，陈皮 3～6g，茯苓 4～8g，泽泻 3～6g，猪苓 3～6g，甘草 2～4g，金银花 5～10g，木香 3～6g。腹痛加白芍；外感加藿香、防风；呕吐加半夏。上药煎后取汁 30～60mL，冷却至 40℃左右）治疗，每次 10mL，每天 2 次。灌肠后嘱患儿家属抬高其臀部并用手掌挤压臀部 0.5 小时。灌肠液量依患儿大小决定，每次不超过 30mL。经治疗，治疗组 108 例中，治愈 88 例，好转 18 例，总有效率 98.15%；对照组 96 例中，治愈 42 例，好转 48 例，总有效率 93.75%。结果显示，两组治疗时间相同、病情轻重相似，治疗组治愈率明显高于对照组。

韦波运用附子石榴皮诃子散治疗霉菌性肠炎 36 例。附子石榴皮诃子散组成：附子 10g，石榴皮 15g，诃子 15g，白芍 30g，陈皮 10g，防风 6g，砂仁 3g，小茴香 3g，黄连 6g，苍术 6g，白术 10g，干姜 6g，党参 25g，补骨脂 10g，罂粟壳 10g，白扁豆 30g，莲子 15g，通草 6g，茯苓 15g，神曲 12g。水煎服，每天 1 剂，分 3 次服用，10 天为 1 个疗程。一般大便成形，2 天进行 1 次粪便显微镜检查，若无霉菌孢子及菌丝，则停服上方，继用参苓白术散调养，巩固疗效 1 周。36 例患者用药 1～3 个疗程，平均治疗周期 15 天，最快 6 天，最慢 25 天。经治疗，痊愈 30 例，占 83.3%；显效 4 例，占 11.1%；好转 2 例，占 5.6%。36 例患者治愈后 3 个月复查，粪便显微镜检查均未发现霉菌孢子及菌丝。

杜维成等选取溃疡性结肠炎患者 60 例，采用随机数字表法将其随机分成治疗组和对照组，每组 30 例。两组均常规口服柳氮磺吡啶，每次 1g，每天 4 次；病情稳定后改为每次 1g，每天 2 次。对照组采用芪参肠泰方（药物组成：黄芪 30g，诃子 12g，土茯苓 15g，乌药 15g，白术 12g，太子参 12g，山药 12g，白花蛇舌草 12g，苍术 12g，五倍子 12g，鸡内金 10g，白及 10g，云南白药 4g），每次 150mL，每天 2 次，保留灌肠。治疗组则予以芪参肠泰肠溶胶囊口服，每次 4 粒，每天 2 次。两组均以 7 天为 1 个疗程，治疗 2 个疗程，治疗期间均不使用其他药物，于治疗后 3 个月随访。结果显示，治疗组完全缓解 13 例，有效 15 例，无效 2 例，总有效率 93.33%；对照组完全缓解 12 例，有效 15 例，无效 3 例，总有效率 90.00%。治疗后 3 个月随访，治疗组有效 28 例中，复发 5 例，复发率 17.86%；对照组有效 27 例中，复发 4 例，复发率 14.81%。对两组疗效和复发情况进行对比，差异无统计学意义。研究者对芪参肠泰方进行了剂型改造，制成芪参肠泰肠溶胶囊，使药物可以在肠道终端定时释放，以及时作用于病变部位，既保持了灌肠使用原有的制剂学优点和原有方药的疗效，又避免了药物对其他吸收系统造成的不良反应及酶系对药物有效成分的分解，并且安全、使用方便、易于携带。

胡海平等选取符合诊断标准的溃疡性结肠炎患者 90 例，按随机数字表法将其随机分为芪杞固本汤治疗组 50 例和柳氮磺吡啶对照组 40 例。治疗组采用芪杞固本汤（药物组成：黄芪 30g，枸杞子 30g，诃子 10g，白术 10g，防风 10g，生地黄 10g，陈皮 10g，牡丹皮 10g，乌梅 10g，地榆 10g，槐花 10g，白芷 8g，升麻 6g）口服加灌肠治疗。芪杞固本汤口服方法：每天 1 剂，水煎早晚分 2 次服，每次 200mL。灌肠方法：上药每剂加水 1000mL 浓煎，取 400mL 分装于两个消毒输液瓶内备用（每瓶 200mL），每晚睡前排空大便，取 200mL 加热至 38～39℃，令患者左侧卧位，以清洁中等粗细导管一端通过一次性输液器连接于输液瓶，另一端涂液体石蜡顺肛门缓慢进入 10～15cm，徐徐将药液注入肠内。灌肠完毕嘱患者将灌肠液保留 3～4 小时。口服 4 周为 1 个疗程，灌肠 30 天为 1 个疗程，共治疗 2 个疗程。对照组口服柳氮磺吡啶片（每片 0.5g），每次 4 片，每天 2 次，4 周为 1 个疗程，共治疗 2 个疗程。比较两组患者治疗前后 T、B 细胞亚群变化情况，结果显示治疗组患者治疗后 B 淋巴细胞明显下降（$P < 0.01$），外周血总 T 细胞（T）和抑制性 T 细胞（Ts）明显上升（$P < 0.01$）；对照组治

疗前后 T、B 细胞亚群无明显变化。因此提示治疗组药物有显著的免疫调节作用。观察两组患者疗效发现，治疗组痊愈 18 例，好转 29 例，总有效率为 94.0%；对照组痊愈 12 例，好转 19 例，总有效率为 77.5%。比较两组治疗总有效率，治疗组明显优于对照组（$P < 0.05$），见表 7-4。

表 7-4　两组治疗前后 T、B 细胞亚群的变化情况（%，$\bar{x} \pm s$）

组别	n	B		T		TH		TS	
		治疗前	治疗后	治疗前	治疗后	治疗前	治疗后	治疗前	治疗后
治疗组	50	25.69± 4.02#	20.02± 3.89*▲	64.6± 5.89#	81.20± 5.56*▲▲	48.56± 3.79	51.30± 3.70▲	22.42± 3.80#	27.52± 4.2*▲▲
对照组	40	25.46± 4.13#	23.28± 3.06	66.1± 3.70#	67.79± 4.30	49.20± 3.19	48.80± 2.80	23.08± 3.38#	23.82± 3.48
健康组	20	21.76±4.03		69.90±4.70		50.50±2.90		27.12±3.86	

注：与本组治疗前比较 *$P < 0.01$；与对照组比较 ▲$P < 0.05$，▲▲$P < 0.01$；与健康组比较 #$P < 0.01$。

汪华媛选取 51 例因腹部、盆腔或腹膜后恶性肿瘤接受放疗的放射性肠炎患者，随机分为中西医结合治疗组（治疗组）和西药对症治疗组（对照组），其中治疗组 26 例、对照组 25 例。治疗组采用加味葛根芩连汤（药物组成：葛根 15g，黄芩 10g，黄连 5g，白芍 10g，炒白术 10g，陈皮 6g，防风 10g，木香 6g，诃子 10g，石榴皮 10g，炙甘草 6g），水煎，每天 1 剂，早晚各 1 次温服。治疗组服至患者泄泻停止后 48 小时，如 1 周后仍然泄泻，联合西药对症治疗。对照组服用谷参肠安胶囊，每次 2 粒，每天 3 次；黄连素，每次 2 片，每天 3 次；蒙脱石散剂，每次 3g，每天 3 次。对照组若治疗 7 天后效果不佳，改用加味葛根芩连汤治疗。综合评价患者大便次数、性状、便血、腹痛、里急后重及肛门疼痛的改善情况，得出治疗组临床治愈 16 例，有效 9 例，总有效率 96.2%；对照组临床治愈 7 例，有效 15 例，总有效率 92.0%。比较两组临床治愈率，治疗组明显优于对照组（$P < 0.05$）。以上临床观察结果表明，清热化湿法为治疗急性放射性肠炎的适宜方法，加味葛根芩连汤方是治疗急性放射性肠炎的有用之方。该方可以显著改善放射性肠炎患者腹泻、腹痛、里急后重、肛门疼痛等主要症状，对于口干、乏力、食欲减退等伴随症状亦疗效确切。该方安全性良好，可用于盆腔放疗引起的急性放射性肠炎的治疗。

叶长青等进行了真人养脏汤治疗溃疡性结肠炎 62 例的临床疗效观察。真人养脏汤药物组成：人参 10g，当归 10g，白术 12g，肉桂 6g，炙甘草 6g，煨肉豆蔻 12g，白芍 15g，木香 10g，诃子 12g，罂粟壳 15g。每天 1 剂，水煎服。随症加减：湿盛，加云茯苓、薏苡仁；气虚下陷，加黄芪、升麻；寒甚，加附子、炮姜；兼热，加黄连、大黄；食滞，加焦山楂、槟榔；腹痛，加延胡索，重用白芍；便血多，加地榆炭、汉三七；五更泻，加吴茱萸、补骨脂；邪盛，酌减诃子、罂粟壳。临床治愈之后，继续予真人养脏汤丸剂或散剂以巩固治疗，每次 4 ~ 6g，每天 2 次；或用参苓白术丸、附子理中丸、人参健脾丸等，连续服用 1 ~ 2 个月，以防复发。经治疗，62 例患者中痊愈 44 例，好转 16 例，总有效率达 96.77%。

韩宝等观察了中药岐宝胶囊联合溃结灌肠液对 105 例溃疡性结肠炎的临床疗效。患者均给予岐宝胶囊（由黄芪、淫羊藿、肉桂、补骨脂、骨碎补、吴茱萸、肉豆蔻、诃子等组成）内服，每粒胶囊 0.3g，每次 5 粒，每天 3 次，口服，30 天为 1 个疗程。同时给予溃结灌肠液（由五倍子、明矾、丹参、苦参等组成）250mL，灌肠（灌肠时要变换体位，使药液流入上位肠腔），每天 1 ~ 2 次，30 天为 1 个疗程。除此之外，重症患者要辅助输液，控制饮食，维持水电解质平衡。对于湿热型溃疡性结肠炎患者先服葛根苓莲汤和白头翁汤加减（重用地榆、诃子、秦艽），待症状改善后再用岐宝胶囊联合溃结灌肠液治疗。经治疗，临床治愈 78 例，有效 22 例，总有效率为 95.1%。半年后对治愈及有效病例随访，85 例中有 5 例复发，复发率为 5.9%，但复发症状较前减轻。由此可见，岐宝胶囊联合溃结灌肠液治疗溃疡性结肠炎的临床效果较好。

三、腹泻

腹泻是消化系统的常见疾病，可以分为急性腹泻和慢性腹泻。急性腹泻通常是由肠道感染引起的，而慢性腹泻的病因则复杂多样，常见于结肠或小肠疾病。腹泻在中医学上归属"泄泻""痢疾"等病证范畴，其治疗原则为运脾化湿。

（一）急性腹泻

陆奎洪为观察中西医结合疗法治疗过敏性体质小儿腹泻的临床疗效，选取符合诊断标准的患者 80 例，将其随机分为治疗组、对照组，每组 40 例。两组患儿在年龄、性别、病程、病情等方面比较，无显著差异。治疗组采用中西医结合疗法，服用参苓白术散加减（药物组成：太子参、茯苓、白扁豆、诃子肉、谷麦芽各 10g，制苍术、吴茱萸各 6g，薏苡仁 15g，砂仁 3g，炮姜 2g。面色㿠白、多汗者，加炒白术 10g，防风 6g；泄泻日久、五更泻明显者，去吴茱萸、炮姜，加制附片 6g，肉桂 2g），水煎服，1 岁以内患儿每 2 天 1 剂，余者每天 1 剂。西药予复合乳酸菌胶囊（聚克）、蒙脱石散（思密达）常规口服；发热、呕吐、脱水者对症处理，疗程 3 ～ 5 天。对照组仅予复合乳酸菌胶囊（聚克）、蒙脱石散（思密达），服法、对症处理及疗程同治疗组。结果显示，治疗组 40 例患者中显效 18 例，有效 14 例，总有效率为 80%；对照组 40 例患者中显效 2 例，有效 8 例，总有效率为 25%。比较两组疗效，治疗组效果明显优于对照组（$P < 0.01$）。

高春井等选取符合标准的小儿伤食泻患者 60 例，随机分成试验组 30 例和对照组 30 例。试验组口服消食止泻方（山楂、莱菔子、白扁豆、石斛、藿香、白芍各 10g，煨诃子 8g，鸡内金、石榴皮各 5g，砂仁、甘草各 3g）。服用方法：6 月龄～ 1 岁患儿，每 2.5 天 1 剂，开水冲服，每天 3 次，每次 15 ～ 20mL；1 ～ 3 岁患儿，每 2 天 1 剂，开水冲服，每天 2 ～ 3 次，每次 20 ～ 30mL。对照组给予神曲消食口服液（药物组成：焦神曲、焦山楂、焦麦芽、白芍、党参、茯苓、麸炒白术等）。服用方法：6 月龄～ 1 岁患儿，每次 3 ～ 5mL，每天 3 次；1 ～ 3 岁患儿，每次 5mL，每天 3 次，餐后半小时服用。两组均连续服药 5 天。经治疗，试验组 30 例患儿痊愈 6 人，显效 18 人，有效 5 人，总有效率 96.67%；对照组 30 例患儿痊愈 1 人，显效 10 人，有效 12 人，总有效率 76.66%。结果表明，消食止泻方的效果明显优于神曲消食口服液，且差异有统计学意义。

何慈生采用大黄诃子合剂治疗小儿腹泻 80 例，并与西医治疗组 76 例进行对照研究。治疗组患者给予大黄诃子合剂加减治疗，每天 1 剂。大黄诃子合剂药物组成：大黄、诃子、鸡内金（研末）、金银花炭各 3g，厚朴 2g。随症加减：脾虚者，大黄减为 2g，加茯苓 5g；伤食者，鸡内金增为 4g；湿热者，加黄芩 3g；伤阴者，加黄连 2g，乌梅 4g；拒药者，加制半夏 2g，生姜 1g。上药为 2 岁患儿用量，其他年龄患儿据此酌情加减。取上药加冷水，武火煮沸后，文火煎 40 ～ 50 分钟，取汁频服，不拘次数。对照组患者则予叶酸 5mg，每天 3 次；潘生丁 3 ～ 5mg/（kg·d），分 3 次服；庆大霉素 10 ～ 15mg/（kg·d），分 2 ～ 3 次口服，或予氨苄西林 50 ～ 100mg/（kg·d），静脉滴注，并适当补液。两组均以 5 天为 1 个疗程。经治疗，治疗组 80 例患者中痊愈 56 例，有效 16 例，总有效率为 90%；对照组痊愈 34 例，有效 28 例，总有效率 81.58%。两组相比，治疗组疗效优于对照组（$P < 0.05$）。

贾国华等为观察豆诃贴治疗 215 例脾肾阳虚泄泻患儿的有效性和安全性，将全部病例随机分为两组，治疗组 108 例和对照组 107 例。对照组予丁桂儿脐贴贴敷治疗，每 24 小时换药 1 次，连续用药 3 次；同时配合饮食调理，母乳喂养患儿及人工喂养患儿暂停辅食，混合喂养患儿暂停奶粉，饮食以流质、清淡、易于消化为宜。注意适当控制饮食，减轻脾胃负担，根据患儿病情恢复情况遵照循序渐进原则适当添加辅食。治疗组予豆诃贴（药物组成：煨肉豆蔻 10g，熟诃子 10g，肉桂 8g，吴茱萸 8g，升麻 4g。以上药物均研成粉末，每次 5g，以陈醋 5 ～ 8mL 调成药饼状，外用无菌纱布单层包裹直接贴压于脐部，然后外敷医用胶布粘贴固定）贴敷脐部治疗。应用豆诃贴贴敷之前需用棉签蘸 75% 酒精消毒脐部，每次贴敷 20 小时，休息 4 小时后再用第二帖，连续用药 3 次，该组患儿饮食调理原则同对照组。两组均连续用药 3 天为 1 个疗程，治疗 24、48、72 小时后分别统计患儿大便次数、肠鸣音情况，以及治疗效果。结果显示，治疗组治疗 24、48、72 小时后的总有效率均高于对照组同期，差异有统计学意义（$P < 0.05$）。（表 7-5）

表 7-5　两组治疗 24、48、72 小时后临床疗效比较（例）

组别	n	治疗 24 小时后					治疗 48 小时后					治疗 72 小时后				
		临床治愈	显效	有效	无效	总有效率（%）	临床治愈	显效	有效	无效	总有效率（%）	临床治愈	显效	有效	无效	总有效率（%）
治疗组	108	3	20	61	24	77.8[*]	19	58	12	19	82.5[*]	49	38	12	9	91.6[*]
对照组	107	1	10	49	47	56.1	9	39	17	42	60.8	24	29	18	36	66.3

注：与对照组比较，[*]$P < 0.05$。

陈丽英采用钱氏白术散加味与西药结合治疗小儿秋季腹泻 50 例，并与西医对照组（26 例）进行对比观察。治疗组选用中药钱氏白术散加味（方药组成：党参 10g，茯苓 10g，白术 10g，藿香 10g，木香 6g，葛根 12g，黄连 3g，诃子肉 3g，乌梅 4.5g，甘草 4.5g，砂仁 4.5g），每剂水煎 2 次，两次药液混合并加热浓缩至 100mL，1 岁以下患儿口服每次 10mL，每天 10 次；1 ～ 2 岁患儿口服每次 20mL，每天 5 次。同时服用西药双歧杆菌活菌胶囊（丽珠肠乐），1 岁以内每次 0.5 片，1 岁以上每次 1 片，每天 2 次。对照组用双歧杆菌活菌胶囊（丽珠肠乐）10mg/kg，分 3 次服用。脱水者给予补液，抗感染，纠正酸碱中毒等对症治疗。经治疗，钱氏白术散加味与西药结合治疗组治愈 38

例，有效 9 例，总有效率 94.0%；西医对照组治愈 14 例，有效 7 例，总有效率 80.7%。结果表明，钱氏白术散加味与西药结合治疗小儿秋季腹泻的临床疗效明显高于单用西药组。

郭增梃选取符合小儿秋季腹泻诊断标准的患者 80 例，观察自拟秋泻方辨证分型治疗腹泻的临床疗效。患者被随机分为治疗组和对照组，每组 40 例。其中治疗组分为热泻型、水泻型和冷泻型。热泻型患者用自拟秋泻 I 号方（黄芩炭、扁豆花、马齿苋、秦皮、地锦草、白头翁、煨葛根、广木香、陈棕炭）治疗。水泻型患者主症为泻下稀水，清浊不分，水多粪少，泻前肠鸣腹痛，泻时急迫难忍，便次频数，微有腥臭，色黄不黏，不思饮食，小便短少，舌淡苔薄白，脉濡，指纹红。其治则为除湿健脾，利水止泻，治疗选用自拟秋泻 II 号方（炒苍术 3g，诃子 4.5g，补骨脂 4g，陈棕炭 9g，侧柏炭 9g，炮姜炭 4.5g，陈皮 4.5g，广木香 3g，石榴皮 9g）。冷泻患者主症为颜面口唇苍白，四肢不温，肠鸣腹泻，澄澈清冷，小便清长，食欲不振，脉沉细而迟，指纹淡。其治则为温中止泻，治疗选用自拟秋泻 III 号方（诃子 6g，白术 9g，炮姜 3g，炙甘草 3g，党参 6g，制附子 2g，陈皮 4.5g，茯苓 9g）。对照组患者则予更昔洛韦，每次 10mg/kg，每天 1 次。两组均予饮食控制，适当减少奶量摄入，补液（糖盐水配制方法：温开水 500mL，加蔗糖 10g、细盐 1.75g。每次服用 20 ～ 40mL/kg，4 小时内服完），维持水、电解质、酸碱平衡，并予蒙脱石散（思密达）止泻等。两组患者均治疗 5 天。对治疗组与对照组的疗效进行比较发现，两组无显著性差异；治疗组中各辨证分型间疗效无显著性差异。治疗组中需口服补液 12 例（占比 30.0%），对照组中需口服补液 26 例（占比 65.0%），可知治疗组需口服补液的患者百分率明显低于对照组，两组比较有显著性差异（x^2=9.82，$P < 0.01$）。研究表明，中药复方辨证加减治疗轮状病毒感染的小儿秋季腹泻与抗病毒疗效基本等同，但服用中药后需补液者明显较少，展现出中医辨证治疗的优势（表 7-6 和表 7-7）。

表 7-6 治疗组与对照组的疗效比较

组别	n	治愈 / 例	显效 / 例	有效 / 例	无效 / 例	有效率 /%
治疗组	40	30	6	2	2	95.0
对照组	40	29	6	3	2	95.0

表 7–7 治疗组中辨证分型治疗结果比较

组别	n	治愈（例）	显效（例）	有效（例）	无效（例）	有效率（%）
热泻	12	9	2	1	0	12
水泻	18	17	1	0	0	18
冷泻	10	6	2	1	1	9

胡毓芬选取符合标准的轮状病毒肠炎患儿 68 例，随机分为治疗组 38 例和对照组 30 例。对于脱水的患儿均予静脉补液，按脱水程度不同给予不同的补液量。对照组静脉滴注利巴韦林注射液，0.01g/（kg·d），分 2 次静脉给药。末梢血中白细胞高者口服磷霉素钙。治疗组患儿用止泻灵合剂制成汤剂保留灌肠。药物组成：黄连 8g，五倍子 8g，茯苓 5g，泽泻 5g，车前子 5g，白术 5g，诃子 5g。将上述药物水煎制成 20mL 汤液，过滤后给患儿保留灌肠约 30 分钟，每天 1 次。发热者酌情使用退热药。结果显示，治疗组 38 例中显效 23 例，有效 13 例，总有效率 94.7%；对照组 30 例，显效 5 例，有效 18 例，总有效率 76.6%。经比较，止泻灵合剂保留灌肠组对轮状病毒肠炎的疗效优于对照组，差异有统计学意义（$P < 0.05$）。

王紫嫣为观察参芪止泻汤治疗小儿秋季腹泻合并心肌损伤的临床疗效，选取了符合诊断标准的患者 60 例，并将其随机分为治疗组和对照组，每组 30 例。治疗组给予参芪止泻汤进行治疗，对照组给予醒脾养儿颗粒加芪冬颐心口服液进行治疗。参芪止泻汤（党参 10g，黄芪 10g，乌梅 10g，木瓜 10g，山药 10g，砂仁 3g，诃子 10g，茯苓 10g，白术 10g，山茱萸 6g，炙甘草 3g）的服药方法：口服剂量根据患儿年龄而定，温开水冲服，水量为 100 ～ 120mL，每天 3 次。6 月龄～ 1 岁，每剂服 3 天；1 ～ 3 岁，每剂服 2 天。醒脾养儿颗粒（由一点红、山栀茶、毛大丁草、蜘蛛香等组成）的服药方法：1 岁以内，每次 1 袋，每天 2 次；1 ～ 2 岁，每次 2 袋，每天 2 次。芪冬颐心口服液（由黄芪、麦冬、地黄、桂枝、淫羊藿、龟甲、人参、茯苓、紫石英、金银花、丹参、郁金、枳壳等组成）的服药方法：6 月龄～ 1 岁，每次 1/2 支，每天 2 次；1 ～ 3 岁，每次 1 支，每天 2 次。服药期间患者需禁食生冷、油腻及辛辣食物。1 周为 1 个疗程，两组均治疗 1 个疗程。对两组患儿治疗前后大便次数积分、大便性状积分，以及呕吐等情况进行比较发现，两组患者发病情况均有明显改善，且治疗组优于对照组。对两组患儿治疗前后心肌酶差值进行比较，差异具有统计学意义（$Z=-4.745$，$P < 0.05$），

治疗组的治疗方法更能使患儿的心肌酶得到改善（表 7-8）。经治疗，治疗组 30 例患者中痊愈 4 例，显效 20 例，有效 4 例，总有效率 93.33%；对照组 30 例患者中痊愈 2 例，显效 9 例，有效 15 例，总有效率 86.67%。治疗组疗效明显优于对照组，差异具有统计学意义（$P < 0.05$）。

表 7-8 治疗组与对照组心肌酶的比较

组别	例数	治疗前	治疗后	Z	P
治疗组	30	33.83±6.958	15.73±5.159		
				−4.745	0.000
对照组	30	33.67±6.955	24.57±7.253		

欧云鹏用煨诃子治疗 35 例小儿腹泻患者。治疗方法：服用煨诃子散剂，3～6 月龄患儿 150mg/（kg·d），6 月龄～1 岁患者 250mg/（kg·d），1～2.5 岁患儿 300mg/（kg·d），1 天量均分 2 次开水送服。在服用诃子散剂的同时对伴有中度脱水者进行常规输液。结果显示，治疗的 35 例患者中，显效 21 例，有效 12 例，总有效率为 94.3%。

（二）慢性腹泻

许正利等选取 68 例脾虚湿热型慢性功能性腹泻患者作为观察对象，随机分为对照组 34 例和观察组 34 例。对照组给予口服肠康片治疗，每天 2 次，每次 3 片，连续服用 4 周。观察组给予自拟参仙止泻汤（党参 15g，炒白术 30g，黄连 10g，葛根 20g，白芷 10g，仙鹤草 30g，桔梗 20g，诃子 15g，薏苡仁 25g，茯苓 20g，马齿苋 20g，栀子 10g，乌梅 15g，木香 5g，槟榔 10g，炮姜 5g，甘草 5g）治疗，每天 1 剂，水煎早晚各 1 次温服，连服 4 周。结果显示，观察组总有效率为 88.2%，对照组总有效率为 73.5%，表明自拟参仙止泻汤对腹泻的疗效更为显著。

曹旺元选取符合诊断标准的慢性迁延型细菌性痢疾患者 119 例，按随机数字表法将全部病例分为苦仙合剂治疗组 72 例和对照组 47 例。治疗组予苦仙合剂（苦参、仙鹤草各 30g，秦皮炭、诃子各 15g，上药共煎成 200mL 汤液），每晚保留灌肠 1 次，另同时口服甲氧苄啶 0.1g，每天 2 次，10 天为 1 个疗程。第一个疗程治愈 68 例，治愈率为 94.4%；第二个疗程治愈率达 97.2%，未愈 2 例。平均治疗时间 10.5 天，37 例随访 3～6 个月，无复发。对照组治疗方案：磺胺甲噁唑 0.5g+ 甲氧苄啶 0.1g，每天口服 2 次，10 天为 1 个疗程。第一个疗程治愈

26 例，治愈率为 55.3%；第 2 疗程治愈率为 80.8%，未愈 9 例。平均治疗时间 14.4 天，18 例随访 3～6 个月，复发 2 例。结果表明，苦仙合剂疗效优于对照组。

冯华坚用黄芪金樱子汤治疗慢性腹泻患者 42 例。黄芪金樱子汤药物组成：黄芪 20g，金樱子 20g，桂枝 10g，茯苓 20g，锁阳 15g，吴茱萸 6g，诃子 10g，并根据病证变化而加减。治疗期间停用其他药物，禁烟酒，忌食用生冷、辛辣等刺激性食物。每天 1 剂，水煎分 2 次服用，重者每天 2 剂，每 6 小时服用 1 剂，10 天为 1 个疗程。结果显示，42 例慢性腹泻患者中治愈 16 例，好转 25 例，总有效率达 97.6%。

周中辰选取 62 例慢性泄泻患者观察诃子黄连汤的临床疗效。诃子黄连汤药物组成：诃子 12g，罂粟壳 10g，黄连 15g，黄柏 12g，补骨脂 12g，干姜 6g，白芍 12g，防风 6g，甘草 6g。泄泻伴腹痛较甚、大便夹有黏液者，加白头翁、马齿苋；泄泻伴有纳呆、神疲乏力者，加炒白术、焦山楂。每天 1 剂，10 剂为 1 个疗程，治疗 1～4 个疗程。经治疗，62 例慢性泄泻患者中痊愈 12 例，有效 47 例，总有效率达 95.1%。

（三）糖尿病腹泻

周志龙选取符合标准的糖尿病腹泻患者 38 例，采用补肾固肠止泻方配合西药进行治疗，同时配合胰岛素控制血糖，适量补液，维持水、电解质平衡。补肾固肠止泻方（丹参、芡实各 30g，党参、炙黄芪各 20g，六一散 18g，炒白术、茯苓各 15g，煨诃子、煨葛根各 12g，红花 10g，炮姜、制附片各 6g），每天 1 剂，水煎服，每天 2 次，7 天为 1 个疗程。经治疗，38 例糖尿病腹泻患者中治愈 23 例，好转 15 例，治愈率 60%；且全部大便次数减为每天 2～4 次。

姜敏选取糖尿病腹泻患者 43 例，其中脾胃气虚型 24 例、脾肾阳虚型 19 例。全部病例予控制饮食，同时口服格列喹酮（糖适平），将空腹血糖控制在 7mmol/L 以内，餐后 2 小时血糖控制在 10mmol/L 以内；同时辨证予以中药汤剂，每天 1 剂，水煎取汁 300mL，分 2 次空腹服。4 周为 1 个疗程，1 个疗程后统计疗效。脾胃气虚型患者予参苓白术散加减（党参 15g，白术 12g，黄芪 24g，白扁豆 15g，陈皮 6g，山药 20g，茯苓 30g，薏苡仁 30g，木香 12g，砂仁 3g，石榴叶 10g，诃子 10g）；脾肾阳虚型予附子理中汤合四神丸加减（党参 15g，熟附子 10g，干姜 6g，白术 15g，茯苓 30g，补骨脂 12g，吴茱萸 6g，肉豆蔻 10g，黄芪 24g，炙甘草 6g，诃子 10g，石榴叶 12g）。43 例糖尿病腹泻患者中，痊愈 2 例，显效 31 例，有效 7 例，总有效率达 93.02%。

四、消化道出血

消化道出血为临床内、外科常见的急重症。中药诃子中含有大量鞣酸，具有收敛、涩肠、止血作用，能使溃疡黏膜及出血病灶局部的组织蛋白凝固成保护膜，使血管收缩而止血。

高海山选取符合标准的消化道出血患者 79 例，分别采用胃镜下局部注入复方五倍子液止血及口服复方五倍子液止血的方法进行治疗，以比较两种方法的疗效。其中经胃镜检查未发现明显病变部位及未做胃镜检查的 21 例患者，给予复方五倍子液口服，每天 50～80mL，连服 3～5 天。服药 3 天后，患者大便变为浅黄色，血红蛋白恢复至 9～120g/L，大便潜血变为阴性。口服止血法的总有效率为 83.3%。经胃镜检查后发现明显病变部位的 58 例患者，从活检孔插入塑料导管到达病灶处，注入复方五倍子液 4～12mL（平均 10.5mL）。注入后可见出血病灶表面迅速出现一层淡黄色胶冻样膜状物，随即出血停止，若效果不佳可重复给药一次。胃镜下局部止血法的早期有效率达 100%，一次成功率为 85.5%。但该方法对所有癌肿患者仅有临时止血效果，大多在 2～6 天后会再次出血。复方五倍子液的制备方法：五倍子 15g，诃子 10g，明矾 5g。先将五倍子、诃子加水 100mL，煎煮至 50mL 左右倾出，再加水 80mL 煎煮至 50mL，过滤后将两次滤液混合再煎煮至 30mL，加明矾 5g，加热溶解后过滤，为延缓鞣酸水解可加甘油 3mL（口服不加甘油）。以上两组患者，均配合内科保守治疗，如中重度失血病例给予输血、输液止血等综合治疗，胃及十二指肠溃疡患者给予 H_2 受体拮抗剂及质子泵抑制剂等，均收到满意疗效。

江作霖选取上消化道出血患者 148 例，观察以中药止血为主配合西药支持疗法的临床疗效。中药制剂：制半夏 10g，熟大黄 5～10g，枳实 10g，白及 15g，乳香 3g，诃子 10g，乌贼骨、地榆炭各 15g。每天 1 剂，水煎约 200mL，1～3小时服 1 次，每次 20～30mL，服时药水宜偏凉，止血后继续服用 3～4 天。另予适当补液和必要的抗休克治疗，重度失血者适当输血。经治疗，治疗组 3 天内止血者 137 例（有效率 92.57%），疗效优于对照组。

五、胃炎

胃炎以胃黏膜固有腺体萎缩为特征，伴或不伴肠化生和上皮内瘤变（异型增生），属于中医学"胃脘痛""痞满""嘈杂"等范畴。外邪、饮食、情志不畅及体质因素均能导致胃病，但脾胃虚弱是其根本。根据中医虚则补之的理论，补脾益胃是其治本之策。

王海兰选取符合标准的患者192例，观察六味安消胶囊配合西药治疗胆汁反流性胃炎的临床疗效。研究者将患者随机分成治疗组和对照组，每组96例。治疗组给予铝碳酸镁，每次1g，每天3次，餐前口服；多潘立酮片（吗丁啉），每次60mg，每天3次，餐前口服；同时予六味安消胶囊（木香、大黄、山柰、煅寒水石、诃子、碱花）治疗，每次4粒，每天3次，餐前口服。对照组仅给予铝碳酸镁和多潘立酮片（吗丁啉）治疗，服用方法同治疗组。两组均以7天为1个疗程，治疗2个疗程后观察患者隐痛、饱胀、嗳气、反酸等临床症状以评价疗效。经治疗，两组患者隐痛、饱胀、嗳气和反酸等症状均得到明显改善，且治疗组患者效果比对照组更优。对两组临床疗效进行比较发现，治疗组96例患者治愈72例、显效12例、有效8例，治愈率为72.92%，总有效率为95.83%；对照组治愈48例、显效12例、有效12例，治愈率为50.00%，总有效率为75.00%。试验结果提示，六味安消胶囊配合西药治疗胆汁反流性胃炎疗效确切，不良反应少，可较好地改善临床症状。此外，赵红霞等发现六味安消胶囊有治疗功能性消化不良的功效。研究选取的53例患者均口服六味安消胶囊，每次3～6粒，每天3次，依病情轻重确定用量，饭前服用，连服4周。治疗期间除有9例症状较重的患者同时给予静脉滴注葡萄糖、维生素B$_6$、维生素C、氯化钾外，其余患者均不使用其他药物。结果显示，53例患者经治疗4周后显效36例、有效14例，无不良反应病例，总有效率为94.30%。说明应用六味安消胶囊治疗消化不良的疗效显著且作用安全。

蔡和利等选取符合《中国慢性胃炎共识意见》（2006年，上海）诊断标准的慢性萎缩性胃炎患者110例，随机分为两组，治疗组58例和对照组62例。治疗组给予阿拉坦五味丸（诃子、石榴、制木鳖子、五灵脂、黑冰片等）口服，餐前温开水冲服，每次1.0g，每天2次，服用4周为1个疗程，共治疗2个疗程。对照组仅予一般治疗及对症处理。经治疗，对两组患者进行主观症状和组织病理学评价：在主观症状方面，治疗组患者显效39例、有效16例，总有效率为97.80%；对照组显效29例、有效14例，总有效率为69.40%。在组织病理学方面，治疗组患者显效29例、有效13例，总有效率为87.70%；对照组患者显效15例、有效11例，总有效率为14.90%。综上，治疗组的主观症状和组织病理学改善情况均优于对照组，说明阿拉坦五味丸对慢性萎缩性胃炎疗效明显。

邓桃枝等选取 320 例胃食管反流患者，观察兰索拉唑联合阿拉坦五味丸的临床疗效。研究者将患者随机分为观察组 160 例和对照组 160 例。两组患者均调整生活方式（包括减轻体质量、餐后保持直立、抬高床头）、改变饮食习惯（包括戒烟酒，避免睡前进食，避免食用咖啡、巧克力、高脂饮食等），并在此基础上接受常规治疗（兰索拉唑，每次 30mg，每天 1 次）。治疗组在常规治疗基础上加用阿拉坦五味丸（其主要成分为诃子、石榴、制木鳖子、五灵脂、黑冰片等）2.0g，每天 2 次。两组患者均服药 8 周，并分别于治疗前和治疗 8 周后进行疗效评判。经治疗，两组患者症状积分变化均有明显的下降（表 7-9）；观察组 160 例患者中显效 53 例、有效 96 例，对照组 160 例患者中显效 20 例、有效 110 例；观察组总有效率（93.12%）明显高于对照组（81.25%），且有显著性差异（$P < 0.05$）。

表 7-9　两组治疗前后症状积分变化（分，$\bar{x} \pm s$）

组别	例数	显效	有效	无效	总有效率
治疗组	58	39（67.2）	16（27.9）	3（5.2）	58（97.8）
对照组	62	29（46.7）	14（22.6）	19（30.6）	43（69.4）

六、肝炎

中医学认为，慢性乙型肝炎由湿热疫毒之邪内侵，待人体正气不足无力抗邪时发病，常因外感、情志、饮食、劳倦而诱发。本病的病位主要在肝，常多涉及脾、肾两脏及胆、胃、三焦等腑。其病性属本虚标实、虚实夹杂，治则为扶正祛邪，着重调整阴阳、气血、脏腑功能平衡。

姚向波等选取符合诊断标准的 94 例老年慢性乙型肝炎合并非酒精性脂肪肝患者作为研究对象，将其随机分为对照组和治疗组，每组 47 例。两组患者均采用低脂低糖饮食、保肝及对症支持等常规治疗。对照组另口服给予恩替卡韦（每片 0.5mg），每次 1 片，每天 1 次。治疗组在对照组的基础上同时口服十味诃子汤散（每袋 16g，药物由诃子、余甘子、毛诃子、獐牙菜、宽筋藤、腊肠果、兔耳草、榜嘎及大黄等组成），每次 1 袋，每天 2 次。两组的治疗时间均为 48 周。经治疗，治疗组和对照组患者血清中总胆红素（TBIL）、谷草转氨酶（AST）、谷丙转氨酶（ALT）水平均明显降低，白蛋白（ALB）含量升高，且治疗组效果优于对照组（$P < 0.05$）。此外，两组患者的 HBV DNA 载量，以及血脂指标甘

油三酯（TG）、总胆固醇（TC）、低密度脂蛋白胆固醇（LDL-C）水平也显著下降，高密度脂蛋白胆固醇（HDL-C）含量升高，患者脾静脉内径、门静脉内径、脾厚度及门静脉最大血流速度（V_{max}）等超声指标均得到明显改善。综合评价，治疗组 47 例患者中显效 19 例、有效 25 例，总有效率为 93.6%；对照组 47 例患者中显效 15 例、有效 21 例，总有效率为 76.6%。治疗组疗效明显优于对照组，且差异有统计学意义（$P < 0.05$）。由此证实了十味诃子汤散可有效改善老年慢性乙型肝炎合并非酒精性脂肪肝患者的肝脏功能，对于促进疾病的恢复，延缓疾病进展具有重要意义。

第二节　呼吸系统疾病

一、变应性鼻炎

变应性鼻炎属于中医学"鼻鼽"范畴，其主要病因是正气不足，腠理疏松，卫表不顾，风邪、寒邪或异气侵袭，与肺、脾、肾虚损密切相关。其本质是肺气虚寒和外邪入侵。诃子肉能涩肠敛肺、下气利咽，对鼻炎有较好的疗效。

贺诗峰采用辨证治疗加穴位按摩法治疗变应性鼻炎 68 例，其将全部患者辨证分为肺气虚寒型 36 例、肺脾两虚型 21 例、肺肾不足型 11 例，并进行分型治疗。其中，肺气虚寒型患者治以温肺散寒、通利鼻窍，用温肺止流丹合玉屏风散加减（药物组成：生黄芪、白术、党参、防风各 15g，白芍 10g，桂枝、麻黄、半夏、诃子、荆芥、辛夷、桔梗各 9g，甘草、干姜各 6g，细辛 3g）进行治疗。肺脾两虚型用补中益气汤加减（黄芪、党参、白术、当归、茯苓各 15g，升麻、炙甘草各 6g，柴胡、陈皮、诃子各 9g，薏苡仁 30g，乌梅 10g）进行治疗。肺肾不足型用右归丸为主方加减（熟地黄、山药各 30g，山茱萸、枸杞子、黄芪、当归、防风、白术各 15g，杜仲、肉桂、制附子、菟丝子各 9g）进行治疗，若阳虚较甚，可加肉苁蓉、诃子；鼻塞较重，鼻甲肿胀、紫暗者，加桃仁、红花、路路通；伴腰酸乏力者，加附子、仙茅、淫羊藿；清水涕多者，加诃子、乌梅；鼻痒重者，加地龙、徐长卿。三组患者每天服药 1 剂，水煎服，连用 21 天为 1 个疗程。与此同时，所有患者配合局部穴位按摩法，主穴选取印堂、上星、囟会、鼻通、迎香。具体操作步骤：患者仰卧，医生坐位，先推印堂，用双手拇指端桡侧交替直推，自印堂向上至前发际，然后自鼻根两旁沿鼻唇沟向下直推至迎香，约10分钟，最后点按囟会10～20次。局部穴位按摩，每次约15分钟，6次为1个疗程。经治疗，68例变应性鼻炎患者中治愈59例，好转7例，总有效率为97.06%。研究者依据中医整体观念，综合辨证论治、穴位按摩法取得满意疗效，其机理可能与药物结合局部按摩可以调节免疫、神经和循环系统的功能有关。

刘铁陵等认为鼻衄的主要病因是肺气虚寒和外邪入侵，其将265例鼻衄患者辨证分为虚证组148例、本虚标实证组117例。虚证组患者给予温肺止流丹合补中益气汤加减，酌用温补肾阳药物。方药组成：荆芥15g，细辛6g，桔梗10g，诃子15g，黄芪20g，白术20g，防风15g，党参20g，升麻10g，川芎15g，当归15g，陈皮15g，柴胡10g，桂枝10g，山茱萸15g，炙甘草6g。上药水煎约600mL，每2天1剂，每天3次口服。本虚标实证组使用玉屏风散合苍耳子散加减进行治疗，药物水煎约600mL，每2天1剂，每天3次口服。两组患者均连续服药1个月（儿童药物剂量酌减）。另外，患者取坐位或仰卧位，术者以拇指推擦其印堂穴1分钟，或以食指按揉其迎香穴1～3分钟，或以中指指腹在鼻翼两侧快速搓擦1～3分钟，使局部产生灼热感为度；或于每晚睡前按摩足底涌泉穴至发热。结果显示，265例鼻衄患者中治愈92例，好转154例，总有效率达93%。虚证组用方中荆芥、细辛温肺散寒，党参、诃子、炙甘草补肺敛气，黄芪、白术、防风扶正固表，升麻、柴胡升举中阳，川芎、当归养血活血行气，陈皮理气健脾，桔梗载药上行、开宣肺气，桂枝、山茱萸补益肝肾、温阳通经。诸药合用，共奏温肺散寒、补脾升阳、温补肾阳之功。

曾朝英观察了健脾益气汤治疗67例小儿鼻衄患者的临床疗效。全部患者给予健脾益气汤加减方（方药组成：党参、黄芪、茯苓各12～20g，白术、苍耳子各12～15g，辛夷、防风、薄荷、白芷、诃子各8～10g，乌梅、甘草各6g，大枣6g）进行治疗，每天1剂，水煎服，治疗2个月后统计疗效。根据疗效标准评价得出：治愈46例，好转16例，无效5例，总有效率92.6%。中医学认为，小儿鼻衄多因肺脾之气不足所致，临床采用四君子汤加黄芪、诃子、乌梅等，以加强健脾益气、补肺敛气之功，乃治本之法；再合苍耳子散，辛散风邪，芳香通窍，辅以治标。健脾益气汤加减方治疗小儿鼻衄标本兼治、疗效显著。

宋书仪等采用自拟通窍鼻炎汤治疗50例慢性单纯性鼻炎患者，并观察其临床疗效。自拟通窍鼻炎汤药物组成：细辛3g，荆芥、辛夷、苍耳子、诃子肉、板蓝根、木蝴蝶、胖大海、桔梗、射干各10g，炙麻黄、甘草各5g。每天1剂，水煎分2次服，15天为1个疗程。服药期间注意休息，适当锻炼身体，避免感冒。结果显示，50 例慢性单纯性鼻炎患者中，痊愈 27 例，有效 20 例，总有效率 96%。试验结果提示，自拟通窍鼻炎汤方有通窍利咽、宣肺排涕之功效。

彭怀晴选取了 67 例慢性鼻窦炎患者观察复方苍耳子散的临床疗效。全部患者均以辛散通窍为基本治则，方用苍耳子散加诃子、地龙、山楂。药方组成：苍耳子、白芷、辛夷花、诃子各 15g，连翘、桑皮、山楂各 30g，石菖蒲 6g，地龙 20g。肝胆郁热者，加冬瓜仁、芦根、黄芩、栀子、龙胆，清热解郁排脓；肺脾气虚者，加黄芪、白术、党参；肾虚畏寒者，加黄芪、肉桂、山药；肺热盛者，加桑白皮、大青叶、鱼腥草。同时，局部用 1% 麻黄素液滴鼻，每天 3 次，两周为 1 个疗程。嘱患者每天湿热敷鼻，按摩迎香穴（两手鱼际以迎香穴为中心，上下按摩至鼻窍通畅为止）两次。参照 1995 年《中医病证诊断疗效标准》中"临床症状及 X 线鼻窦摄片的标准"评价患者疗效，结果显示 67 例慢性鼻窦炎患者中痊愈 42 例（占 62.6%），好转 20 例（占 29.85%），总有效率 92.54%。

二、咽炎

咽炎是咽部黏膜、黏膜下及其淋巴组织的炎症性疾病，主要表现为咽干咽痛、咽部不适及异物感、干咳、痰多不易咳出等，属于中医学"喉痹"范畴。喉痹一证与肺、肾、胃有密切关系，其病机主要为外邪侵袭和卫气内虚，治则为祛邪利咽、补益气阴。

强胜选取符合诊断标准的过敏性咽炎门诊患者 108 例，将其随机分为对照组和治疗组，每组 54 例。对照组患者给予盐酸西替利嗪片（国药准字：X19990321，规格：每片 10mg）10mg，每天 1 次，口服；同时给予复方氨茶碱片（国药准字：H11022256）1 片，每天 1 次，口服。治疗组给予滋阴利咽汤加减（药物组成：沙参、牛蒡子、射干、玄参各 15g，牡丹皮、北豆根、马勃、诃子、桔梗各 10g，生甘草、蝉蜕、薄荷各 6g）。咳嗽伴少量咳痰者，加川贝母、枇杷叶；口干舌燥者，加麦冬、玉竹；咳嗽剧烈者，加紫菀、款冬花。每天 1 剂，水煎 2 次，每煎 200mL，混匀，早晚分服；10 天为 1 个疗程，每 5 天复诊一次，观察 1 个疗程。结果显示，治疗组治愈 39 例，有效 12 例，总有效率 94.4%；对照组治愈 6 例，有效 25 例，总有效率 57.45%。两组治愈数及总有效率皆有显著性差异，治疗组疗效明显优于对照组，说明滋阴利咽汤对过敏性咽炎具有显著治疗效果。

谢志刚选取符合诊断标准的慢性咽炎患者 262 例，观察中成药清咽丸含化对其的临床疗效。全部患者含化清咽丸（药物组成：诃子肉、川贝母、百药煎、乌梅肉、葛根、茯苓、甘草、天花粉），每次 1 丸，每天 2 次，饭后服用，3 周为 1 个疗程。服药期间停用抗生素及其他药物，忌辛辣、油腻食物，3 周后对患者进行回访并行咽部检查。咽后壁及舌根淋巴滤泡增生及咽侧索肥厚者，先以微波进行热凝治疗，消除增生的淋巴滤泡；有慢性扁桃体炎者先行扁桃体切除术；咽后壁分泌物多或呈脓性者先排除鼻窦炎。治疗结果显示，清咽丸对各种类型的慢性咽炎均有较好的疗效。经治疗，262 例慢性咽炎患者中，显效 127 例，有效 113 例，总有效率为 91.6%。清咽丸中诃子肉、川贝母、乌梅肉、葛根和天花粉具有清热润肺、化痰散结的作用，茯苓渗湿利水，百药煎为治疗急慢性咽炎的经验用药，辅以甘草调和药性。262 例慢性咽炎患者在应用清咽丸含化治疗中疗效确切，未发现任何不良反应，避免了抗生素及激光、微波等物理治疗措施造成的菌群失调和咽部瘢痕增生、挛缩等不良后果，且治疗方法简便，值得临床推广应用。

刘冬雪等观察了复方板蓝根糖浆治疗上呼吸道感染的临床疗效。复方板蓝根糖浆药物组成：板蓝根 5g，大青叶 50g，石榴皮 25g，诃子 25g，五倍子 25g。制法：上药加水适量，文火煎煮 2 次，合并滤液浓缩至 175mL，加入单糖浆 75mL，即成 70% 的糖浆。用法：1～3 岁儿童，每次 15～20mL，每天 3 次；4～7 岁儿童，每次 20～30mL，每天 3 次；7 岁以上儿童，每次 30～50mL，每天 3 次，3～5 天为一疗程。服药后，患者体温先开始下降，随之其他症状好转。复方板蓝根糖浆治疗上呼吸道感染的有效率达 87.6%，平均开始退热时间为 8.9 小时，体温恢复正常时间为 42.1 小时。

三、咳嗽

咳嗽是指因外感或内伤等因素，导致肺失宣肃，肺气上逆，冲击气道，发出咳声或伴咳痰为临床特征的一种病症。现代药理研究已证实，诃子可以止咳，减少痰涎分泌，缓解平滑肌痉挛，还对多种细菌有较强的抑菌作用。

邹永祥等使用诃子三拗汤治疗小儿咳嗽患者 32 例，并观察其临床疗效。研究者将全部病例按随机数字表法分为对照组 10 例和治疗组 22 例。治疗组患者给予诃子三拗汤（药物组成：诃子 10g，麻黄 5g，杏仁 6g，甘草 5g）治疗，发热加瓜蒌、黄芩，痰多加法夏、陈皮，喘甚加紫菀、厚朴，每天 1 剂。对照组除不用诃子外，其余药物同治疗组。结果显示，对照组 3 天内 2 例症状消失，5 例症状减轻；治疗组 3 天内 13 例症状消失，9 例症状减轻，总有效率达 100%。说明治疗组疗效明显高于对照组，差异有统计学意义（$P < 0.05$）。方中诃子具有清

利咽喉、敛肺止咳作用，既可防止麻黄的过度辛散，又能加强其止咳功效。提示诃子三拗汤对小儿咳嗽的疗效可靠，且无不良反应。

荆晶选取符合诊断标准的慢性咳嗽患者 110 例，用免煎中药颗粒剂自拟诃子止咳散治疗小儿咳嗽并观察其临床疗效。自拟诃子止咳散药物组成：诃子 15 ～ 18g，蜜百部 6 ～ 10g，蜜紫菀 6 ～ 15g，白前 9 ～ 12g，荆芥 6 ～ 9g，桔梗 6 ～ 9g，苦杏仁 3 ～ 6g，清半夏 9 ～ 12g，陈皮 6 ～ 9g，甘草 3 ～ 6g。痰稀、色白、量多者，重用清半夏、陈皮；痰稠色黄者，加瓜蒌 10 ～ 15g，黄芩 6 ～ 15g；喉燥咽干者，加北沙参 6 ～ 10g，麦冬 6 ～ 9g；咳嗽频繁者，加僵蚕 6 ～ 9g，地龙 6 ～ 9g。每天 1 剂，用开水溶解免煎中药诃子止咳散，可添加白糖及蜂蜜矫味，每 8 小时 1 次或不拘时温服。临床应用时可根据患者年龄及病情轻重酌情加减药量。服药后注意避风，饮食宜清淡。治疗后统计分析，全部患者中最少者服药 3 剂，最多者服药 20 剂，平均服药 6 剂即能显效。经治疗，110 例慢性咳嗽患者中治愈 64 例、好转 39 例，总有效率 93.6%。诃子止咳散温润平和、不寒不热，既能宣降肺气，又能润肺理气，使肺恢复宣发肃降功能，治疗患儿久咳可获痊愈。其中诃子重为君药，能酸敛肺气，主治肺虚久咳。

庄振裕等选取符合诊断标准的喉源性咳嗽患者 144 例，并采用辨证论治的原则进行治疗。患者中痰热蕴结型 49 例、风火内郁型 31 例、痰瘀阻结型 37 例、阴虚内热型 17 例、寒痰湿阻型 10 例。痰热蕴结型患者用黄连温胆汤加减。风火内郁型中风热所致者用银翘散加减。痰瘀阻结型用消瘰丸合二陈汤加减。阴虚内热型中肺胃阴伤者用沙参麦冬汤加减（沙参、白扁豆、生地黄、玄参、天花粉、乌梅各 15g，麦冬 12g，川贝母 6g，桔梗、生诃子各 10g，甘草 3g）；阴虚内热型中肺肾阴伤者用麦味地黄汤加减（生地黄、山药、山茱萸各 15g，牡丹皮、泽泻各 8g，五味子、生诃子各 10g，茯苓、麦冬、玉蝴蝶各 12g），气阴两伤者加太子参、生黄芪，阴虚火旺者加知母、黄柏、女贞子。寒痰湿阻型用苓甘五味姜辛汤加味（茯苓、半夏、白芥子各 15g，五味子、干姜、桂枝、煨诃子各 8g，细辛、炙甘草各 5g，杏仁 10g，辛夷花 12g），脾虚湿盛加苍术、白术；风寒加苏叶、麻黄。此外，若热象明显，常以金银花、野菊花、一点红、黄鹌菜、穿心莲、爵床、生甘草中任选 1 ～ 3 味，适量水煎，含咽，每天数次。咽部充血者，以珠黄散、西瓜霜吹布；咽喉滤泡增生或有小结节者，则以锡类散吹布。上方水煎服，每天 1 剂，服 20 剂为 1 个疗程，可连服 3 个疗程。经治疗，144 例患者中显效 50 例、有效 67 例，总有效率为 81.25%。其中阴虚内热型 17 例患者中显效 6 例、有效 7 例，总有效率为 76.67%；寒痰湿阻型 10 例患者中显效 3 例，有效 4 例，总有效率为 70.00%。阴虚内热型、寒痰湿阻型两组用方中均含有诃子，因此两型患者受内伤或痰浊、瘀血等病理因素影响，咽喉局部慢性病变明显，所以疗效不及痰热蕴结型和风火内郁型，但该方对咳嗽有一定的治疗效果。（表 7-10）

表 7-10　各型疗效比较

证型	例数（例）	显效（例）	有效（例）	无效（例）	有效率（%）
痰热蕴结型	49	17	25	7	85.72
风火内郁型	31	11	16	4	87.09
痰瘀阻结型	37	13	15	9	75.67
阴虚内热型	17	6	7	4	76.47
寒痰湿阻型	10	3	4	3	70.00

四、支气管炎

气管炎归属于中医学"咳嗽"范畴，病位在肺，早期多因肺失宣发肃降，内生痰湿而致咳嗽、咳痰、喘息。若病程日久，累及他脏，可出现本虚标实证，本虚多为肺、脾、肾三脏亏虚，标实多为痰浊阻肺，治疗方药上以扶正祛邪、补脾益气为主。

闫凯运用自拟诃子五味止咳汤治疗小儿急性支气管炎，并观察其临床疗效。研究选取符合诊断标准的患者 179 例，随机分为治疗组 90 例和对照组 89 例。治疗组用诃子五味止咳汤加头孢唑林进行治疗，对照组则单用头孢唑林治疗。诃子五味止咳汤的方药组成为五味子、诃子、款冬花、桂枝、杏仁、鱼腥草、金银花、桔梗、白果、紫菀、陈皮、茯苓、甘草。上药水煎后，加入适量蜂蜜，每天 1 剂，分 3 次口服。头孢唑林 50 ～ 100mg/（kg·d），静脉滴注。两组疗程均为 7 ～ 14 天。所有病例均可加用支持疗法，如补充液体、电解质及维生素，并且均不再加用其他抗病毒、抗生素及对症治疗药物（体温超过 38.5℃者给予退热药）。治疗期间对两组患者的发热、咳嗽、咳痰、喘息等主要症状及肺部啰音等体征进行观察并记录（表 7-11）。治疗组患者主要临床症状及体征的恢复时间与对照组比较，有明显缩短（$P < 0.05$）。两组总疗效对比，治疗组痊愈 65 例、显效 14 例、有效 6 例，总有效率 94.4%；对照组痊愈 56 例、显效 18 例、有效 7 例，总有效率 91.0%。综上，自拟诃子五味止咳汤治疗小儿急性支气管炎，疗效确切。

表 7-11 两组症状、体征消失时间比较（d, $\bar{x} \pm s$）

组别	例数	发热	咳嗽	憋喘	咳痰	肺部啰音
治疗组	90	2.16±1.47	5.45±2.80	2.73±1.24	3.23±2.12	4.03±2.03
对照组	89	2.23±1.82	6.61±2.43	3.28±0.80	4.34±2.12	5.41±1.82

五、支气管哮喘

支气管哮喘属于中医学"哮病""喘证"范畴。哮病的发生，为宿痰内伏于肺，每因外感、饮食、情志、劳倦等诱因而引起，以致痰阻气道，肺失肃降，肺气上逆，痰气搏击而发出痰鸣气喘声。《丹溪治法心要·喘》记载："久喘未发，以扶正气为要；已发，以攻邪为主。"因此哮喘的治疗应遵循发作期"急则治其标"，以祛除痰邪为主；缓解期"缓则治其本"，以扶助正气为主。

李敏选取符合纳入标准的 60 例小儿哮喘患者用以观察祛风定喘汤的临床疗效。研究者将全部患者按 1:1 比例随机分为治疗组和对照组。治疗组口服温振英经验方祛风定喘汤（药物组成：防风 10g，醋柴胡 10g，白蒺藜 9g，白果 6g，乌梅 10g，天花粉 10g，五味子 10g，石菖蒲 6g，桑皮 10g，紫菀 10g，黄精 15g，诃子 6g，紫苏梗 10g，陈皮 10g），每天 1 剂，水煎分 3 次服，疗程为 7 天。对照组口服硫酸沙丁胺醇缓释胶囊，3 岁以上儿童每次 4mg，每天 2 次；同时服用孟鲁司特钠咀嚼片，3～5 岁，每次 4mg，每晚 1 次，嚼服；6～12 岁，每次 5mg，每晚 1 次，嚼服，疗程为 7 天。以上两组患儿哮喘急性发作，合并细菌感染者可用抗生素。结果显示，治疗组 30 例患者中显效 17 例、有效 12 例，总有效率为 96.70%；对照组 30 例患者中显效 16 例、有效 14 例，总有效率为 100%。两者总疗效对比无明显差异。综上所述，治疗组和对照组患者的哮喘症状均有明显改善，说明运用养阴祛风、润肺平喘方治疗小儿哮喘急性发作临床有效，并能在一定程度上改善鼻塞、皮肤瘙痒等症状。

第三节 皮肤及外科疾病

一、湿疹

中医学认为，湿疹是由于脾失健运，湿热内生，或感外邪，风湿热阻于肌肤所致。其治疗精髓在于"辨证求因，审因论治"，主要从"健脾"和"祛湿"两方面入手。本病早期当以祛邪为主，后期则以调理气血为主。研究已证实，诃子水提取物具有较好的抗过敏效果。

高明等选取临床症状及体征均符合并确诊为外耳道湿疹的门诊患者87例，将其随机分成青鹏软膏治疗组43例和曲咪新乳膏对照组44例。治疗组给予青鹏软膏（主要成分为亚大黄、铁棒锤、诃子、毛诃子和余甘子等）外搽患处；对照组给予曲咪新乳膏（主要成分为硝酸咪康唑、醋酸曲安奈德、硫酸新霉素）外用。两组患者均每天早、晚用生理盐水清洗患处后外涂药膏于皮损处，疗程均为2周。治疗期间禁食辛辣刺激性食物，避免搔抓和热水烫洗患处。治疗2周后，治疗组痊愈24例、显效17例、好转2例，痊愈率和总有效率分别为53%和91%；对照组痊愈23例、显效16例、好转3例，痊愈率和总有效率分别为55%和95%。两组均有明显疗效，但差异无统计学意义。此外，对患者不良反应的统计发现，治疗组患者耐受性良好、无刺激反应；对照组1例用药后有明显的皮肤灼烧感，停药后症状消失。上述研究表明，青鹏软膏能有效治疗湿疹，且因不含糖皮质激素和抗生素，能很好地避免二者的不良反应，患者依从性更佳。

余志杰等还观察了青鹏软膏药治疗皮炎湿疹的临床疗效。研究选取符合标准的150例皮炎湿疹患者，按照用药方法的不同将其随机分为参照组84例和实验组66例。参照组采用丁酸氢化可的松软膏治疗，每天分早晚2次，外涂患处。实验组采用青鹏软膏治疗，每天3次，外涂于患处并轻揉片刻。两组患者均连续治疗14天。本研究中，参照组治疗的有效率为59.50%，实验组为68.20%，实验组治疗有效率明显高于参照组，且差异有统计学意义（$P < 0.05$）。综上，采用青鹏软膏治疗皮炎湿疹患者，疗效显著，值得应用推广。

张云凤等探讨了青鹏软膏联合丁酸氢化可的松乳膏治疗慢性湿疹的临床疗效。研究选取符合入组标准的75例慢性湿疹患者，用随机数字表法将其分为外用青鹏软膏联合丁酸氢化可的松治疗组43例和单用丁酸氢化可的松乳膏外搽的对照组32例。两组均连续治疗3周后判定疗效，随访2周观察复发情况和记录不良反应。治疗组每天早晨均匀外搽青鹏软膏于患处，并轻揉1～2分钟，每晚外搽丁酸氢化可的松乳膏；治疗1周后仅外搽青鹏软膏，每天2次，连用2周。对照组每天早、晚各外搽1次丁酸氢化可的松乳膏，连用3周。治疗期间每周门诊随访1次，记录治疗效果及不良反应，治疗3周后判定疗效。随访结果显示，治疗组在治疗第1周时有3例出现少量红斑，反应均轻微，继续治疗后红斑逐渐消退。对照组在治疗 3 周后有 3 例皮肤色素沉着、1 例皮肤轻度萎缩。治疗 3 周后，治疗组有效率（81.40%）和对照组有效率（78.12%）的差异无统计学意义（$P > 0.05$）（表 7–12）。在停药 2 周后，治疗组复发率（5.71%）明显低于对照组（28.00%），差异有统计学意义（$P < 0.05$）。方中诃子为使君子科植物，诃子果实中含有大量鞣质，主要成分为三萜类、没食子酰葡萄糖酸、没食子酰的简单酯类化合物及蒽醌类化合物等，能阻断或减少炎症介质释放，控制或延缓炎症进展。综上，青鹏软膏起效缓慢，作用稳定，治疗效果与糖皮质激素接近，但其刺激性和不良反应均较少。故青鹏软膏联合丁酸氢化可的松乳膏治疗慢性湿疹安全有效，可减少糖皮质激素用量和减轻糖皮质激素导致的不良反应，值得临床选用。

表 7–12　两组慢性皮炎患者疗效比较（例）

组别	例数	治疗一周后				治疗两周后				治疗三周后			
		治愈	显效	有效	无效	治愈	显效	有效	无效	治愈	显效	有效	无效
治疗组	43	8	18	12	5	15	17	9	2	23	12	7	1
对照组	32	8	13	7	4	12	12	5	3	15	10	5	2

张季高等自 1981 ～ 1984 年用诃醋液治疗急慢性湿疹 81 例，效果满意。其中急性湿疹 47 例，病程 10 ～ 60 天；慢性湿疹 34 例，病程 6 个月～ 5 年。诃醋液制法：取诃子 100g，打碎，加水 1500mL，文火煎至 500mL，再加入米醋 500mL，煮沸即可。治疗方法：取药液浸渍患处，不能浸渍处可用纱布蘸药液湿敷，略加压，使之与皮损面紧贴，干后再加药液。药液温度适宜，避免温度过高。能浸渍处，每天浸渍 3 次，每次约 30 分钟，重复使用时需将药液再次煮沸使用，一般 3 ～ 5 天显效。治疗期间，患者饮食宜清淡，忌辛辣，避免穿粗糙衣服及接触毒物。治疗结果显示，47 例急性湿疹中痊愈 45 例、显效 2 例，总有效率为 100.00%；34 例慢性湿疹中痊愈 30 例、显效 3 例，总有效率为 97.06%。

二、脂溢性皮炎

脂溢性皮炎属中医学"白屑风""面游风"等范畴。古代医家认为，本病由肺胃内热蕴蒸或饮食不节伤及脾胃，脾失健运，湿热内生；或外感风热之邪日久，血虚风燥，肌肤失养所致。其治则为祛邪扶正、标本兼治、内外治法结合。

李忠用中西药物制成皮脂酊局部外用治疗 30 例脂溢性皮炎患者。药物组成及制备方法：百部、紫草、诃子、楮叶、水杨酸、石炭酸。百部粗粉用70%酸性乙醇浸泡3次，每次24小时，合并浸液，浓缩至每1mL含百部2g，即得百部流浸膏；紫草粗粉用苯提取至几乎无色为止，合并苯提取液，蒸发苯，残渣用石油醚清洗2次，即得紫草苯提取物；诃子、楮叶用黄酒炒黄，再用70%乙醇浸泡3天，浸泡液每100mL含诃子、楮叶各20g。取百部流浸膏50mL、紫草苯提取物20mg、诃子楮叶醇浸液1000mL，充分搅匀，过滤，滤液中加入水杨酸100g、石炭酸20g，混匀，于玻璃瓶中密闭保存，置于阴凉处备用。治疗时患部用硫黄水（由一脸盆温水加入5g硫黄制得）洗净擦干，将皮脂酊涂于患处，每天3~4次，局部油脂分泌过多者可煎服山楂（每天30g，煎液分数次服）和维生素B$_6$（常用量），1个月为1个疗程。经用皮脂酊治疗后，30例脂溢性皮炎患者中治愈16例、显效7例、有效5例，治愈率为53.3%，总有效率为93.0%。

三、荨麻疹

荨麻疹属中医学"瘾疹""鬼风疙瘩""风疹块""赤白游风"等范畴。中医学认为，其病因是禀赋不足、外感六淫、饮食不节和情志失调。其治疗应以祛风为主，兼以散寒、清热、凉血解毒、益气固表、养血活血，以及清利胃肠湿热。

史萍等选取确诊为慢性荨麻疹的56例门诊患者（排除人工性荨麻疹和胆碱能性荨麻疹），病程超过4周，初诊时可见风团，治疗前1个月内未应用长效皮质类固醇。研究者将全部患者随机分为治疗组30例和对照组26例。治疗组患者予中药脱敏合剂（黄芪50g，党参30g，桂枝20g，诃子10g，石菖蒲20g，陈皮10g，细辛5g，全蝎5g，炙甘草10g，防风15g，白术20g），每天2次，每次150mL，口服；同时予咪唑斯汀10mg，每天1次，口服。1周为1个疗程，共治疗26周。对照组患者仅予咪唑斯汀，治疗方案同治疗组。治疗26周后比较两组疗效，治疗组中显效12例、有效7例，总有效率为63.3%；对照组中显效3例、有效7例，总有效率为38.5%，两组总有效率有显著性差异（$P < 0.01$）。中药脱敏合剂从益气固表入手，体现了中医"正气存内，邪不可干"的治疗精髓。临床观察也证实，中药脱敏合剂联合咪唑斯汀治疗慢性荨麻疹，不仅能快速缓解和消除患者的症状，还能起到提高机体免疫力，有效防止复发的作用，效果明显优于单用西药。

四、溃疡及术后创面

创面愈合是创伤后所引起的病理过程的总称，其中以组织再生为主要过程。

目前，国内对中药促创面愈合作用的研究主要集中在"偎脓长肉"的机理研究。诃子的收敛作用在促进溃疡面愈合及术后创面愈合方面有较好的作用。

杨晓侠等选取符合诊断标准的来自江苏省中医院肛肠科低位单纯性肛瘘术后的患者 40 例，采用系统抽样法将其随机分为治疗组与对照组，每组 20 例。治疗组采用疮灵液对肛瘘术后创面进行换药，对照组则采用康复新液换药。疮灵液（大黄、红花、诃子、黄蜀葵花）为江苏省中医院的院内制剂；康复新液由四川好医生攀西药业有限责任公司生产。根据创面情况将纱布剪成合适长宽大小的纱条，将疮灵液或康复新液浸透无菌纱布，以不滴液为度，覆盖在创面上。手术方法：两组病例均采用低位肛瘘切开术，骶管阻滞（骶麻）或蛛网膜下腔阻滞（腰麻）满意后，患者取俯卧折刀位，术区消毒，铺巾置单。术前肛门指诊，探寻内口，可触及齿线部硬结或凹陷，并排除直肠下段所及部位异常肿物。探针自外口探入，由内口探出，沿探针逐层切开皮肤、皮下组织及瘘管壁，搜刮内口，切除内口及感染的肛腺，切除瘘管壁坏死组织，修剪创缘，术中注意结扎出血点。术毕，检查无活动性出血，肛内填塞黄芩油纱，创面加压包扎。换药前护理：两组病例换药前均用具有清热化湿功效的中药煎剂常规坐浴熏洗，浓度为 1000mL 温水稀释一袋中药煎剂，先熏后洗，每次约 10 分钟。换药方法：术后第一天开始换药，每天换药 2 次，创面用碘伏棉球局部清洁消毒。治疗组创面用浸有疮灵液的无菌纱布（以不滴液为度）2～3 层，覆盖创面，纱布略大于创面，填塞引流，外用无菌干纱布包扎固定，直至创面愈合。对照组创面用浸有康复新液的无菌纱布覆盖，其余同治疗组。两组治疗周期均为 21 天。经治疗，所有患者的创面痛感和创面分泌物情况均有明显改善，两者差异无统计学意义；对患者创面腐肉完全脱落时间进行比较，发现治疗组患者平均愈合时间为 13.4 天，明显短于对照组（平均愈合时间为 14.8 天），且差异有统计学意义（$P < 0.05$）；治疗 3 周后，两组患者均已痊愈，说明两种药物对创面愈合的总疗效无差异。

王朝晖等选择符合诊疗标准的溃疡患者 887 例观察疮灵液用于溃疡愈合的临床疗效。该研究随机将患者分为治疗组 479 例和对照组 408 例。治疗组全部采用疮灵液（由大黄、诃子、红花、黄蜀葵花等组成）换药治疗。操作方法：用疮灵液将消毒纱布浸透，盛于无菌器皿内备用。换药时严格执行无菌操作规程，先进行清创，清除脓液、脓苔、坏死组织、异物及痂皮，再根据创口面积，剪取适合的药液纱布 4～8 层湿敷于创面，外敷无菌纱布 4 层，用胶布或绷带固定，每天或隔天换药 1 次。对于窦道及较深的脓腔，需先剪取条状药液纱布，填塞后，再外敷药液纱布。对照组则采用康复新外用滴剂进行换药治疗，具体操作方法同治疗组。两组病例在换药中，不强调内服药物，但需要配合内服药物时，两组用药相同。经治疗，治疗组换药天数平均为 12.78 天，对照组平均为 21.35 天。对两组疗效进行比较，治疗组痊愈 421 例、显效 39 例、有效 7 例，总有效率为98.54%；对照组痊愈 209 例、显效 87 例、有效 29 例，总有效率为 79.66%。治疗组总有效率明显优于对照组，且差异有统计学意义（$P < 0.01$）。疮灵液保持了中医特色，使用方便，成本低，吸收快，且无不良反应，是较理想的外用中药新制剂。

张秀梅等观察了中药在乳腺癌患者术后伤口换药中的临床疗效。研究者选取符合诊断标准的患者 188 例，分为中药治疗组 112 例和对照组 76 例。治疗组乳腺癌患者术后切口采用中药换药。方药组成：金银花 30g，当归、诃子、黄柏、乌梅各 15g。将以上药物取 6 剂浸泡于 75% 乙醇溶液中 24 小时，取其浸泡液放入无菌纱布备用。治疗组先用碘酒消毒 1 次伤口，再用乙醇脱碘 2 次，然后敷中药浸泡后的无菌纱布及常规消毒后的无菌纱布于伤口上。对照组患者则用常规方法进行治疗，即用碘酒消毒 1 次，乙醇脱碘 2 次，然后用常规消毒的无菌纱布敷盖即可。嘱全部患者勿搔抓皮肤，注意保持皮肤清洁、干燥，内衣及用物均应选取柔软吸湿性好的材质，避免摩擦，胶布选用透气性较好的为宜，保持创面清洁、干燥，严防感染，洗涤时勿把水溅到患处，尽量不要淋浴。两组结果对比，中药治疗组使用中药纱布 1 天，创面红肿及水疱开始好转（消失或减轻），2天后皮肤溃烂面大部分减少，创面开始干燥、结痂，疼痛减轻，愈合时间为 5 ～10 天，平均 7.5 天；对照组创面愈合较慢，愈合时间为 7 ～ 14 天，平均为 11天。两组创面愈合时间差异显著，有统计学意义（$P < 0.05$）。

五、烧烫伤

诃子的收敛作用还可用于烧烫伤创面的治疗，效果较好。

汪传主选取 50 例烧烫伤患者观察复方诃子合剂对其治疗的临床疗效。复方诃子合剂药物组成：诃子 100g，乌梅、石榴皮、黄柏各 50g，煅白矾 30g，冰片 6g。制剂方法：诃子、乌梅、石榴皮、黄柏加水煎煮 2 次，第 1 次 2 小时，第 2 次 1 小时，合并煎液，过滤后浓缩，加白矾、冰片使溶解，调整总量至1000mL，搅匀、灌封、灭菌。用时将无菌纱布用合剂浸湿后，覆盖于创面，3 ～4 小时更换 1 次，直至结痂，一般痂皮 10 天左右即可脱落，创面愈合，痂下有脓者需引流。治疗结果显示，1周内治愈 10 例，2 周内治愈 32 例，2 周以上治愈 8 例，总有效率为 100%。

宿光瑞等选取烧烫伤患者 40 余例，采用白及胶烧伤涂膜剂进行治疗。白及胶烧伤涂膜剂药物组成：白及胶 50g，盐酸小檗碱 1g，氯己定 3g，冰片 10g，20% 诃子液 50mL，蒸馏水适量。制法：取盐酸小檗碱加蒸馏水适量，加热使其溶解，加入白及胶，待白及胶充分膨胀溶解，加入 20% 诃子液、氯己定及冰片细粉，加蒸馏水至总量为 1000mL，搅拌均匀，分装，于 100℃常压流通蒸汽灭菌 30 分钟，即可。白及胶的提取：取白及生药粗粉 500g，加冷蒸馏水约 4000mL，浸泡 12 小时（多次搅拌），纱布过滤，滤液加 95% 乙醇（使含醇量达 70% 以上），即析出白色白及胶，放置 5 小时以后，过滤，收集白及胶，再用 95% 乙醇浸泡 12 小时使其充分脱水，反复脱水 3 次，过滤挤压除净乙醇，于 60 ~ 70℃干燥，即得白色白及胶干粉（白及胶的总收得率可达 50% 左右）。第一次提取的白及药渣可进行第二次提取。20% 诃子液的制取：取诃子生药粗粉 200g，加蒸馏水浸过药面 10cm，浸渍 5 天过滤，收集第一次浸出液，药渣再加适量蒸馏水浸渍 3 天，过滤，合并 2 次浸出液约 1000mL，加入 2% 聚乙酰胺放置 12 小时（除鞣质），过滤，滤液于 100℃灭菌 30 分钟备用。用法：烧烫伤部位经清洁处理后，用软毛刷蘸取白及胶烧伤涂膜剂涂布于烧烫伤创面，每天可涂布 3 ~ 4 次，当烧烫伤创面形成胶痂后可不再涂药。如有胶痂破溃或未形成胶膜可继续涂药。经临床治疗 3 个月，痊愈 34 例，其中包括大面积烧伤（烧伤面积在 50% 以上）1 例、小面积烧伤 33 例。

无锡市第三人民医院选取了烧烫伤患者 100 例（均为Ⅱ~Ⅲ度患者），应用中药五枝诃子油进行治疗，观察临床疗效。五枝诃子油的配制方法，甲液：将麻油 1000g 熬热，加入新鲜桃枝、榆枝、桑枝、槐枝、柳枝各 1 枝，煎熬至焦黄，过滤，入乳香、没药各 50g，再熬 5 分钟即得。乙液：将麻油 1000g 熬热，加入砸碎的诃子 500g，煎至焦黄，过滤即得。取甲、乙两液按 1∶1 的比例混合，即得清稀橙黄色的五枝诃子油。对于Ⅱ度烧烫伤创面，采用简单清创术（包括去除污物及游离的腐皮），用 1∶1000 新洁尔灭溶液消毒皮肤，水疱经无菌操作吸除液体后保存腐皮，然后在创面上涂布五枝诃子油，暴露创面，用烤灯烘烤，创面可较快形成深黄色干燥薄痂，注意保护痂膜，直至痂下创面愈合，痂皮自行脱落。浅Ⅱ度烧烫伤一般在 9 ~ 10 天表皮新生，创面愈合。四肢深Ⅱ度烧烫伤创面经清创后，也可用五枝诃子油单层纱布贴敷，外用多层干纱布进行加压包扎，当组织水肿开始消退即除去外敷料，剩下单层五枝诃子油纱布，用烤灯烘烤。如痂下积脓，可将纱布或痂皮剪去，用 0.1% 新霉素溶液湿敷 1～2 天清除创面脓液，再继续用五枝诃子油纱布贴敷，同样可取得痂下一期愈合，一般在 15～20 天愈合。对于Ⅲ度烧烫伤创面，早期应用五枝诃子油涂布与灯烤反复进行，以便结成坚厚结实的焦痂。根据患者情况，采取分期切痂植皮。Ⅲ度烧烫伤面积小的病例，也可保持焦痂，待痂周皮肤上皮生长覆盖而使创面愈合。100 例患者经五枝诃子油治疗，治愈 98 例，死亡 2 例。Ⅱ度烧烫伤患者平均愈合时间为 10.5 天，Ⅲ度烧烫伤患者大部分经植皮愈合。

六、慢性甲沟炎

甲沟炎归属于中医学"疔疮""蛇眼疔""沿爪疔"等范畴，其主要治法为清热、除湿、解毒。

凌立君等选取 56 例慢性甲沟炎患者进行大黄诃子合剂的临床疗效观察，其中热盛肉腐型 35 例、余毒未尽型 21 例。全部患者给予大黄诃子合剂（基本方：大黄 100g，诃子 50g，丹参 50g，天花粉 50g）治疗，热盛肉腐型加金银花 50g，皂角刺 50g（大黄诃子合剂 1 号）；余毒未尽型加生黄芪 50g，乌梅 50g（大黄诃子合剂 2 号）。将处方药物加水煎煮 2 次，每次 1.5 小时，合并 2 次煎液，浓缩至每 1mL 药液中含有 1g 药材，充分搅拌，过滤，滤液分装于 250mL 玻璃瓶中，蒸汽灭菌 30 分钟后冷藏备用。热盛肉腐型和余毒未尽型患者分别用对应合剂进行治疗，具体换药方法：①将消毒无菌纱布用大黄诃子合剂 1 号或 2 号浸透，盛于无菌器皿内备用。②严格按无菌操作，剪去或拔除部分或全部坏甲，以充分暴露创面，如有异物一并去除，再用 0.5% 碘伏或 75% 乙醇消毒。③根据创面大小剪取合适的含药纱布数层（一般 3～5 层）湿敷在创面上，外盖消毒干纱布，胶布固定。每天换药 1 次，5 天后改为每 2～3 天换药 1 次。经治疗，热盛肉腐型 35 例中治愈 34 例，无效 1 例，有效率为 97.14%；余毒未尽型 21 例中治愈 20 例，好转 1 例，有效率为 100.00%。两组患者经治疗后的总有效率达 98.20%，说明该方使用方便、收效快、易清创、保湿、透气性好，且无不良反应。

七、直肠脱垂

直肠脱垂（脱肛）是全身虚弱的一种表现，总由气血不足、气虚下陷，不能收摄，以致肛管直肠向外脱出。其治疗方法为轻者可用补中益气法配合坐浴、敷药而收效，重者则需选择适当手术方法治疗。

　　李忠卓等选取符合诊断标准的脱肛患者 172 例，观察中西医结合疗法治疗脱肛的临床疗效。研究者将患者随机分为中西医结合治疗组 86 例和对照组 86 例。手术方法：麻醉成功后，取截石位，常规消毒，分别在左前、左后、右侧无血管区齿线上 1cm 处开始，横行钳夹黏膜，钳下贯穿 "8" 字盘合，保留缩扎线，以牵引肠段，依次向上排列 4 ～ 6 针，最后形成 3 个链条，缝扎以 2cm 为度，然后分别在缝扎的黏膜上下注入 1:1 消痔灵注射液，最后在肛缘前后各做 0.5cm 切口，用动脉瘤针在皮下及肌间引入硅胶管，收紧以 1.5cm 为度，消毒，固定。中医治疗方药组成：生黄芪 15g，升麻 20g，党参 15g，白术、柴胡各 10g，五倍子 20g，诃子 15g，炙甘草 10g。水煎服，每天 1 剂，早饭前、晚饭后分 2 次口服。中西医结合治疗组行直肠黏膜横向排列结扎术、消痔灵注射术和肛门环缩术，并与口服中药配合治疗。手术住院治疗 20 余天，中西医结合组术后 3 天开始口服中药，15 天为 1 个疗程，轻者 1 个疗程，重者 3 个疗程。对照组则仅予手术治疗。经治疗，中西医结合治疗组治愈 74 例（86.1%），基本治愈 11 例（12.8%），好转 1 例（11.0%），总治愈率 98.8%；对照组治愈 62 例（72.1%），基本治愈 8 例（9.3%），好转 4 例（18.6%），总治愈率 81.4%。两组总治愈率比较具有显著性差异（$P < 0.05$）。临床试验证明，直肠黏膜横向排列结扎法、消痔灵注射和肛门环缩术，加中药口服，标本兼治，疗效确切，并能减少复发。

　　李又耕等采用五倍子汤配合收肛散熏敷治疗肛管直肠脱垂 45 例。五倍子汤药物组成：五倍子 30g，苦参 30g，白矾 15g，莲房 15g，升麻 30g，黄芩 15g，黄连 15g，蒲公英 15g。收肛散药物组成：诃子 15g，赤石脂 15g，煅龙骨 15g，共研粉末，密封备用。治疗方法：将五倍子汤加水 1000mL，文火煎煮 30 分钟，滤去药渣，趁热先熏，待药温降至 32 ～ 36℃（防止烫伤直肠黏膜）时，让患者坐浴 15 分钟左右（对于小儿等不配合者可用纱布浸药液擦洗，连续数次外敷脱出物），然后将收肛散均匀喷洒于患处，用纱布轻轻将脱出的直肠黏膜还纳肛内，外用纱布垫加压固定于肛门两侧，使肛门紧闭，防止其再度脱出。嘱患者卧床休息 20 分钟，做提肛运动 100 次，当天不大便。Ⅰ度直肠脱垂每天 1 次，Ⅱ度、Ⅲ度直肠脱垂每天早晚各 1 次，7 天为 1 个疗程。年老体弱者加服补中益气丸。1 个疗程后治愈 24 例，2 ～ 3 个疗程后治愈 20 例、未愈 1 例，总治愈率 97.78%。现代医学研究认为，外敷可刺激局部组织产生无菌增生性反应，使脱出黏膜复位后与深层组织粘连固定而不易脱出，从而达到治疗目的。该疗法简、廉、便，安全且无痛苦。

何朝刚等采取中药内服加外洗治疗小儿直肠脱垂 48 例，其中不完全性脱垂（脱出长度小于 4cm）32 例，完全性直肠脱垂（脱出 4 ～ 8cm）12 例，重度脱垂（脱出达 8cm 以上）4 例。内治法以补气升提、涩肠固脱为主。基本方一：黄芪 10 ～ 30g，党参 8 ～ 15g，升麻 3 ～ 10g，炙甘草 3 ～ 10g，枳壳 10 ～ 20g，诃子肉 5 ～ 10g。基本方二：乌梅 20 ～ 30g（另包），猪大肠、蔗糖各 15 ～ 30g。凡小儿直肠脱垂而无湿热、表证者，皆可以本方加减应用。其中久泻或久痢不止者，加金樱子；兼食积腹胀者，加谷麦芽、神曲；便秘者，加大黄、火麻仁；喘满气逆者，去升麻，加桔梗、厚朴、苏子。内服药物煎煮方法：①每天煎服 1 剂，早晚各服 1 次。②乌梅单味熬煎后，取药液 500mL 炖猪大肠至烂熟，再入蔗糖待服。外治法以收敛固涩为主，用中药洗剂煎水先熏后洗局部。中药洗剂组成：五倍子 15 ～ 30g，明矾 10 ～ 15g，黄芩 10g。经治疗后痊愈 40 例，占 83.3%；好转 5 例，占 10.4%；无效 3 例（重度脱垂 2 例，完全性直肠脱垂 1 例），占 6.2%；总有效率 93.8%。其中治疗时间最短 5 天，最长 28 天，平均 13 天。

张凤英等采用针刺配合中药贴脐疗法治疗小儿脱肛 35 例，取得满意疗效。针刺主穴选取督脉百会、长强穴；配穴选取足三里、天枢穴。4 穴均强刺激，不留针，隔日针刺 1 次。贴脐方：黄芪 20g，升麻、诃子、五倍子、石榴皮各 10g。研极细末备用。每次取 10g 粉末加白酒调成糊状，敷脐部，每天换药 1 次，10 天为 1 个疗程。治疗结果显示，Ⅰ度脱垂 22 例患者均治愈；Ⅱ度脱垂患者 8 例，有效 7 例，无效 1 例；Ⅲ度脱垂患者 5 例，有效 1 例，无效 4 例；总有效率为 85.7%。

第四节　神经系统疾病

一、失语症

失语症是指大脑损伤所致的对语言理解和表达能力的缺失，属于言语障碍分类中的一种，是脑血管疾病的一种常见症状。中医学认为，失语症的主要类型包括风痰闭窍失语、肝气郁结失语、肾精不足失语。针药结合、物理疗法是其常见治疗方法。

邱锡采等运用苏丹解语汤治疗中风失语，将 78 例患者随机分为治疗组 40 例和对照组 38 例。治疗组用苏丹解语汤加减（药物组成：麝香、冰片各 0.1g，苏合香 0.6g，水蛭粉 2.5g，丁香、沉香各 3g，白檀香、荜茇、诃子各 6g，制半夏、制南星各 9g，石菖蒲、茯苓、白术各 12g，地龙 15g，丹参 30g，蜈蚣 2 条）治疗，每天 1 剂，水煎 2 次取汁 400mL，每次口服或鼻饲 200mL，每天 2 次。对照组予整体治疗法进行治疗，在急性期分别静脉滴注低分子右旋糖酐氨基酸注射液 500mL、胞磷胆碱注射液 0.5g，每天 1 次；夜间顿服（或鼻饲）肠溶阿司匹林片 50mg，同时口服（或鼻饲）肌醇烟酸酯片 0.4g，每天 3 次；恢复期以消栓再造丸口服，每次 1 丸，每天 3 次，夜间顿服肠溶阿司匹林片 50mg。两组均以30 天为 1 个疗程。对高血压病例根据个体化原则，统一使用硝苯地平片进行干预。服药期间停用影响本病药物评价的药物。经治疗，结合患者半身不遂、失语综合积分和失语疗效评价，治疗组 40 例中治愈 10 例、显效 11 例、有效 14 例，总有效率 87.50%；对照组 38 例中痊愈 3 例、显效 7 例、有效 11 例，总有效率达 55.26%。两组治疗前后均有显著性差异，且治疗组明显优于对照组。苏丹解语汤依据肥人多痰湿和痰瘀阻络理论组方，旨在温阳化痰、芳香开窍、祛瘀通络，治疗大中风失语有明显疗效。

二、失眠

失眠又称不寐，是中医学神志病中一种常见病证。不寐主要因脏腑阴阳失调、气血失和，以致心神不宁而致。其治疗关键在于调整脏腑阴阳气血、安神定志。

龚金朵按照纳入标准、排除标准、剔除标准，收集了山东省中医院老年医学科门诊及住院的辨证属肝旺乘脾证的失眠患者 72 例，用随机分组的方法将全部患者分为两组，治疗组 36 例和对照组 36 例。治疗方法：对照组患者口服常规催眠药物阿普唑仑片，每次 0.4mg，每天 1 次，睡前服；治疗组给予中药敷和汤（药物组成：半夏 9g，生酸枣仁 30g，五味子 15g，枳实 15g，茯苓 15g，诃子9g，炮干姜 9g，陈皮 9g，炙甘草 9g），中药均由医院煎药室统一煎至 200mL，每次服用 100mL，分早晚 2 次饭后温服。在用敷和汤治疗期间，可随病情变化加减用药。两组服药时间均为 4 周。服药期间不得进食咖啡、酒、浓茶等具有中枢兴奋性作用的食物，不得使用有治疗失眠作用的其他药物。经治疗，治疗组

36 例患者中治愈 8 例、显效 18 例、有效 5 例，总有效率为 86.11%；对照组 36 例患者中治愈 2 例、显效 8 例、有效 15 例，总有效率为 69.44%。两组比较，治疗组疗效明显优于对照组，且差异有统计学意义（$P < 0.05$）。综上，敷和汤和阿普唑仑片均能改善失眠症患者的睡眠情况，敷和汤在改善肝旺乘脾型失眠患者方面明显优于阿普唑仑，且停药后未出现不良反应，说明敷和汤治疗肝旺乘脾型失眠安全有效。

第五节　泌尿系统疾病

一、慢性肾小球肾炎

慢性肾小球肾炎归属于中医学"水肿""腰痛"等范畴，主要与肺、脾、肾三脏的亏虚有关，肺虚则气不化精而化水，脾虚则土不制水而水泛，肾虚则水无所主而妄行，致使体内水精散布及气化功能障碍、水湿停滞或泛溢，病久则阳损及阴，肾阴亦亏。有研究表明，诃子具有清肾热、利尿的功效，可有效抑制炎症反应，发挥肾保护作用。

吕旸等探讨十味诃子丸联合阿魏酸哌嗪片治疗慢性肾小球肾炎的临床疗效。研究选取符合诊断标准的 136 例慢性肾小球肾炎患者，按随机数字表法将其分为对照组 68 例和治疗组 68 例。对照组患者口服阿魏酸哌嗪片（每片 50mg），每次 200mg，每天 3 次。治疗组在对照组基础上加服十味诃子丸（每丸 0.25g），每次 4 丸，每天 3 次。两组患者均连续服药 28 天，观察临床疗效。治疗后，对两组患者包括腰酸、乏力、夜尿增多、食欲减退等症状缓解时间，血清尿素氮、肌酐等水平降低情况，以及患者不良反应出现情况等指标进行比较，结果显示治疗组上述指标均优于对照组。除此之外，治疗组显效 57 例、有效 10 例，总有效率为 98.53%；对照组显效 35 例、有效 23 例，总有效率为 85.29%，治疗组总有效率明显高于对照组（$P < 0.05$）。说明十味诃子丸联合阿魏酸哌嗪片治疗效果显著，能极大地改善慢性肾小球肾炎患者的临床症状，提升肾功能状态，并能减少尿蛋白，从而使患者的身体功能加快恢复。

二、肾结石

肾结石归属于中医学"腰痛""癃闭""淋证"等范畴，其主要是由于肾脏功能失调、体内湿热蕴结和气血瘀滞，导致尿液中的矿物质、结晶和废物堆积形成。肾结石的治疗方式多样，包括药物治疗、手术治疗，以及中医治疗和溶石治疗。

杨海燕选取符合诊断标准的肾结石患者 60 例，用自拟方治疗以观察临床疗效。自拟方药物组成：鸡内金、金钱草、海金沙、瞿麦、石韦、冬葵子、滑石、牛膝、王不留行、诃子、延胡索、车前子、茜草、甘草。腰腹绞痛者，加芍药；尿中带血者，加小蓟、生地黄、藕节；发热者，加蒲公英、黄柏、大黄。每天 1 剂，水煎早晚 2 次分服，10 天为 1 个疗程。治疗后经 X 线片和 B 超检查结石情况，发现 60 例肾结石患者中痊愈 42 例、好转 15 例，总有效率为 95%。

第六节　生殖系统疾病

一、宫颈糜烂

中医学认为，宫颈糜烂是由于湿热郁结冲任，损及肝肾，致带下量多，浸渍宫颈而致肉腐生脓，形成糜烂。

连云港市新浦医院妇产科用复方诃子散治疗 Ⅱ～Ⅲ 度的子宫颈糜烂患者 86 例，其中 Ⅱ 度子宫颈糜烂患者 37 例、Ⅲ 度子宫颈糜烂患者 43 例、其他 6 例。复方诃子散配制方法：诃子和黄芩各 2500g，呋喃西林 40g。先将诃子、黄芩放入铜锅，加入蒸馏水适量煮沸 2 小时，过滤，再加蒸馏水二次煎煮 1 小时，过滤，合并滤液，滤液置水浴中浓缩至干，然后置烘箱（控制温度 80～90℃）中烘干后研成细粉，混合呋喃西林即成。治疗方法：每隔 1 天用 1∶5000 的高锰酸钾溶液冲洗阴道，拭干后用带尾的纱布球蘸复方诃子散后塞于子宫颈处，将尾端留于阴道外，嘱患者 24 小时后拉出。每 10 次为 1 个疗程。经治疗，冲洗 1 个疗程治愈的患者共 60 例，其中 Ⅱ 度占 22 例、Ⅲ 度占 38 例；冲洗 2 个疗程又治愈 10 例，其中 Ⅱ 度患者 4 例、Ⅲ 度患者 6 例，总治愈率达 81.40%。

二、早泄

早泄是指性交时射精过早，甚至未交即泄或乍交即泄，以致不能进行正常性交的一种病证。早泄是男子性功能障碍的一种常见症状，多与遗精、阳痿相伴出现，多由情志内伤、湿热侵袭、纵欲过度、久病体虚所致。精关封藏失职为基本病机，责之于心、肝、肾。

梁勋利等选取符合诊断标准的早泄患者 368 例，观察自制朗哥尔油剂对其治疗效果。油剂药物组成：煅龙骨 60g，诃子肉 50g，五味子 80g，细辛 70g，生姜 60g，蛇床子 80g，地骨皮 50g，肉桂 80g，丁香 70g，麻油 1000mL 等。经粉碎、浸泡、蒸馏、提纯等工艺精制成 60% 的油剂，然后再依据需求调制成 50% 和 40% 两种浓度备用。使用前摇匀，用小毛刷等蘸取精制的油剂，涂搽男性外阴及会阴部，早晚各 1 次，5 天为 1 个疗程，连用 3 周，或于性生活前 20 分钟涂搽。分别于治疗前、治疗 2 周后、治疗 4 周后及停药 2 周后完成调查问卷。治疗期间不允许使用避孕工具或药物。经治疗发现三种油剂浓度中 50% 浓度功效最佳，且无不良反应。通过用药前后自身对照显示，该油剂能显著降低龟头敏感性，提高兴奋阈值，延长射精潜伏期，提高性生活的质量。治疗前后差异显著，且无明显局部皮肤刺激。根据随访结果可知，疗程结束后 2 周内效果最佳，停药 2 周后药效作用逐渐消退（表 7-13 和表 7-14）。综上，朗哥尔油剂治疗早泄的效果显著，值得在临床上大力推广应用。

表 7-13 治疗前后各指标的变化情况

	射精潜伏期（分钟）	延长性交困难程度	性生活质量的评价	局部皮肤刺激	阳痿病例
治疗前	1′26″±13″	1.26	1.13	0	0
治疗后	3′43″±33″	2.82	2.19	0	0
P 值	$P < 0.01$	$P < 0.01$	$P < 0.05$	$P > 0.05$	$P > 0.05$

表 7-14 各治疗阶段问卷调查结果

	射精潜伏期（分钟）	延长性交困难程度	性生活质量的评价	局部皮肤刺激	阳痿病例
治疗前	1′26″±13″	1.26	1.35	0	0
治疗 2 周后	3′48″±21″	2.87	2.33	0	0
4 周后	3′06″±39″	2.56	2.15	0	0
停药 2 周后	2′37″±34″	2.19	2.11	0	0

第七节 其他疾病

一、高脂血症

高脂血症通常是指血浆中甘油三酯和（或）总胆固醇升高，低密度脂蛋白胆固醇升高和高密度脂蛋白胆固醇降低。中医学认为，高脂血症归属于"痰湿""痰瘀""湿热"等范畴，多见于中老年人。其发病机理与肝和脾密切相关。肝脾失调是其发病基础，痰浊血瘀为其病理产物，疏肝健脾是治疗高脂血症的主要方法之一。

王作顺等选取符合标准的高脂血症患者130例，将其随机分为治疗组68例和对照组62例。治疗组给予六味能消胶囊（由大黄、诃子、藏木香、碱花等组成），每次2粒，每天3次。对照组给予肌醇烟酸酯片，每次1片，每天3次，连用1个月，检测血脂变化。治疗后，对患者血脂三项进行比较，发现两组药物均能明显降低患者血脂指标，且治疗组与对照组比较，治疗后指标有显著性差异（$P < 0.05$）（表7-15）。对两组疗效结果进行比较，治疗组临床控制11例、显效42例、有效10例，总有效率为92.65%，明显优于对照组（总有效率为69.35%）（$P < 0.05$）。结果提示，六味能消胶囊具有安全有效的降脂作用。

表7-15 两组治疗前后TC、TG、HDL-C的含量变化（$\bar{x} \pm s$）

项目	治疗组	（$n=68$）	对照组	（$n=62$）
TC	6.88±1.61	5.25±1.51[*#]	6.77±1.76	6.13±1.24[*]
TG	4.56±2.21	2.03±1.22[*#]	4.61±2.37	3.52±1.38[*]
HDL-C	0.95+0.38	1.16±0.26[*#]	0.96±0.29	1.06±0.22[*]

注：两组治疗前后比较，[*]$P < 0.05$；治疗组与对照组比较，[#]$P < 0.05$。

吴冈薐系统观察了诃余胶囊对48例高脂血症中医辨证为痰浊阻遏证患者的临床疗效，全部患者均按照随机数字表法分为试验组24例和对照组24例。试验组患者给予诃余胶囊（规格：每粒0.5g；成分：诃子、余甘子）进行治疗。对照组患者则予诃余胶囊模拟剂（规格：每粒0.5g；成分：淀粉）进行治疗。两组患者服药方法均为口服，每次2粒，每天3次，疗程8周。除规定用药外，观察期间禁止使用其他治疗高脂血症的中药或西药。经治疗，试验组患者TC含量明显下降。对患者用药后的疗效进行比较，试验组24例患者中临床治愈8例、显效

7 例、有效 6 例，总有效率达 87.50%；对照组 24 例患者中临床治愈 3 例、显效 5 例、有效 5 例，总有效率为 45.17%，试验组疗效明显优于对照组。

二、运动系统疾病

运动系统疾病主要包括腰椎间盘突出症、膝关节骨性关节炎、颈椎病、腰椎退行性病变、肩周炎和类风湿关节炎等，均以疼痛为主。该病多数由气血阻滞于经络，以致经络不畅，加之风寒湿邪侵袭人体所致。其治法以祛风散寒化湿、活血通络、行气止痛为主。

宋恩峰等选取符合诊断标准的运动系统慢性疾病患者 200 例，研究如意珍宝丸对其临床疗效。研究者将患者随机分为对照组 100 例和治疗组 100 例。对照组口服大活络丸［药物组成：蕲蛇（酒制）、草乌（制）、豹骨（制）、人工牛黄、乌梢蛇（酒制）、天麻、熟大黄、麝香、血竭、熟地黄、天南星（制）、水牛角浓缩粉等 50 味药材；规格：每丸 3.6g］，每次 1 丸，每天 2 次。治疗组患者口服如意珍宝丸［药物组成：珍珠母、沉香、石灰华、金礞石、红花、螃蟹、丁香、毛诃子（去核）、肉豆蔻、白豆蔻、余甘子、草果、香旱芹、檀香、黑种草子、降香、荜茇、诃子、高良姜、甘草膏、肉桂、乳香、木香、决明子、水牛角、黄葵子、短穗兔耳草、藏木香、人工麝香、牛黄；规格：每丸 0.25g］，每次 4～5丸，每天 2 次。30 天为 1 个疗程，两组均连续治疗 2 个疗程。结果显示，治疗组显效 52 例、有效 39 例，总有效率为 91%；对照组显效 40 例、有效 31 例，总有效率为 71%，治疗组疗效明显优于对照组（$P < 0.05$）。如意珍宝丸属藏医经验方，具有清热、醒脑开窍、舒筋通络的功效，用于瘟热、陈旧热证、白脉病、四肢麻木、瘫痪、口眼歪斜、神志不清、痹证、痛风、肢体强直、关节不利等病症。该临床研究证实了藏药如意珍宝丸治疗运动系统慢性疾病具有较好的疗效，其疗效优于大活络丸，值得在临床中推广应用。

孙正启等选取符合腰椎间盘突出症诊断标准的患者 72 例，将其随机分为治疗组 36 例和对照组 36 例，观察活血祛瘀类中药配合手法治疗的临床疗效。对照组采取常规复位、理疗等方法治疗。治疗组在对照组治疗基础上，先用青鹏软膏（其主要成分为镰形棘豆、亚大黄、铁棒锤、诃子、毛诃子、余甘子、安息香等）均匀涂抹患处，再让患者取俯卧位或坐位，医生用横擦法擦其背部，自上而下，往返数次，幅度宜大，频率为 120 次 / 分钟。然后用纵擦法分别涂擦背部膀胱经循行部位，以发热为度。最后热敷患处 10～20 分钟。每天 1～2 次，疗程为1周。治疗组36例中显效17例、有效18例，总有效率97.2%；对照组36例中显效15例、有效15例，总有效率83.3%。对两组患者治疗前后疼痛分级进行比较，发现两组均有显著性差异，并有统计学意义。治疗组临床疗效明显优于对照组（表7-16）。综上所述，青鹏软膏具有一定的抗炎、消肿、止痛作用，能较好改善疼痛、活动障碍等症状，对各期腰椎间盘突出症引起的疼痛均有较好的治疗效果。

表7-16 两组治疗前后疼痛分级变化比较

组别	n	治疗前	治疗后	t 值	P 值
治疗组	36	2.07±0.458	0.862±0.441	7.69	< 0.01
对照组	36	2.02±0.42	1.78±0.34	3.42	< 0.05

三、迎风流泪

迎风流泪多因肝血不足，泪窍不密，风邪外袭所致；或因气血不足、肝肾两虚，致使泪液分泌异常而致。其主要表现为遇风泪出、不肿痛，初起冬甚夏轻，久则冬夏皆然。其治则为补肝气，祛风寒。

朱业靖选取符合诊疗标准的患者56例，观察六味明目丸治疗迎风流泪的临床疗效。所有患者均予六味明目丸（每丸0.5g），嚼碎服用，每次3丸，每天2次。六味明目丸药物组成：铁粉（制）、小檗皮、葛缕子、诃子、毛诃子、余甘子。所有患者均治疗1个疗程。结果显示，56例患者中，痊愈45例，占80.4%；好转4例，占7.1%；总有效率为87.50%。综上，六味明目丸治疗迎风流泪具有较好疗效。

四、乳糖不耐受

中医学认为，乳糖不耐受的病机主要在于脾不健运，乳食不化。急性发病多因湿热，慢性迁延者多因脾虚，均易夹食滞。

王伟观察温中运脾法治疗79例婴幼儿乳糖不耐受的疗效。基本方：肉桂、炮姜各3g，炒白术、怀山药、制苍术各6g，煨诃子4g，甘草2g。若夹惊风，加钩藤3g，磁石10g，朱茯苓6g；兼食滞，加焦山楂、炒麦芽各6g；腹胀、哭闹，加木香、白芍各4g；兼滑脱不禁或脱肛，加黄芪6g，升麻4g；兼汗多，加防风、黄芪各6g；兼面色㿠白、手足肤冷，加制附子3g。口服，每天1剂，水

煎 50 ～ 60mL，多次少量服用（可根据患儿年龄适当调整用量），药渣以纱布
包裹温敷于脐部。治疗时，针对有脱水、贫血、缺钙的患儿应给予补充电解质、
抗贫血、补钙等对症治疗。经治疗，治愈 61 例，占 77.21%；好转 16 例，占
20.25%，总有效率达 97.46%。

第八节　诃子在藏医药中的临床应用

诃子是藏医临床上应用广泛的药材之一，也是藏药中最负盛名的本草药材，
收载于众多藏医学著作中。公元 8 世纪，藏医的杰出代表宇妥·宁玛云丹贡布
的著作《四部医典》中共记载了 2258 种配方，其中含有诃子的配方有 573 种。
1975 年，拉萨市藏医院（现西藏自治区藏医院）编著的《配方大全》中含有诃
子的配方有 183 种。西藏林芝市藏医院取得制剂批准文号的藏药制剂品种共有
90 个，其中含有诃子的制剂品种多达 61 种。

诃子具备六味，八种性能，十七种效用。其主要功效为滋养、升温、助消
化，能治隆、赤巴、培根诱发的一切疾病。其品种分为殊胜、无畏、甘露、增
盛、干瘦 5 种。"无畏诃子对治疗眼病及邪磨病疗效显著，甘露诃子能使消瘦者
骨肉丰满，增盛者对治疗疮伤是上品，干瘦者能医治小儿的赤巴病"。现存最早
的藏医学著作《月王药诊》中记载："诃子有益于百病，升体温，助消化，治风、
胆、痰、血所生的单纯病、并发病和混合病。该药为药中之王，与其他药配伍，
治一切疾病。"18 世纪，著名藏药学家帝玛尔·丹增彭措所著的《晶珠本草》中
称其为"藏药之王"，认为诃子是治多种疾病的最佳药。《耳传密诀黑手册》云诃
子："能调节'隆''培根''赤巴'三者。"《新编藏医学》记载诃子："能治二合
症、三合症，体虚，热、寒症所化之腹泻、肺痨、肾虚、感冒、音哑症等病。"
《迪庆藏药》载：诃子舒心、清血、补养、降气、消食、敛汗与黄水、明目，治
多种疾病。《甘露八部》称："诃子分为七种，即帝释饮甘露时，七滴甘露洒落在
地上，被风吹走化为七种诃子树，成为药中之王。"《甘露四部》谓其可延年益
寿，提升胃火，生肌壮体，清泻诸病；且部位不同性味功能亦不同。《甘露精义》
中载："六味从部位来分，苦味和辛味在基部和尖端，酸味在果肉，涩味在外皮，
甘味在近果核。"《晶珠本草》指出：治隆病宜辛味，用果尖；赤巴、隆合并症，
宜甘味，用果肉；培根、隆合并症宜酸味，用中层果肉；赤巴病宜苦味，用果
尾；赤巴、培根合并症宜涩味，用外皮；合并症用全果。《中华本草》记载："诃

子性温，味苦、酸、涩，具有涩肠止泻、涩肠固脱、敛肺下气的功效。诃子肉煎剂在体外对痢疾杆菌、伤寒杆菌、铜绿假单胞菌、变形杆菌、金黄色葡萄球菌、溶血性链球菌、肺炎链球菌及白喉杆菌均有明显的抑制作用。诃子素对平滑肌有解痉作用，与罂粟碱类似。"

一、诃子在藏药配伍中的应用

藏医使用使君子科诃子的干燥果实入药。根据果实的性状及形态的不同，其将诃子分为五种，其中朗吉诃子具有六味、八性、十七种功效。诃子在藏医药中应用广泛，其原因与藏医药的核心理论是"三因学说"有关。该学说认为，人体的三大元素——气、火、水土，分别对应隆、赤巴、培根，而人体百病就是因为这三种元素失调导致的。诃子因其独特的六味、八性、十七效的药性，能够有效燮理隆、赤巴、培根三者之间的关系，恢复人体的平衡状态。大多数的藏药配方中均含有诃子的成分。例如，藏药中比较著名的七十味珍珠丸、二十五味珍珠丸、仁青常觉丸、仁青满觉丸、如意珍宝丸等，均含有诃子。这些药物可用于治疗呼吸系统疾病，能够有效缓解久咳不止、声音嘶哑等症状。此外，诃子因具有收涩温固、调理止泻的作用，还被用于治疗消化系统疾病。青藏高原海拔高、气压低、缺氧，因而该地区人们的食物大多以生冷为主，所以常见呼吸系统和消化系统疾病。诃子独特的药性正可以应对这一特点，对症施药，因而在该地区被广泛应用。

二、用于治疗培根病

诃子在藏药复方中常与其他药物配伍，用于治疗培根病。在藏医学中，培根病是一种因体内培根失调引发的病症，主要表现为消化不良、食欲不振等症状。"仁青满觉"是一种治疗消化系统疾病的常用藏药方剂，收载于《止孔医著》，后根据藏医药理论及《藏药配方大全》"门孜康制剂配制记录文献"进行配制。诃子在其中发挥解毒、调和脾胃的作用。对于中毒性胃肠疾病，如食物中毒引起的恶心、呕吐、腹痛、腹泻等，诃子能协助清除体内毒素，缓解胃肠痉挛，减轻胃肠不适。"五味黄连丸"主要用于治疗胃肠湿热相关的病症。该方收载于1995年颁布的《中华人民共和国卫生部药品标准·藏药》（第一册）。方中诃子与黄连等药物配伍，能够清热燥湿，对由湿热引起的痢疾、泄泻有显著的治疗效果。该方剂能够减轻肠道炎症，改善大便性状，抑制肠道有害菌的生长，帮助恢复肠道正常的生理功能。

三、用于治疗赤巴病

诃子在藏药复方中常与其他药物配伍治疗赤巴病，效果显著。在藏医学中，赤巴病是一种因胆汁分泌异常导致的疾病，主要表现为黄疸等症状。含有诃子的复方制剂——"卡那久巴丸"，具有温胃消食、破积利胆退黄的功效，临床用于治疗"常赤"病、"培根色布"病、痞瘤、胆囊炎、胆石症、胆汁反流性胃炎、肝炎等引起的恶心、呕吐、厌食、口干、口苦、消化不良，以及巩膜、皮肤黄染，胁肋疼痛，胃脘胀痛，大便呈陶土色等。该方始载于《迷旁医著》，为藏医常用的经典名方。

四、用于治疗呼吸道疾病

诃子在藏药复方中常与其他药物配伍治疗呼吸道疾病，如咳嗽、声音嘶哑等。"十五味龙胆花丸"是治疗咳嗽、气喘等呼吸道疾病的名方。诃子在其中主要起止咳化痰的作用。该方始载于《秘诀补遗》，为藏医常用的经典名方。诃子能减轻呼吸道的炎症反应，使痰液稀释，更易咳出。当患者出现咳嗽痰多、痰稠难咳的症状时，可以将诃子与其他药物配伍使用，缓解症状。"二十五味肺病丸"常用于治疗肺部疾病等引起的咳嗽、咯血等症状。该方收载于 1995 年颁布的《中华人民共和国卫生部药品标准·藏药》（第一册）。诃子在其中主要起收敛肺气，防止肺气耗散的作用。对于因肺气上逆引起的咳嗽，应用诃子可以减轻咳嗽的频率和程度，并且对于肺部气血不畅而引起的咯血，也能起到一定的辅助止血作用。

>> **参考文献**

[1] 卢美琪.健脾止泻汤配合穴位贴敷治疗腹泻型肠易激综合征的临床研究[D].济南：山东中医药大学，2018.

[2] 胡仲国.诃子陈皮汤治疗肠易激综合征 52 例临床观察[J].中国厂矿医学，2009，22（3）：348-349.

[3] 郑逢民，季海锋.自拟柴郁诃子汤治疗腹泻型肠易激综合征 56 例临床观察[J].中医杂志，2008（8）：707-708.

［4］林欣蓉.郭氏疏肝止泻汤治疗腹泻型肠易激综合征（肝郁脾虚证）的疗效观察［D］.广州：广州中医药大学，2021.

［5］王正文.参苓白术散合附子理中汤治疗肠易激综合征50例疗效观察［J］.河北中医，2013，35（10）：1496-1497.

［6］张绪生.乌梅诃子合剂治疗溃疡性结肠炎68例临床疗效观察［J］.中国中药杂志，2002（10）：79-80.

［7］吴宗智，李小丽，汪晓兰.中药保留灌肠联合美沙拉秦缓释颗粒口服治疗溃疡性直肠炎55例［J］.中医研究，2017，30（10）：19-22.

［8］侯爱凤，连华彦.诃子四苓散加减灌肠治疗婴幼儿病毒性肠炎108例［J］.吉林中医药，2001（5）：35.

［9］韦波.附子石榴皮诃子散治疗霉菌性肠炎36例报告［J］.北京中医，1989（6）：23-24.

［10］杜维成，王志刚，汪世平.芪参肠泰肠溶胶囊治疗溃疡性结肠炎30例［J］.中医研究，2012，25（7）：27-29.

［11］胡海平，李珊，蔡锐.芪杞固本汤治疗溃疡性结肠炎的临床疗效及对免疫指标的影响［J］.湖南中医药大学学报，2008，28（2）：60-62.

［12］汪华媛.加味葛根芩连汤治疗急性放射性肠炎的临床及实验研究［D］.南京：南京中医药大学，2009.

［13］叶长青，戴鉴斋.真人养脏汤治疗溃疡性结肠炎62例临床观察［J］.山东医药，1990（9）：29.

［14］陆奎洪.参苓白术散联合西药治疗过敏体质小儿腹泻40例［J］.陕西中医，2007（11）：1456.

［15］高春井.消食止泻方治疗小儿泄泻（伤食泻证）的临床疗效观察［D］.长春：长春中医药大学，2023.

［16］何慈生.大黄诃子合剂治疗小儿腹泻80例［J］.中国中医急症，2003（2）：174-175.

［17］贾国华，邢国献，吕占平，等.豆诃贴治疗小儿脾肾阳虚泄泻的临床研究［J］.河北中医，2016，38（1）：39-41.

［18］陈丽英.中西医结合治疗小儿秋季腹泻50例［J］.现代中西医结合杂志，2000（22）：2269-2270.

［19］郭增梃.秋泻系列方治疗小儿秋季腹泻40例观察［J］.中医药临床杂志，

2007（2）：151-152.

［20］胡毓芬．止泻灵合剂保留灌肠治疗轮状病毒肠炎68例疗效观察［J］.中国
　　　社区医师（综合版），2007（11）：83.

［21］王紫嫣．参芪止泻汤治疗小儿秋季腹泻合并心肌损害的临床疗效观察［D］.
　　　长春：长春中医药大学，2021.

［22］许正利，林星芳．参仙止泻汤治疗脾虚湿热型慢性功能性腹泻的临床观察
　　　［J］.中国中医药科技，2017，24（1）：94-95.

［23］况琼瑢，邹瑢，喻晓梨，等．外贴内服治疗小儿腹泻100例［J］.吉林中医
　　　药，1996（5）：22.

［24］欧云鹏．诃子煨用治疗小儿腹泻35例疗效观察［J］.中国农村医学，1996
　　　（6）：49-50.

［25］曹旺元．苦仙合剂保留灌肠治疗72例慢性迁延型细菌性痢疾［J］.人民军
　　　医，1983（6）：41.

［26］冯华坚．黄芪金樱子汤治疗慢性腹泻42例［J］.医疗保健器具，2007（5）：
　　　27.

［27］周中辰，高宗娣．诃子黄连汤治疗慢性泄泻62例［J］.山东中医药大学学
　　　报，2000（3）：203-204.

［28］周志龙．补肾固肠止泻方配合西药治疗糖尿病腹泻38例［J］.陕西中医，
　　　2008，29（12）：1611-1612.

［29］姜敏．中医辨证治疗糖尿病性腹泻43例［J］.河北中医，2007，29（11）：
　　　1037.

［30］王纯正．复方五倍子液经胃镜局部止血的体会［J］.实用内科杂志，1983
　　　（1）：15.

［31］江作霖．上消化道出血148例疗效观察［J］.江苏中医杂志，1985（8）：1-2.

［32］赵红霞，赵燕．六味安消胶囊治疗功能性消化不良53例［J］.中国中西医
　　　结合消化杂志，2004，12（4）：233.

［33］王海兰．六味安消胶囊配合西药治疗胆汁反流性胃炎96例［J］.陕西中医，
　　　2012，33（7）：833-834.

［34］蔡和利，马善美，林洁．阿拉坦五味丸治疗萎缩性胃炎110例效果观察
　　　［J］.医学信息（上旬刊），2010，23（5）：1251-1252.

［35］邓桃枝，韩向阳．兰索拉唑联合阿拉坦五味丸治疗胃食管反流160例临床

观察［J］.中国民族民间医药，2016，25（6）：134-135.

［36］贺诗峰.辨证治疗变应性鼻炎68例［J］.山西中医，2005（2）：25.

［37］刘铁陵，何顺芬，邓世明，等.辨证治疗鼻衄265例［J］.实用中医药杂志，2012，28（6）：472-473.

［38］曾朝英.健脾益气汤治疗小儿鼻衄67例［J］.实用中医药杂志，2016，32（9）：874.

［39］宋书仪，周小平.通窍鼻炎汤治疗慢性单纯性鼻炎50例［J］.陕西中医，2006，27（1）：69-70.

［40］彭怀晴.复方苍耳子散治疗慢性鼻窦炎67例［J］.四川中医，2002，20（10）：66-67.

［41］邹永祥，赵鹏俊.诃子三拗汤治疗小儿咳嗽附32例临床观察［J］.泸州医学院学报，1996（6）：475.

［42］荆晶.诃子止咳散治疗小儿慢性咳嗽110例［J］.实用中医药杂志，2016，32（3）：217-218.

［43］庄振裕，贾新立.辨证治疗喉源性咳嗽144例［J］.实用中医药杂志，2002，18（2）：16-17.

［44］强胜.滋阴利咽汤治疗过敏性咽炎54例［J］.陕西中医，2009，30（8）：957-958.

［45］谢志刚.清咽丸含化为主治疗慢性咽炎疗效观察［J］.陕西中医，2007（8）：954-955.

［46］刘冬雪，马树志.复方板蓝根糖浆治疗小儿上呼吸道感染［J］.中国医学创新，2009，6（20）：154.

［47］闫凯.诃子五味止咳汤治疗小儿急性支气管炎90例［J］.光明中医，2013，28（1）：67-68.

［48］李敏，刘晓红.祛风定喘汤治疗小儿急性发作期哮喘临床观察［J］.山西中医，2012，28（7）：9-11.

［49］高明，唐英姿，王丹.青鹏软膏治疗外耳道湿疹的疗效观察［J］.临床皮肤科杂志，2015，44（3）：185-186.

［50］余志杰.皮炎湿疹采用青鹏软膏治疗的临床效果分析［J］.哈尔滨医药，2014（5）：315.

［51］张云凤，平晓芳，贾四友.青鹏软膏联合丁酸氢化可的松乳膏治疗慢性湿

疹 43 例临床观察［J］.中国皮肤性病学杂志，2014，28（8）：876-877.

［52］张季高，张孔.诃醋液治疗急慢性湿疹 81 例［J］.中西医结合杂志，1988
（7）：442.

［53］李忠.中西药制剂皮脂酊治疗脂溢性皮炎［J］.中西医结合杂志，1985（5）：
304.

［54］史萍，宁利群.中西医结合治疗慢性荨麻疹 56 例［J］.辽宁中医杂志，
2003（6）：509.

［55］杨晓侠.疮灵液用于低位单纯性肛瘘术后创面的临床研究［D］.南京：南
京中医药大学，2013.

［56］王朝晖，任菊琴，宋金斌，等.疮灵液用于溃疡的临床及实验研究［J］.山
西护理杂志，1997（5）：15-18.

［57］张秀梅.中药在乳癌术后伤口换药中的临床观察与护理［J］.医药论坛杂
志，2003（3）：64.

［58］汪传主.复方诃子合剂治疗烧烫伤 50 例［J］实用中医药杂志，2003（8）：429.

［59］宿光瑞，吴逸英.白及胶烧伤涂膜剂［J］.中草药，1980，11（1）：28.

［60］无锡市第三人民医院外科.五枝诃子油治疗烧伤的疗效观察［J］.新医药学
杂志，1975（8）：17-18.

［61］凌立君，贡国英.大黄诃子合剂治疗慢性甲沟炎 56 例［J］.江苏中医，
1999（9）：24-25.

［62］李忠卓，宋铎，陈丽荣，等.中西医结合治疗直肠黏膜脱垂 86 例［J］.辽
宁中医杂志，2003，30（1）：59.

［63］李又耕，刘艳歌.中药熏敷治疗肛管直肠脱垂 45 例［J］.中医外治杂志，
2002，11（4）：39.

［64］何朝刚，夏永，何朝裕.中药内服外洗治疗小儿直肠脱垂 48 例［J］.中国
乡村医生，2000（9）：44.

［65］张凤英，陈秀荣，程洪权.针刺为主治疗小儿脱肛 35 例［J］.针灸临床杂
志，2001（7）：15.

［66］邱锡采，程惠玲，张岩，等.苏丹解语汤治疗中风失语 40 例临床研究［J］.
江苏中医药，2005（9）：20-21.

［67］龚金朵.敷和汤治疗失眠症的临床疗效观察［D］.济南：山东中医药大学，
2021.

［68］姚向波，尹毅，周筱燕.十味诃子汤散联合恩替卡韦治疗老年慢性乙型肝炎合并非酒精性脂肪肝的临床研究［J］.现代中药研究与实践,2017,31(6)：72-76.

［69］王作顺，房丽.六味能消胶囊治疗高脂血症68例［J］.陕西中医,2003(9)：815.

［70］吴冈菠.柯余胶囊治疗高脂血症的临床研究［D］.武汉：湖北中医学院，2009.

［71］吕旸，陈红其，尹璐，等.十味诃子丸联合阿魏酸哌嗪治疗慢性肾小球肾炎的临床研究［J］.现代药物与临床，2023，38（12）：3081-3085.

［72］连云港市新浦医院妇产科.复方诃子散治疗宫颈糜烂［J］.江苏医药，1977（2）：47.

［73］梁勋利，赵霖，阮勇，等.自制朗哥尔油剂治疗早泄的疗效观察［J］.临床和实验医学杂志，2008，7（5）：163-164.

［74］杨海燕.自拟方治疗肾结石60例疗效观察［J］.工企医刊，2004（3）：43-44.

［75］宋恩峰，梅莎莎.如意珍宝丸治疗运动系统慢性疾病疗效观察［J］.陕西中医，2012，33（8）：1024-1025.

［76］孙正启，余沪荣，沈国权，等.青鹏膏剂治疗腰椎间盘突出症36例［J］.陕西中医，2009，30（4）：429-430.

［77］朱业靖，邱进.六味明目丸治疗迎风流泪的临床疗效［J］.中国当代医药，2012，19（24）：124，127.

［78］王伟.温中运脾法治疗婴幼儿乳糖不耐受症79例［J］.陕西中医，2001（12）：709-710.

第八章 诃子的综合开发利用与产业发展

诃子在藏医学和蒙医学中都有着非常重要的地位，在藏医中被称为"藏药之王"，在蒙医中被称为"解毒之王"，广泛应用于藏药和蒙药制剂中。诃子还被开发成了食品、饮料、保健食品等。因其抗菌作用突出，诃子在畜牧业和水产养殖领域也有所应用。诃子所含的酚酸具有较强的抗氧化能力，因而还被用于个护领域。诃子产业发展主要集中在医药领域，但目前仍然存在认知不足、科技创新不够等问题，导致诃子产业规模不大、产品附加值低。因此，需要通过加强科技创新、延伸产业链、培育诃子品牌龙头企业等措施促进其产业高质量发展。

第一节 诃子的综合开发利用

诃子，原产于印度、伊朗、尼泊尔、斯里兰卡等地。古印度的医生称赞其为"效果好的滋补药和健身药"，梵语为 Harī taki。在古印度阿育吠陀医药体系中被称为"药草之王"，具有安抚身心、提升智慧的功效。随着丝绸之路的开通及佛教的东渐，诃子随着胡商的驼队和胡僧的传法而进入中原，起初名为诃梨勒，作为贡品初入中国，民间尚难获得。随着药商的推广，以及西域传法僧和中土医僧的传播，诃梨勒才被普通民众接触。诃梨勒之所以得名诃子，是为避后赵开国皇帝石勒之讳。诃子在经典中医古籍《金匮要略》《南方草木状》及《新修本草》中均有收载。其在藏药典籍《晶珠本草》和《中华人民共和国卫生部药品标准·藏药》中占重要位置。诃子的药用部位为果实，使用时常去核，具有涩肠止泻、敛肺止咳、降火利咽的功效，用于治疗久泻久痢、便血脱肛、肺虚喘咳、久嗽不止、咽痛音哑。现代诃子除了作为药物使用外，还应用在食品、保健品、畜牧业、水产养殖业、个护行业、供养祈福等领域。此外，诃子的非药用部位也有研究和开发应用。

一、诃子的综合应用

（一）食品及保健品领域的应用

在唐代，诃子因其保健功效而备受青睐。据李肇《唐国史补》记载："又有三勒浆，类酒，法出波斯。三勒者，谓庵摩勒、毗梨勒、诃梨勒。"饮之不但味美，且益处良多，可以消食、下气等。"三勒浆"为强盛繁华的大唐增添了亮色，但随着"安史之乱"及唐朝的衰落，中原地区一度出现排斥"胡风"的现象，导致"三勒浆"在中原地区逐渐失传。相比之下，东南和西南地区社会环境相对安定且诃子种植普及，使得这里的诃子饮品一度再现。现代中医最新研制的"三勒浆"被证明具有滋养肝肾、抗疲劳、增强免疫力等功效。三勒浆饮品［批准文号：卫食健字（2000）第0568号］由三勒浆浓缩液（余甘子、诃黎勒、余甘子汁）、L-精氨酸、L-天门冬氨酸、蜂蜜等制成，具有抗疲劳、免疫调节及耐缺氧的作用。拉萨市高原生物研究所也开发了一种抗疲劳的保健食品，其以红景天、枸杞子、余甘子、诃子、人参、刀豆等多种原料制备而成，具有抗疲劳作用。

诃子饮料：董文明等研究了诃子饮料的制备工艺，被云南当地的企业运用到诃子饮料的加工中，其生产的产品远销东南亚和南亚部分国家和地区。

诃子润喉糖：我国云南和缅甸等地将诃子称为"咳地佬"或"咳哩佬"。当地人将诃子果实去核，熬制糖稀进行腌制，或在蒸制后舂碎，混合白糖后晒干，作为果脯食用，可以止咳化痰、清火止泻、健脾护体。无锡济民可信山禾药业股份有限公司开发的润喉糖由薄荷、浙贝母、连翘、蝉蜕、胖大海、酒大黄、川芎、儿茶、桔梗、诃子肉、甘草、薄荷脑及其他添加剂制成，具有开咽利喉的作用。

诃子粥：《千家食疗妙方》中收载的菱苡诃子粥原料为菱角末、薏苡仁、诃子各10g，大米适量。做法是将米煮成稀粥，上三味研末，用米汤调服。该粥可以益胃止呕，适用于食管癌患者食用。

诃子膏：蜂蜜300～500份，薄荷120～140份，麦冬60～80份，甘草、桔梗、连翘各70～90份，诃子、熟大黄、砂仁、川芎各30～50份，按膏剂制备方法制成诃子膏。诃子膏成本低廉，易于消化吸收，并且食用方便、甘甜悦口，便于长期服用，适用于咳嗽痰多、声音嘶哑的患者服用。

　　诃子健脾酒：诃子肉、台党参、补骨脂、白酒按 3∶2∶1∶20 的比例配伍浸制而成。该酒具有清热燥湿、疏风祛暑的功效，可以用于预防肠炎。

　　瘦身减肥保健品：据报道，诃子的提取物对 α 淀粉酶、蔗糖酶及麦芽糖酶的活性均有抑制作用，能够有效降低正常小鼠和糖尿病小鼠的餐后血糖。该提取物在制备抑制淀粉酶和葡萄糖苷酶活性的食品、药品或保健品中有一定应用价值。曾冬生开发了一种用于减肥的保健品，成分是魔芋粉、苦荞麦、冬瓜皮、石榴籽、决明子、诃子皮、低聚果糖。该保健品具有降血脂、降低胆固醇、润肠通便、清热解毒的功效，还可以提高免疫力。

（二）畜牧业的应用

　　诃子在畜牧业的应用仅次于其在中医药临床的应用，其在该领域的应用离不开其广谱的抑菌、抗炎作用。诃子对金黄色葡萄球菌、大肠埃希菌、变形杆菌、铜绿假单胞菌、幽门螺杆菌等常见病原菌具有较强的抑制作用。

　　1. 治疗腹泻　《中国兽药典》（2020 年版）成方制剂和单味制剂收载的制剂中含诃子的处方有五个，具体见表 8-1。这五个处方多用于治疗消化系统疾病。

表 8-1　含诃子的兽药制剂

制剂名称	处方组成	功效主治
三子散	诃子、川楝子、栀子	清热解毒。用于三焦热盛，疮痈肿毒，脏腑实热
乌梅散	乌梅、柿饼、黄连、姜黄、诃子	清热解毒，涩肠止泻。用于幼畜奶泻
驱虫散	鹤虱、使君子、槟榔、芜荑、雷丸、绵马贯众、干姜（炒）、附子（制）、乌梅、诃子、大黄、百部、木香、榧子	驱虫。用于胃肠道寄生虫病
郁金散	郁金、诃子、黄芩、大黄、黄连、黄柏、栀子、白芍	清热解毒，燥湿止泻。用于肠黄，湿热泻痢
雏痢净	白头翁、黄连、黄柏、马齿苋、乌梅、诃子、木香、苍术、苦参	清热解毒，涩肠止泻。用于雏鸡白痢

　　欧工华等对治疗动物腹泻效果较好的兽药乌梅散进行了抗肠道致病菌的作用研究。研究者对比了乌梅散和处方中单味药材对金黄色葡萄球菌、沙门菌、大肠杆菌的药物敏感性，结果显示乌梅、诃子、枯矾和乌梅散组方对金黄色葡萄球菌、沙门菌、大肠埃希菌均表现为高度敏感。兽药白痢散（白头翁、石榴皮、

黄连、诃子、甘草、苦参）治疗感染大肠埃希菌的 28 日龄离乳三元仔猪的有效率是 100%；白痢散高剂量组（0.18g/kg）、中剂量组（0.09g/kg）的治愈率为 83.3%，低剂量组（0.045g/kg）的治愈率为 58.3%；高、中、低剂量组的平均疗程分别为 3.39、3.43、4.23 天；建议以 0.09g/kg 作为白痢散的临床推荐剂量。这些临床效果较好的处方为诃子在兽药中的应用提供了思路。

（1）诃子提取物对细菌性腹泻的作用　李蕴玉采用平板琼脂打孔法和试管二倍梯度稀释法测定了 24 种中药水提取物对鸡源耐药性大肠埃希氏菌 E.coli 地方流行株 QH15（O_2）、QH16（O_{38}）、QH17（O_{89}）的体外抑菌活性，结果显示 3 株鸡耐药性 E.coli 地方株对诃子、五味子、五倍子、黄连、黄芩、苦参 6 种中药高度敏感。朱利霞等采用相同方法对比了 14 味中草药对鸡大肠杆菌的体外抑菌效果，结果显示诃子、黄连、乌梅、苏木、五味子 5 种药物的抑菌效果较好。常超越等采用相同方法对比了 23 味中药对鸡白痢沙门菌地方株的体外抑菌效率，结果显示菌株对白头翁、黄芩、连翘、厚朴、五倍子、乌梅、秦皮、诃子、苏木 9 种药物极度敏感。刘勃兴等采用纸片扩散法（K-B 法）对比了 15 种化学抗菌药物和 22 味中药对河北地区犊牛腹泻沙门菌的抑菌效果，结果显示 13 株沙门菌对抗菌药具有多重耐药性，对替米考星、土霉素、磺胺间甲氧嘧啶、复方新诺明高度耐药，耐药率高达 100%，其他 11 种抗菌药耐药率在 30.7% ～ 92.3%，对阿米卡星的敏感率最高，敏感率为 69.23%。22 味中药中有 8 味中药对 13 株沙门菌有抑菌作用，抑菌强度从强到弱依次为五倍子＞五味子＞乌梅＞诃子＞女贞子＞石榴皮＞苏木＞黄芩。这些研究为诃子在治疗腹泻的兽药开发应用上提供了依据。

（2）诃子提取物对病毒性腹泻有显著作用　中国农业科学院兰州畜牧与兽药研究所对比了诃子、矮紫堇、甘青乌头 3 种藏药的体外抗牛病毒性腹泻病毒（BVDV）的作用效果，结果显示 3 种藏药的最大有效抑制率均高于 50%，其对 BVDV 均有一定的直接杀灭作用。西北农林科技大学动物医学院对比了具有潜在抗病毒作用的诃子、甘青乌头、矮紫堇、甘青青兰、川西獐牙菜、短穗兔耳草、铁棒锤、瑞香狼毒 8 种藏药的提取物体外抗猪轮状病毒（PoRV）的作用，并进一步研究了其作用机制，发现提取物可显著降低病毒的复制能力（$P < 0.001$），有效减少了病毒在 MA-104 细胞的感染，对 PoRV 具有一定的抗病毒作用。这些均为抗病毒兽药的筛选开发提供了依据。

（3）治疗腹泻的兽药制剂开发　安庆市柯旷动物药业有限公司开发了一种治

疗鸡气囊炎的兽药，其原料为苦豆草、郁金、鱼腥草、白芍、当归、牡丹皮、丹参、白刺、车前草、葛根、桑寄生、苜蓿、瓜蒌、升麻、诃子、白茅根。该兽药疗效显著、安全性高且制备方法简单。鸡气囊炎主要是由大肠杆菌引起的，这与李蕴玉、朱利霞等人的研究结果相契合。广西大学的研究人员开发了一种防治凌云乌鸡肠道疾病的中药制剂，其配方为五味子、太子参、莲子肉、天麻、薤白、枳实、苍术、香橼、诃子、槟榔、石菖蒲、砂仁。该制剂能有效防治凌云乌鸡各类肠道疾病，尤其对该品种容易发生的大肠埃希菌、沙门菌感染及坏死性肠炎有良好的防治效果，从而提高凌云乌鸡的产蛋率。吉林农业大学的胡桂学等开发了一种治疗仔猪流行性腹泻的中药组合物，其药物组成为厚朴、茴香籽、干姜、蛇莲、风轮菜、诃子等。该组方有温中散寒、益气健脾、渗湿止泻的功效，可以有效治疗仔猪流行性腹泻。临床试验证明，该组方治疗仔猪流行性腹泻的治愈率为92.43%，有效率为97.84%。重庆市中药研究院开发出了一种治疗仔猪黄白痢的中兽药组合物，其药物组成为白头翁、黄连、黄柏、秦皮、木香、诃子、甘草、青蒿等。该中兽药治疗仔猪黄白痢，药效明确，起效快。延边大学与中国农业科学院特产研究所联合开发了一种治疗仔鹿黄白痢的混悬液，其组方为白头翁60份、黄芩30份、黄柏30份、黄连45份、秦皮60份、藿香110份、郁金30份、诃子15份、栀子30份、白芍15份、甘草30份、蒙脱石40～80份。该产品能够有效治疗仔鹿黄白痢。

2. 治疗乳房炎　奶牛乳房炎位于奶牛四大疾病之首，其中又以隐性乳房炎的发病率最高，且带来的损失也最大。在我国，奶牛临床型乳房炎的发病率平均为33.41%，隐性乳房炎发病率则高达50%～80%。隐性乳房炎奶牛的乳房和乳汁外观均健康，但是乳汁的理化性质已发生变化，如果不及时治疗会使奶牛机体免疫力降低，从而诱发其他疾病和疫情的产生。同时，还使牛乳产量降低，乳品质量下降，甚至腐败，从而危害消费者的健康和生命。常见的奶牛乳房炎致病菌有金黄色葡萄球菌、大肠埃希菌、无乳链球菌、停乳链球菌、真菌等。代敏等对比了常用的33种中药对6种奶牛乳房炎病原菌的体外抑菌效果，结果表明黄连、黄芩、诃子、丹参、石榴皮、金银花等具有较强的抑菌效果。她进一步对比了5种收涩药对33种120株奶牛乳房炎病原菌的最低抑菌浓度，比较分析了5味收涩药分别对葡萄球菌、鲁氏不动杆菌和芽孢杆菌等11个种属菌株抑菌活性的强弱，结果表明5味收涩药对受试菌均有较强的抗菌活性，总体以诃子的抗菌活性最强，其次为乌梅和石榴皮，再次为五味子，活性最差的是山茱萸；且5味收涩药对革兰阳性菌的抗菌活性较对革兰阴性菌的活性强。鲁仁义通过对比五倍子、诃子、黄连、月季花 4 种中药提取物的抗真菌的作用，结果发现五倍子及诃子具有较好的抗白念珠菌及新生隐球菌的活性。李成应对比了 30 种中药对奶牛乳房炎主要致病菌的抑菌作用。结果表明，金黄色葡萄球菌对连翘、诃子、秦皮、千里光、地锦草、半枝莲、乌梅、白芍极度敏感；大肠埃希菌对乌梅高度敏感，对诃子、秦皮、地锦草敏感。他进一步优化筛选得到了在体内外均有抗菌活性的处方。何宝祥也做了相似的研究及其对繁殖性能的影响，结果显示诃子、黄连对金黄色葡萄球菌的抑制作用最强，乌梅和黄连对大肠杆菌的抑制作用最强。

镇江威特药业有限责任公司开发了一种防治奶牛乳房炎的涂膜剂，其成分为大黄、黄蜀葵花、红花、诃子、冰片、月桂氮酮、成膜剂等。该制剂具有清热解毒、通经活血、消肿止痛等作用，对奶牛乳房炎的治愈率可达到 80% 以上。铜仁市万山区令杨农牧发展有限公司研发了一种用于兔子乳房炎的组合物，其原料为诃子、川楝子、紫花地丁、通草、菊花、虎掌草、淫羊藿、刺五加、败酱草、苍耳草、栀子、乳香、木鳖子、天花粉、牛膝、莱菔子、木香。该组合物对兔子乳房炎具有显著的防治效果，能有效降低其发病率，对已经发病的兔子治愈率达 95% 以上，对提高兔子生产性能、减少经济损失、促进兔子养殖业持续健康发展具有重要意义。

（三）水产养殖业的应用

随着人们生活水平的提高，水产养殖规模也在持续扩大，随之而来的养殖过程中动物的发病率也显著增加。化学药物在水产动物病害防治中的应用较多。抗生素等药物能够在一定程度上降低养殖中动物的病死率，但同时也可能使细菌产生耐药性。中草药具有不良反应小、不易产生耐药性的特点，在防治水产动物疾病中具有重要意义。诃子具有广谱的抗菌能力，常被用于防治水产动物疾病的研究。

溶藻弧菌是鱼、虾、贝等海水养殖动物的条件致病菌，在我国南方沿海地区，大黄鱼、石斑鱼、卵形鲳鲹、红笛鲷等重要经济鱼类易感染溶藻弧菌而发病，死亡率高，对石斑鱼的危害尤为严重。徐晓津采用改良的牛津杯法对诃子、白芍、甘草等 49 种单味中药进行溶藻弧菌体外抑菌试验，结果显示溶藻弧菌对诃子、乌梅、醋五味子等极为敏感。他还筛选出了对溶藻弧菌的抑菌作用明显的复方二联中药：诃子 + 乌梅、黄芩 + 诃子、诃子 + 醋五味子、诃子 + 白芍、诃子＋乌梅、乌梅＋醋五味子、乌梅＋白芍、黄芩＋乌梅等，可见诃子对溶藻弧菌有较好的抑菌作用。厦门市翔安区农林水技术推广中心也进行了中药复方对石斑鱼溶藻弧菌病的治疗作用研究，其通过体外抑菌实验筛选了三个白芍、诃子、甘草的配方，比例分别为 0.9：1.3：0.9、1：1：1、1.2：0.9：1.0。通过对比优化后的处方联合西药的治疗效果，确定了治疗配方为白芍、诃子、恩诺沙星、甘草，最佳配伍比例为 1.3：0.9：1.3：0.9，可明显降低溶藻弧菌病石斑鱼的死亡率。

弧菌科气单胞菌中的细菌，如嗜麦芽窄食单胞菌、嗜水气单胞菌、中间气单胞菌，是常见的条件致病菌，能够引起多种淡水鱼、蛙、哺乳动物，以及海水养殖鱼类的败血症、皮肤溃疡、腹泻等疾病。王洪彬对比了诃子、知母等 24 味中草药对舌鳎源嗜水气单胞菌的体外抑菌效果，结果表明诃子、夏枯草、青皮、苏木 4 种药物的抑菌效果较好，其中诃子、夏枯草的抑菌效果最好。晋鹏飞等分别对五倍子、乌梅、诃子、大黄和五味子 5 种中草药在不同溶剂提取后对嗜水气单胞菌进行体外抑杀菌实验，结果显示 5 种中草药的甲醇提取物均表现出较强的抑杀菌活性。卢静考察了以没食子酸为代表的 6 种中药单体和以诺氟沙星为代表的 3 种抗生素对嗜水气单胞菌及温和气单胞菌的体外抑菌活性，结果显示 6 种中药单体中没食子酸和槲皮素对嗜水气单胞菌及温和气单胞菌的抑制作用较强。诃子抑制嗜水气单胞菌的物质基础可能是没食子酸。

（四）个护、美妆等领域的应用

正常人体内的自由基与抗氧化物质处于平衡状态，一旦后者减少，人体器官和组织的细胞膜便可能遭受自由基的进攻，发生脂质过氧化作用，在释放新自由基的同时，生成低分子降解产物，最终导致细胞膜的破损、衰老和死亡。天然植物中的多酚类成分可形成氢自由基，淬灭体内产生的自由基，从而保护组织免受氧化作用的损害。在药理效果上表现为延缓衰老、抗突变、抗癌、杀菌消炎、防治心血管疾病和动脉粥样硬化等功能。

在护肤领域，抗衰一直是竞争激烈的赛道之一。长期以来，国内对诃子的研究主要集中在药用价值方面。直到 2020 年，《欧洲皮肤病学杂志》发表了一篇由美国学者撰写的关于赛胜公司诃子提取物作用于皮肤结构和屏障的文章，才使诃子提取物的护肤功效被大众所知晓。该研究指出，诃子提取物不仅在表皮层发挥作用，还能深入到真皮层，能够强化皮肤结构，有效治疗皮肤老化和慢性伤口。美国皮肤科医学会的 Lily Talakoub 博士指出，与其他抗氧化剂相比，诃子提取物能够清除更多的自由基，并且持续时间更久。国内对诃子的抗氧化能力也有初步的研究。杨怀霞等采用过氧化值测定法（碘量法），对茶叶、诃子、花生壳、五倍子、虎杖、肉桂等植物提取物对菜籽油的抗氧化能力进行了对比研究。结果显示，在这些植物提取物中，诃子和茶叶的抗氧化能力最强。吴士云等的研究结果与此结果一致。胡亚玲等对比了诃子不同提取部位的抗氧化能力，发现乙酸乙酯提取部位的抗氧化能力最强，且该提取部位的部分成分抗氧化能力优于维生素C。诃子的抗氧化能力为诃子在护肤领域的开发利用提供了依据。

孙广军开发了一种诃子抗皱美肤乳液，其成分为诃子 12 份、硫酸钠 0.5 份、乙酸 7 份、L– 乳酸 0.2 份、草酸钠 0.1 份、甘油 2 份、单硬脂酸甘油酯 2 份、香料适量、防腐剂适量、精制水加至 100 份。该产品具有去皱、抗氧化、改善皮肤微循环的效果。

（五）纺织业中的应用

作为一种树果，诃子在国内和印度都曾被作为染料使用。佛教规定僧人须着坏色衣服，即青、黑、木兰 3 色，以区别于正色。而诃梨勒恰好可以染青色，《根本萨婆多部律摄·着不坏色衣学处》云："若复苾刍得新衣，当作三种染坏色，若青若泥若赤，随一而坏……言青者，取诃梨勒，或研或捣，和水成泥，涂铁器中，停经一宿，和以暖水，染物成青。"明代宋诩《竹屿山房杂部·染白须发黑》中记载了染黑须发的方法，其中染料分为先后两种染剂，其后染剂即和合针沙、白及、诃梨勒（去核，醋炒六两，能上色）、麝香、轻粉、京墨、没石子（无食子）、百药煎八种药物而成，也是取诃子染青的功效。

按染料的分子结构分类，诃子属于单宁类染料。孟思采用五因素四水平正交实验设计法研究了诃子染色时染料用量、染色温度、酸碱度、时间对染色效果的影响，结果显示诃子染料的用量因素对染色效果 K/S 值有显著影响，酸碱度次之，当染料用量是 5%（o.w.f）时，染色获得的织物得色最深。染料对丝织物进行染色的最优工艺是染料用量 5%（o.w.f），温度值是 90℃，酸碱度 pH 值为 6，时间是 2 小时，浴比为 1：50。经过测试，诃子染料染色后织物关于皂洗、日晒和摩擦三方面的牢度，均在 4～5 级，性能良好，染色后丝织物完全符合纺织品对色牢度的要求标准。

随着人们生活品质的提高，对丝织物和天然产物的需求逐渐增加，诃子作为染料有一定的开发潜力。

（六）供养祈福中使用

诃子作为供养祈福供施物的历史悠久。藏传佛教中的药师佛左手持一钵盂，右手拈着一支诃子的树枝。在布达拉宫对面的药王庙中，供奉着药师佛，供桌上也摆放着诃子。大昭寺的文成公主像前供奉着诃子。可见民间礼佛时仍以诃子作为贡品。虽然诃子作为贡品的使用量甚微，但这也标志着其传承发展与佛教的渊源。

早在佛教诞生之初，诃子便与佛教结缘，并为佛教医学所吸纳。佛经中有许多关于佛和弟子使用该药果的记载，如《太子瑞应本起经》及《方广大庄严经》等皆记载须弥山南的南赡部洲有诃梨勒林，佛成道之后开化迦叶等五百弟子，曾施展神通到四洲，取鲜果、粳米与香美诃梨勒（诃子），邀弟子共食。在佛教中，诃梨勒（诃子）首先是佛和菩萨的供奉之物。《贤劫经·千佛发意品》载："胜知如来本宿命时，从无能毁转法轮佛所初发道心，时作履屣师，以诃梨勒贡上其佛，缘斯积德，自致正觉，度脱一切。"《佛说观药王药上二菩萨经》记载：过去药师琉璃光如来之世，有星宿光、电光明两位长者在说法大会上持诃梨勒（诃子）及各种雪山胜药供奉众僧。佛经中还有一位与诃子颇有因缘的尊者薄拘罗，其色貌端好，形容伟岸。《佛说诸德福田经》《付法藏因缘传》及《经律异相》等都提到薄拘罗曾因施僧人诃梨勒（诃子）一枚，以一果之善受无量之福的故事。

诃子来到中国后，频繁出现在敦煌的佛教道场法事活动中，被供养人在道场或功德法事中用作供施物，甚至可用以纳税。在敦煌写卷《己丑年三月廿六日都僧统为普光寺道场取税人粮物敷具榜》（编号 S.2575V）记载：右奉处分，令置受戒道场，应管得戒式叉沙弥尼等，沿法律，准往例合为取税人各麦油一升，掘（橛）两升，诃梨勒两颗，麻十两，石一灰一升，青灰一升，苴其两束。

二、诃子其他部位的应用

（一）诃子叶的化学成分

诃子叶中诃子酸含量为 0.12%，诃黎勒酸含量为 1.56%；诃子硬种皮中这两种成分分别为 0.14%、0.34%；诃子叶中诃黎勒酸的含量较高，有一定开发价值。

（二）诃子叶的功效与药理作用

诃子叶味苦，性温，具有下气、化痰、止泻的功效，可用于治疗痰喘、口渴、泻痢。煎服用量为 3～9g。

蔡延渠等研究了诃子叶提取物对水产常见致病性弧菌的体外抑菌活性，结果表明诃子叶不同提取物对水产常见致病性弧菌均表现出高度的敏感性，抑制作用显著；对溶藻弧菌、哈维氏弧菌的抑菌活性最强，其中水提取物较 50% 乙醇提取物表现出更强的体外抗菌作用。

（三）诃子叶的应用

宁光辉开发了一种养阴润肺的中药汤剂，其组成为款冬花、瓜蒌叶、玄参、葶苈子、桑白皮、绞股蓝、枇杷叶、茯苓、当归、木蝴蝶、黄精、厚朴花、地骨皮、紫金牛、密蒙花、淫羊藿、莪术、银耳、诃子叶、药用倒提壶、睡菜根和青竹标根。该中药汤剂具有清热解毒、消肿止痛、清咽润肺、止咳化痰、清肠通便、预防感冒、增强免疫力和预防保健等功效，长期饮用能清肺润肺、化痰止咳。

童皖晋开发了一种治疗偏头痛的中药组合物，其药物组成为诃子叶 50～70份、合萌 4～10 份、黑塔子根 4～10 份、红辣树根 4～10 份、红田乌草 1～7 份、胡萝卜子 1～7 份、胡颓子根 1～7 份、蝴蝶草根 1～7 份、瓠子 1～5份。通过临床应用和观察发现，该中药组合物易于吸收，见效快，疗效好，无不良反应，使用方便，价格低廉。

吴姗姗等开发了治疗脾虚湿滞型溃疡性结肠炎的药物，其药物组成为川层草、风箱树根、狗蚁草、黄牛茶、牛奶柴、毛薯、白扁豆、白背叶、盐麸子根、椿皮、蚕豆茎、地锦草、诃子叶、剪秋罗、肉豆蔻、白石榴花、橙皮、赤雹、冠唇花、薤白、莱菔子、疳积草、锡生藤、金刚散、半边旗、支柱蓼、武靴藤、铁箍散和牛角七。该药物制剂疗效显著，不良反应少，成本低廉，安全有效。

王菊明开发了一种治疗慢性前列腺炎的药物，其药物组成为黄皮叶、绿衣枳壳、诃子叶、百部还魂、乳白香青、雪里开、车前子、一枝黄花、金樱子、牛膝、桃仁、蒲公英、鸭跖草、鱼腥草、灯心草、川楝子、甘草。

王峰等开发了一种用诃子叶提取纯化鞣花酸的方法。其具体操作方法：取诃子叶粗粉，投入微波萃取装置中进行微波萃取，收集提取液，滤过，通过强碱性苯乙烯型阴离子交换树脂吸附，以 0.5mol/L 的 NaOH 溶液洗脱，收集洗脱液，滤过，通过强酸性苯乙烯型阳离子交换树脂，收集流出液，滤过，浓缩，加到大孔吸附树脂上吸附，乙醇洗脱，收集洗脱液，减压回收乙醇并浓缩，加入甲醇结晶，洗涤，干燥，即得。采用该方法制备诃黎勒鞣花酸，产品纯度高，易于实现产业化发展。

罗捷华研发了一种风味南瓜豆腐，其原料组成为黄豆 100～110 份、糯米 10～15 份、芡实 1～1.2 份、羌活 1～1.2 份、白蔹 0.8～1 份、生菜籽 2～3 份、红曲米 3～4 份、花生仁 1～2 份、草龙根 1～1.1 份、诃子叶 0.8～1 份、抹茶粉 1～2 份、黄筒花 0.8～1 份、南瓜 10～15 份、胡萝卜 5～6 份、卤水 1～2 份、黄油 1～2 份、营养添加剂 4～5 份。该风味南瓜豆腐香甜可口，具有健脾、舒筋、活血、补肝肾、强腰膝和清热解毒的功效。

第二节　诃子的产业发展现状

诃子的应用伴随着阿育吠陀医学的发展而扩展。公元前 5 世纪至公元 5 世纪，阿育吠陀医学在西藏、阿拉伯、埃及、希腊和罗马与当地传统文化习俗相结合。通过与印度的海上贸易，埃及人了解了阿育吠陀医学。亚历山大大帝入侵印度，使希腊人和罗马人也接触了阿育吠陀医学。同时，随着佛教东传，阿育吠陀医学也传到东方，并对藏医学和中医学产生一定影响。目前，阿育吠陀医学仍在印度、尼泊尔、伊朗、阿富汗等国家和地区有较大影响。这些地区对于诃子的应用源远流长，因此也是全球主要的诃子市场。日本、韩国等国家在历史上深受中国文化影响，因而在该地区也对诃子有一定需求。此外，美洲、欧洲等地对诃子中所含药用成分的研究和应用也逐渐增加，因此也是诃子的需求地之一。

一、全球诃子概况

（一）全球诃子自然资源分布

诃子的资源主要分布在南亚和东南亚地区，包括印度、斯里兰卡、不丹、尼泊尔、孟加拉国、缅甸、柬埔寨、老挝、越南、印度尼西亚、马来西亚、巴基斯坦和泰国等国家。其中，印度是诃子的主要生产国。

在印度，诃子广泛分布于喜马拉雅山脉地区，从拉维河向东到孟加拉邦西部和阿萨姆邦均有诃子存在。其中印度马德拉斯、迈索尔和孟买南部是诃子的主要产区。

（二）诃子行业全球供需现状

2023 年，全球诃子（干果）产量为 4758 吨，需求量为 4382 吨。2023 年，印度诃子（干果）产量占全球诃子（干果）总产量的 40.1%，中国诃子（干果）产量占全球诃子（干果）总产量的 24.9%，其他国家诃子（干果）产量占全球诃子（干果）总产量的 35.0%。（图 8-1）

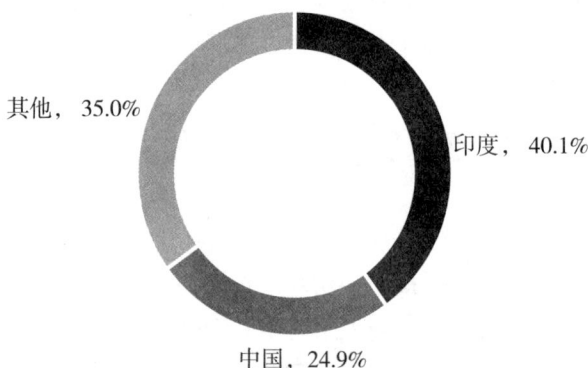

图 8-1　2023 年全球诃子生产区域统计图

亚洲是诃子的主要生产和消费地区。印度、缅甸、斯里兰卡等国家拥有丰富的诃子资源和深厚的药用文化底蕴。诃子主要用于医药产业，常用于治疗呼吸系统、消化系统、泌尿系统疾病。除此之外，诃子鲜果还被加工成饮料，而诃子提取物则被用在个护美妆、水产养殖等相关领域。2020 ～ 2023 年，在下游制药等行业的发展带动下，全球诃子（干果）需求量从 3599 吨增至 4382 吨。

全球诃子需求量除中国外，印度最多。2023 年，阿育吠陀市场销售额达到 597 亿美元，其中印度占比 80%，位居第一；其次为中东，约占比 5%。诃子的主要生产厂商有 patanjali Ayurved、Dabur、Emami group、Planet Ayurveda、Himalaya Drug、Maharishi Ayurveda、Baidyanalh、Herb Hills 等，其中 Patanjali Ayurved 品牌的 Haritaki 粉有助于维持消化系统和免疫系统功能健康，还可用于伤口和溃疡的愈合。诃子具有多种治疗作用如收敛止泻、滋补、驱虫等。Planet Ayurveda 品牌的多个产品中含有诃子，其中草本混合物 Triphala 胶囊是诃子和另外两种药材的混合粉末，可有效治疗消化不良、便秘、肤色暗沉、偏头痛、高胆固醇血症及虚胖等，在我国被称为三果宝。

国际上，诃子除了在药品中使用外，在个护领域也有应用，其中主要以美国 True Botanicals 品牌的产品为主。该品牌是中高端天然护肤品牌，倡导"源真本萃"，其将诃子提取物定义为兼具生物活性、耐光性及广谱抗氧化能力的多功能成分，并认为其可以解决蓝光和环境污染对皮肤造成的影响，因而推出了涵盖诃子活性精华、极致修护霜及防晒系列的完整产品线。该品牌 2022 年的销售额约为 5000 万美元（约合人民币 3.4 亿元），充分证明了诃子在个护领域的研发和应用价值。

在 True Botanicals 的示范效应下，VEGNCLEVER、伊丝赫等小众品牌迅速跟进，推出诃子精华液等产品。值得注意的是，诃子提取物与阿育吠陀医学的关联性营销成为关键破局点。这种跨地域体验传统医学魅力的消费模式，正推动诃子从区域性药材向全球化个护原料演进，展现出传统成分与现代市场融合的创新价值。

（三）诃子进出口现状

印度是全球诃子的主要出口国，其每年出口量约占其产量的 30%。中国是诃子的主要进口国之一。欧美国家也从印度等诃子主要生产国进口诃子及其加工品。

中国除了从印度进口诃子外，还从缅甸、斯里兰卡等国家进口诃子以满足药用需求。2016 年以前，因进口诃子的价格低廉，使得进口诃子的占比较多。后来，随着国内诃子产量增加及各种因素影响下经销商进口诃子的积极性下降，使得进口诃子的占比逐渐下降。到 2023 年，国内对进口诃子的依赖程度进一步下降，市场上流通的诃子主要为国内自产的诃子。

二、中国诃子产业概况

（一）诃子自然资源分布

诃子作为我国重要的南药资源，集中分布于怒江下游低热河谷区域。其主要原因是怒江下游低热河谷地区气候条件特殊，冬春季节干旱少雨，4 ～ 5 月份高温干燥，雨水集中在 6 ～ 10 月份，夏秋季节高温多雨，适宜诃子生长。目前，诃子资源最为丰富的是怒江下游东岸的永德县，全县共分布野生诃子资源 31.3485 万亩。此外，在我国广东南部、广西南宁、福建、台湾南投、四川的凉山彝族自治州及西藏自治区的墨脱县等地也有野生诃子分布。

（二）诃子的产业发展情况

1. 种植加工产业 诃子是一种喜温暖、湿润气候的植物，耐旱、耐寒，适宜生长在海拔 800～1840 米的地区。诃子对土壤的要求不严格，在干旱瘠薄的荒山荒坡地均能正常生长发育，但以土层深厚、较肥沃的阴坡地生长发育较好，果实较大。而我国云南位于亚热带地区，气候湿热，且山川交汇，海拔跨度大，是诃子的理想生长地。云南永德、镇康、龙陵、昌宁、耿马、双江、施甸等地分布着大量的诃子树，其诃子产量占全国产量的 80% 以上。

云南省诃子产业在政府的大力扶持下快速发展。自 2010 年起，永德县启动诃子资源改造工程，对 11.82 万亩诃子分布林区的低效林实施系统性森林抚育和生态改造，为产业规模化发展奠定基础。同年，该县突破诃子苗木培育关键技术，随后开展规模化育苗以满足造林需求。截至 2023 年 12 月，已实现 5 万株优质苗木培育，建成示范林 150 亩、实验林 50 亩，累计完成诃子造林（含补植补造及四旁种植）1.42 万亩、低效林改造 2.6 万亩、森林抚育 5 万亩。永德县诃子林呈典型散生分布特征，主要与思茅松、云南松、松栎混交林、杂栎林及灌木林形成共生生态系统，分布区域覆盖永康林场、户妈林场、勐底农场三大国有林区，以及小勐统、永康、亚练、班卡、大山 5 个乡镇 29 个行政村。目前，全县保有稳定挂果的成熟诃子大树约 22.7 万株，推动云南省诃子产量实现持续增长。

自 2021 年起，云南省药品监督管理局积极抢抓国家中药材产地趁鲜加工政策机遇，深入开展政策研究及落地实施。2021 年 10 月，云南省药品监督管理局印发了《关于开展中药材产地加工（趁鲜切制）试点工作有关事宜的通知》。按照 "成熟一批，发布一批" 的原则，近三年云南省累计将三七、重楼等 17 个优势中药材品种纳入产地趁鲜加工目录，持续扩大试点品种范围，有效满足产业升级和市场供应需求。在诃子产业方面，2022 年 4 月，永德县发布招商引资项目《永德县诃子产业化基地建设及产品开发研究项目》，进一步推动诃子产业链延伸。在云南省政府的政策支持下，企业积极参与诃子种植加工产业，其中临沧博泰农业科技发展有限公司自 2018 年起在永康大湾桥建立芒果及诃子育苗基地，现已成功繁殖诃子苗 12 万株，并采用 "公司 + 产业 + 基地 + 合作社 + 农户" 的模式，实行种、管、收一体化管理。通过合作社向农户无偿提供种苗，促进规模化种植的方式，目前已在永德县建成大面积、规范性的果类原料种植基地。

2. 药品产业

（1）藏药产业 诃子在藏医药体系中占据重要地位，被誉为"藏药之王"。藏医经典著作《四部医典》记载，诃子具有酸、苦、辛、涩、甘、咸六味，主治隆、赤巴、培根诱发的疾病。藏医对诃子的应用历史悠久，民众认知度极高。诃子在藏药中的角色如同中药中的甘草，具有调和药性、增效减毒的作用，尤其在铁屑、乌头等烈性药材的炮制过程中不可或缺。从藏药成方来看，诃子的使用极为广泛。1995 年版《中华人民共和国卫生部药品标准·藏药分册》收录的 200 个藏药处方中，含诃子的处方达 117 个，占比 59%。在 2023 年版国家医保目录中，46 个藏药品种中有 29 个含有诃子，占比 63%（详见表 8-2）。

表 8-2 常见的含诃子的藏成药制剂

治疗领域	含诃子的藏成药制剂	纳入医保的品种
消化系统疾病	洁白丸（胶囊）、智托洁白丸、仁青芒觉（胶囊）、仁青常觉、五味金色丸、六味能消丸（胶囊）、六味安消丸、大月晶丸、坐珠达西、八味安宁散、十味黑冰片丸	洁白丸（胶囊）、智托洁白丸、仁青芒觉（胶囊）、仁青常觉、六味能消丸（胶囊）、六味安消丸、大月晶丸、坐珠达西、十味黑冰片丸
呼吸系统疾病	流感丸、清肺止咳丸、达斯玛保丸、五味麝香丸、六味丁香片（散）、九味青鹏散、十五味龙胆花丸、二十五味竺黄散、二十五味肺病丸（胶囊）、三十五味沉香丸	流感丸、五味麝香丸、六味丁香片（散）、十五味龙胆花丸、三十五味沉香丸
骨骼肌肉系统疾病	青鹏软膏、十味乳香丸（散）、十五味乳鹏丸、二十五味儿茶丸、二十五味驴血丸、十八味杜鹃丸、痛风汤散、萨热十三味鹏鸟丸、十八味党参丸	青鹏软膏、二十五味儿茶丸、二十五味驴血丸
心脑血管系统疾病	如意珍宝丸（片）、八味沉香丸、十一味甘露丸、十三味马钱子丸、十八味降香丸、二十五味珊瑚丸（胶囊）、二十五味珍珠丸、二十味肉豆蔻丸、二十味沉香丸、真龙醒脑胶囊	如意珍宝丸（片）、八味沉香丸、二十五味珊瑚丸（胶囊）、二十五味珍珠丸、二十味沉香丸、二十味肉豆蔻丸
肝脏疾病	六味明目丸、七味红花殊胜丸、九味渣驯丸、十五味萝蒂明目丸、二十五味松石丸	六味明目丸、七味红花殊胜丸、二十五味松石丸
泌尿系统疾病	十味诃子丸、十三味菥冥丸、十八味诃子利尿丸、十八味诃子丸	
妇、儿及其他疾病	红花如意丸、十五味沉香丸、二十五味鬼臼丸、二十六味通经胶囊、二十五味大汤丸	红花如意丸、十五味沉香丸、二十五味大汤丸

据相关销售数据显示，2018 ~ 2023 年，消化系统疾病用药六味安消丸年销

售额均在 1 亿元以上，仁青芒觉的年平均销售额在 8700 万元，洁白丸的年平均销售额在 7000 万元，六味能消胶囊的年平均销售额达 5600 万元。呼吸系统疾病用药以流感丸、清肺止咳丸和十五味龙胆花丸为代表，年累计销售额约 5000 万元。骨骼肌肉系统疾病用药以青鹏软膏销售额最高，年平均销售额约 2.29 亿元，其中西藏奇正藏药股份有限公司的年销售收入约为 1.97 亿元，占年总销售额的 86%。心血管系统疾病用药如意珍宝丸（片）的年销售额最高，年平均销售额为 2.14 亿元；其次为二十五味珊瑚丸，年平均销售额约 7000 万元；再次为二十五味珍珠丸，年平均销售额为 4600 万元。妇、儿疾病以红花如意丸的年销售额最高，其生产企业甘肃佛阁藏药有限公司 2023 年的销售额在 6000 万元以上，并呈逐年上升趋势。

藏药生产企业主要分布在西藏、青海、甘肃、四川、云南等地，其中有影响力的企业有西藏奇正藏药股份有限公司、西藏藏药集团股份有限公司、西藏甘露藏药股份有限公司、西藏雄巴拉曲神水藏药有限公司、西藏林芝宇拓藏药有限责任公司、西藏金珠雅砻藏药有限责任公司、甘肃佛阁藏药有限公司、甘肃奇正藏药有限公司、金诃藏药股份有限公司、青海久美藏药药业有限公司、青海省格拉丹东药业有限公司等。其中奇正藏药是国内藏药龙头企业，其通过文化传承和科技创新带动传统藏药产业创新升级，拥有国家级企业技术中心和藏药外用制剂、藏药固体制剂两个国家地方联合工程实验室，先后成为国家"十一五""十二五"科技重大专项实施单位、国家"十三五"科技部"中医药现代化研究"重点专项牵头单位、国家"十四五"科技部重点研发计划项目实施单位。奇正藏药生产的含诃子的制剂有 33 个，其中具有代表性的有青鹏软膏、红花如意丸、如意珍宝片、仁青芒觉胶囊、洁白丸、达斯玛保丸、二十五味肺病丸、六味能消胶囊、二十五味珍珠丸、八味沉香丸等，见表 8–3。

表 8–3　奇正藏药含诃子的代表制剂

药品名称	功能主治
青鹏软膏	具有活血化瘀、消肿止痛的功效。用于风湿性关节炎，类风湿关节炎，骨关节炎，痛风，急慢性扭挫伤，肩周炎引起的关节、肌肉肿胀疼痛，皮肤瘙痒，湿疹
如意珍宝片	具有清热、醒脑开窍、舒筋通络、干黄水的功效。可有效改善瘟热、陈旧热证、白脉病、四肢麻木、瘫痪、口眼歪斜、神志不清、痹证、痛风、肢体强直、关节不利等症状，对白脉病有良效

续表

药品名称	功能主治
红花如意丸	具有祛风镇痛、调经血、祛斑的功效。用于妇女血证、风证、阴道炎、宫颈糜烂、心烦血虚、月经不调、痛经、下肢关节疼痛、筋骨肿胀、晨僵、麻木、小腹冷痛及寒湿性痹证
仁青芒觉胶囊	具有清热解毒、益肝养胃、明目醒神、愈疮、滋补强身的功效。用于自然毒、食物毒、配制毒等各种中毒症状，培根木布病，消化道溃疡，急慢性胃肠炎，萎缩性胃炎、腹水、麻风病等
洁白丸	具有健脾和胃、止痛止吐、分清泌浊的功效。用于胸腹胀满、胃脘疼痛、消化不良、呕逆泄泻、小便不利
达斯玛保丸	具有清热解毒、消炎杀疠的功效。用于脑膜炎、流行性感冒、肺炎、咽炎、疮疡等
二十五味肺病丸	具有清热消炎，止咳的作用。用于各种肺病引起的咳嗽、胸胁痛、发热、呼吸急促、痰中脓血、盗汗等症状
六味能消胶囊	具有健脾和胃、导滞消积、行血止痛的功效。用于胃痛胀满、消化不良、便秘、痛经
二十五味珍珠丸	具有开窍醒神、温中散寒、活血化瘀的功效。用于治疗热入心包证，症见昏迷不醒、神志错乱、谵语发狂、半身不遂、口眼歪斜等
八味沉香丸	具有清心热、宁心、安神、开窍的功效。用于热病攻心、神昏谵语、心前区疼痛及心脏外伤

（2）蒙药产业　诃子在蒙医药体系中具有重要地位，其蒙药名为"阿如拉""阿拉乌勒"，最早记载于《智慧之源》，被尊称为"解毒之王"。蒙医学理论认为，诃子能够祛变形三根（赫依、协日、巴达干），调理体素，主治赫依病、协日病、巴达干病及其合并症和聚合症，同时对各类毒症具有显著疗效。在临床应用方面，诃子常与草乌配伍使用，用于治疗关节病、黄水病、类风湿关节炎、强直性脊柱炎及骨关节病等。1998 年版《中华人民共和国卫生部药品标准·蒙药分册》记载的 145 首蒙药方剂中有 28 首采用诃子炮制（配伍）草乌，占比19.4%。《蒙药方剂学》教材记载的 34 首含草乌方剂中，有 24 首与诃子配伍，占比高达 70.5%。蒙医还常用诃子汤作为辅料炮制草乌，以降低毒性、增强疗效。此外，诃子还广泛应用于呼吸系统、消化系统疾病的治疗。

近年来，蒙药产业发展迅速，截至 2023 年国内蒙药市场规模已达 32 亿元。其主要生产企业集中在内蒙古自治区，包括内蒙古蒙药股份有限公司、内蒙古库伦蒙药有限公司、内蒙古奥特奇蒙药股份有限公司、内蒙古天奇中蒙制药股份有限公司、乌兰浩特中蒙制药有限公司等。在 2023 年版国家医保目录中，28 个蒙药品种中有 17 个含有诃子，占比 61%（详见表 8-4），充分体现了诃子在蒙药产业中的核心地位。

表 8-4　含诃子的蒙药制剂

治疗领域	含诃子的蒙药制剂	纳入医保的品种
骨骼肌肉系统疾病	风湿二十五味丸、枫香脂十味丸、嘎日迪五味丸、那如三味丸、十八味欧曲丸、森登四味汤散、文冠木十味汤散、云香十五味丸、珍宝丸、扎冲十三味丸、珍珠活络二十九味丸、珍珠通络丸	风湿二十五味丸、那如三味丸、珍宝丸、扎冲十三味丸、珍珠通络丸
呼吸系统疾病	巴特日七味丸、黑云香四味汤散、克感额日敦片、羚牛角二十五味丸、清肺十八味丸、清肺十三味散、清感九味丸、清热二十三味散、清热二十五味丸、七味沙参汤散、清瘟止痛十一味丸、清咽六味散、石膏二十五味散、扫日劳清肺止咳胶囊、檀香清肺二十味丸、玉簪清咽十五味丸	巴特日七味丸、清感九味丸、扫日劳清肺止咳胶囊
消化系统疾病	阿拉坦五味丸、阿那日八味散、阿那日十四味散、阿如健脾散、巴特日六味汤散、草果健脾散、大黄三味片、光明盐四味胶囊、哈敦海鲁木勒九味丸、寒水石二十一味散、哈敦海鲁木勒十三味丸、诃子五味胶囊、藜芦十二味丸、六味安消散（胶囊）、健脾五味丸、健胃十味丸、健胃止疼五味胶囊、顺气十三味散、四味光明盐汤散、调元大补二十五味汤散、行气止痛丸、消食十味丸	阿拉坦五味丸、大黄三味片、寒水石二十一味散、六味安消散（胶囊）、调元大补二十五味汤
心脑血管系统疾病	八味三香散、沉香安神散、沉香十七味丸、胡日查六味丸、吉祥安神丸、顺气安神丸、顺气补心十一味丸	
肝脏疾病	德都红花七味丸、红花清肝十三味丸、哈日十二味散、利肝和胃丸、清肝二十七味丸、三子颗粒	红花清肝十三味丸
泌尿系统疾病	清肾热十味散、三子散、手掌参三十七味丸、益肾十七味丸	益肾十七味丸
妇、儿及其他疾病	给喜古纳丸、吉祥安坤丸、明目六味汤散、乌兰十三味汤散	吉祥安坤丸、乌兰十三味汤散

3. 保健品产业　三勒浆抗疲劳口服液作为诃子类保健品的代表产品，上市 30 余年来已成为我国学生群体提神醒脑、备战考试、增强免疫力的重要保健饮品，已累计销售 3 亿支，服务消费者超过 6000 万人次。2020 年企业完成了产品的全面升级，通过技术创新显著提升了口服液的口感和稳定性。近年来，该产品

采取线上线下双渠道销售策略，不仅在电商平台表现优异，在浙江、江苏等省份的线下渠道也保持良好销售态势，年销售额稳定在近亿元规模。

4. 食品饮料产业　诃子凭借其天然健康的特性，不仅可用在药品、保健品领域，还可以开发成饮料等多种产品。其中诃子饮料在云南地区已经有一定的市场基础。云南玉丹食品饮料有限责任公司作为诃子饮料产业的主要开拓者，自 2002 年在永德县政府支持下推出首款"玉丹诃乐"饮料以来，经过"珍宝茶""金诃凉茶""诃子纯"等多次品牌升级，最终于 2006 年确立"诃子汁饮料"品牌并沿用至今。2002 ～ 2016 年，该企业已累计生产诃子汁饮料 1.4 万吨。最新数据显示，2018 ～ 2023 年，该企业年均销量稳定在 5000 吨左右，年产值维持在 5000 万元规模，产品主要覆盖临沧市永德县、临翔区、耿马县和镇康县 4 个县区。未来，随着消费者对健康食品认知度的提升，诃子饮料产业有望迎来更广阔的发展空间。

5. 畜牧业　诃子在兽药领域已获得广泛应用。目前，《中华人民共和国兽药典》已收录多个含诃子的兽药制剂，主要包括三子散、乌梅散、驱虫散、郁金散、雏痢净等消化系统疾病用药。这些药品由广东汇邦动物保健有限公司、河南天纳图生物科技有限公司、河北地邦动物保健科技有限公司、河南牧隆兽药有限公司、迪冉威赛德生物科技有限公司、成都兴旺动物药业有限公司生产，在畜禽消化系统疾病防治方面发挥着重要作用。同时，诃子在兽药研发领域亦取得了新突破。浙江华尔成生物药业股份有限公司成功开发出防治奶牛急慢性乳房炎的新型兽药"慢乳宁"，目前已实现规模化生产并投放市场。诃子凭借其抗菌、抗炎等药理特性，在兽用药品和饲料添加剂领域具有广阔的开发前景。

（三）诃子行业发展存在的问题及建议

1. 行业问题

（1）诃子认知度低　诃子在藏药和蒙药体系中的认知度较高，但在中药领域的应用却呈现明显弱化趋势。从历史沿革来看，诃子作为涩肠止泻要药，其药用价值早有记载：东汉张仲景曾用其治疗气痢；《圣济总录》收载的痢疾方剂中，诃子使用频次达 52 次，位列第 7。现代研究也证实，相较于同类药物赤石脂，诃子具有更优的止泻效果。然而，随着中医药现代化进程的推进，诃子的药用价值未能得到充分重视和更好的应用。当前医保目录收录的 9 种固涩止泻成药制剂中，仅参倍固肠胶囊和涩肠止泻散 2 种含诃子成分，占比不足四分之一。这种应用萎缩现象直接反映了市场认知的不足。

与此同时，诃子产业面临品牌建设相对滞后的问题。目前市场上缺乏具有影响力的诃子产品品牌，导致产品附加值难以提升，市场竞争力受限，也不利于诃子的产业化发展。

（2）诃子产业化程度不高　一直以来，诃子的产地加工技术不高，生产工艺落后，产品加工深度不够，导致产品的质量和效率难以保证。目前，诃子的产业化主要体现在医药领域；在畜牧业领域也有少量应用，但是产业化规模不够；在水产养殖领域还处于研究阶段，未发展到产业化的程度；在国内个护领域还处于初步研究阶段。

（3）诃子资源的可持续发展问题　由于市场认知不足和产业化水平低下，诃子资源长期处于供过于求的状态，产品附加值难以提升。目前产地收购价格持续低迷，导致云南部分农户为追求短期经济效益，砍伐天然诃子林改种橡胶、坚果、芒果等高收益经济作物。值得注意的是，诃子从种植到挂果需6～8年生长周期，资源恢复速度远低于其他经济作物，诃子资源面临被破坏的风险。

（4）人才培养　强大的产业离不开人才的支持。当前诃子产业发展面临严重的人才短缺问题。一方面，地方政府和企业在诃子种植及培育方面的培训投入不足，导致基层农技人员专业素养参差不齐；另一方面，科研创新人才队伍薄弱，加之缺乏有效的科技创新激励机制，致使产业技术创新动力不足，技术创新发展较慢。

2.产业发展建议

（1）提高诃子认知度　在当前大健康产业蓬勃发展和中医药振兴的时代背景下，提升诃子认知度是扩大诃子产业的重要措施。在诃子产业市场推广中，应利用文化因素，宣传诃子在传统医学和民族文化中的重要地位，重视诃子文化的传承和保护，挖掘诃子的文化内涵，培育诃子品牌龙头企业。同时，还可以广泛使用互联网工具，如微博、抖音、快手等新媒体平台来宣传诃子及其相关产品，提高公众对诃子的认知度。通过举办诃子文化节、开展科普宣传等活动，让更多的人了解诃子的药用价值和文化价值。

（2）保证诃子资源可持续发展　首要任务是加强对野生诃子资源的科学保护，通过划定生态保护区、制定差异化采收方案等措施实现资源的有序利用。针对诃子生长过程中易受干旱、洪涝及病虫害威胁的特点，应当建立完善的风险防控机制，包括构建灾害预警系统、优化病虫害综合防治技术等。在资源布局方面，逐步在广西、广东、西藏等适宜地区建设新的种植基地，形成多点分布的产业格局，有效分散自然灾害风险。同时，要大力推进人工种植和繁育，提高人工种植的技术水平，确保诃子资源的长期供应。

（3）延伸产业链，发展高附加值产品　加速诃子在国内保健行业和个护领域的研究、开发应用。加速诃子在畜牧业和水产养殖业的产业转化。将诃子产业与诃子文化相结合，打造具有特色的诃子文创产品。

在科研创新方面，产区应重点加强产地初加工和炮制工艺的技术攻关，同时加快建立行业标准体系和质量控制规范，特别是要提升诃子幼果（藏青果）的高值化利用水平。在产业培育方面，要通过相关政策支持，引导医药、保健、食品饮料等领域的龙头企业建设诃子原料基地、仓储物流园区和加工、提取厂房，并依托其企业优势壮大诃子产业规模。为提升产业链协同效率，建议组建诃子产业联盟，整合种植、加工、销售等环节资源，构建信息共享和利益联结机制。在市场拓展方面，一方面要运用先进的提取、分离、纯化技术，开发高纯度的诃子提取物，如提取抗氧化能力较强的没食子酸单品，积极开拓国内的保健品市场和国际个护市场；另一方面要加快诃子在畜牧水产养殖中的产业化应用，并推进国内个护产品研发。要注重产业与文化的融合发展，通过开发诃子主题文创产品等新业态，提升产业文化内涵和品牌价值，实现经济效益与文化传承的双赢。

（4）加强专业人才培养及平台建设　首先，政府和企业应制定合理的人才培养激励方案，引导科研人才向诃子产业聚集；加强诃子产业从业人员培训，优化农技人才队伍；培养诃子技术推广人才。其次，应加大对诃子的科研投入，培养专业的科研人才，建立科研平台，不断改进和创新诃子加工工艺，提高产业的科技含量，增加产品的附加值，为诃子产业转型升级提供持续动力。

>>> **参考文献**

[1] 陈宪良. 从诃梨勒到诃子：中印文化交流视域下的本草"中国化"［J］. 陕西师范大学学报（哲学社会科学版），2024，53（4）：53-65.

[2] 高承. 事物纪原［M］. 李果，订. 金圆，许沛藻，点校. 北京：中华书局，1989.

[3] 中国社会科学院历史研究所，中国敦煌吐鲁番学会敦煌古文献编辑委员会，英国国家图书馆，等. 英藏敦煌文献：第4册［M］. 成都：四川人民出版社，1991.

［4］上海古籍出版社，法国国家图书馆.法藏敦煌西域文献：第19册［M］.上海：上海古籍出版社，2001.

［5］李肇.唐国史补［M］.上海：古典文学出版社，1957.

［6］莫太刚，樊三虎，郑有德，等.三勒浆安全性评价及功能作用研究［J］.世界中医药，2022，17（19）：2711-2717.

［7］拉萨市高原生物研究所.一种抗疲劳的保健食品及其制备方法：CN200510022071.2［P］.2006-06-28.

［8］董文明，唐卿雁，付晓萍，等.诃子汁饮料的研制［J］.食品工业，2013（11）：19-23.

［9］云南玉丹食品饮料有限责任公司简介［J］.云南科技管理，2009（5）：61.

［10］无锡济民可信山禾药业股份有限公司，江西济民可信集团有限公司.一种利咽开音润喉糖及其制备方法：CN201810516599.2［P］.2018-11-06.

［11］张广生.一种生津止咳清音化痰的膏滋及其制备方法：CN108853421A［P］.2018-11-23.

［12］南通泰利达化工有限公司.一种诃子健脾酒及泡制方法：CN201210119969.1［P］.2013-10-30.

［13］中国科学院西北高原生物研究所.诃子提取物在制备抑制淀粉酶和葡萄糖苷酶活性的食品、药品或保健品中的应用：CN201910665284.9［P］.2019-09-27.

［14］长沙佰顺生物科技有限公司.一种瘦身减肥保健品：CN201610170433.0［P］.2016-07-27.

［15］Sharma C，Aneja K R，Kasera R，et al.Antimicrobial po‐tential of Terminalia chebula Retz. fruit extracts against ear pathogens［J］. World Journal of Otorhinolaryngology，2012，2（2）：8-13.

［16］Malekzadeh F，Ehsanifar H，Shahamat M，et al.Anti‐bacterial activity of black myrobalan（Terminalia chebula Retz）against Helicobacter pylori［J］. International Journal of Antimicro‐bial Agents，2001（18）：85-88.

［17］徐倩倩，吕素芳，李峰，等.38味中药对猪大肠杆菌的体外抑菌活性［J］.中国兽医杂志，2020，56（5）：66-71.

［18］Khan I，Ullah Z，Shad A A.In vitro antioxidant，anticholin‐esterase inhibitory，and antimicrobial activity studies of Termina-lia chebula（Retz）and

Terminalia arjuna（Roxb）[J]. South Afri‐can Journal of Botany，2022（146）：395-400.

[19] 欧工华，汪忠荣，刘嘉，等.乌梅散的体外抑菌试验 [J].贵州畜牧兽医，2023，47（2）：20-22.

[20] 李浩然.中药白痢散治疗仔猪白痢的有效性和安全性研究 [D].长春：吉林大学，2018.

[21] 李蕴玉，李佩国，张召兴，等.单味中药水提物对鸡源耐药性 E.coli 地方株的体外抑菌活性研究 [J].中国兽医杂志，2018，54（4）：47-49.

[22] 朱利霞，王洪彬，史秋梅，等.14味中草药对鸡大肠杆菌的体外抑菌作用研究 [J].黑龙江畜牧兽医（上半月），2018（10）：154-156.

[23] 常超越，张召兴，庞洪泽，等.23味中药对鸡白痢沙门菌地方株体外抑菌试验 [J].中国兽医杂志，2017，53（9）：31-33.

[24] 刘勃兴，赵安奇，柳翠翠，等.犊牛腹泻沙门菌抗菌药敏感性试验与中药体外抑菌试验 [J].中国兽医杂志，2021，57（3）：26-30.

[25] 王丹阳，张康，王旭荣，等.诃子、矮紫堇、甘青乌头提取物对牛病毒性腹泻病毒的体外抑制作用 [J].畜牧兽医学报，2018，49（9）：2036-2043.

[26] 豆薇，赵龙，郝峰，等.体外抗猪轮状病毒8种藏药的初步筛选 [J].动物医学进展，2024，45（5）：18-24.

[27] 安庆市柯旷动物药业有限公司.一种专治鸡气囊炎的药物及其制备方法：CN201710795091.6 [P].2017-12-01.

[28] 广西大学.防治凌云乌鸡肠道疾病的中药制剂：CN201910209059.4 [P].2019-05-03.

[29] 吉林农业大学.一种治疗仔猪流行性腹泻的中药组合物：CN201410813288.4 [P].2015-04-29.

[30] 重庆市中药研究院.一种治疗仔猪黄白痢的中兽药组合物及其制备方法和用途：CN201510020262.9 [P].2015-04-22.

[31] 延边大学，中国农业科学院特产研究所.一种治疗仔鹿黄白痢的混悬液及使用方法：CN201910968391.9 [P].2019-11-29.

[32] 聂建超.谈谈奶牛乳房炎的病因及防治 [J].当代畜禽养殖业，2002（2）：20-21，23.

[33] 代敏，王雄清，罗英，等.奶牛乳房炎病原菌对中药的敏感性试验 [J].江

苏农业科学，2006（4）：108-111.

[34] 代敏，彭成，万峰，等.5味收涩药对奶牛乳腺炎病原菌体外抗菌活性的比较 [J].中国乳品工业，2011，39（2）：41-44.

[35] 鲁仁义，吴晶，姜远英.4种中药提取物的抗真菌作用研究 [J].广东化工，2020，47（22）：46，52.

[36] 李成应.治疗奶牛乳房炎的复方中药制剂的开发研究 [D].呼和浩特：内蒙古农业大学，2008.

[37] 杨丰利.南宁市郊奶牛乳腺炎相关研究及其对繁殖性能的影响 [D].南宁：广西大学，2011.

[38] 镇江威特药业有限责任公司.一种防治奶牛乳房炎的涂膜剂及其制备方法：CN201810977541.8 [P].2021-08-20.

[39] 铜仁市万山区令杨农牧发展有限公司.一种用于兔子乳房炎的组合物及其制备方法：CN201710298578.3 [P].2017-06-20.

[40] Cabello F C C，张红林，何力.水产养殖业预防性抗生素的大量使用：一个日益严重的人与动物健康以及环境问题 [J].淡水渔业，2016，46（6）：109-112.

[41] 黄梅，谭余庆，罗俊，等.植物类中药抗细菌耐药性的研究进展 [J].中国实验方剂学杂志，2018，24（23）：218-224.

[42] 徐晓津，李秀华，马一帆，等.49味中药及其复方与抗生素对溶藻弧菌的体外抑菌作用 [J].广东海洋大学学报，2019，39（6）：30-38.

[43] 王洪彬，李永慧，朱利霞，等.24味中草药对舌鳎源嗜水气单胞菌的体外抑菌效果 [J].水产学杂志，2018，31（1）：21-24.

[44] 晋鹏飞，张浩然，王婷婷，等.5种中草药的不同溶剂提取物对嗜水气单胞菌抑菌活性的研究 [J].水产科技情报，2022，49（4）：212-218.

[45] 卢静，王振宁，陈锐，等.几种中药单体和抗生素对嗜水气单胞菌及温和气单胞菌的体外抑菌活性研究 [J].水生生物学报，2013，37（6）：1128-1132.

[46] 万素英.食品抗氧化剂 [M].北京：中国轻工业出版社，2000：3.

[47] 杨怀霞，马庆一，杨林莎.茶叶及诃子等植物提取物的抗氧化作用 [J].郑州大学学报（医学版），2003，38（3）：413-415.

[48] 白嘉懿.这个冷门抗衰成分，正在海外崭露头角 [J].中国化妆品，2023

（1）：118-119.

［49］吴士云，张晓伟，姚丽娅，等.诃子抗氧化活性的研究［J］.江苏农业科学，2011（1）：368-370.

［50］Chogsom Mounkh-Amgalan，胡亚玲，文先，等.诃子果实活性成分提取及抗氧化活性研究［J］.食品安全质量检测学报，2014（3）：942-946.

［51］孙广军.诃子抗皱美肤乳液：CN201710253324.X［P］.2017-07-21.

［52］张义安，赵其明.植物染料的研究现状［J］.染料与染色，2008，45（6）：11-15.

［53］孟思.草木染真丝面料的研究与开发［D］.天津：天津工业大学，2018.

［54］丁岗，刘延泽，冀春茹.诃子叶与诃子硬种皮中丹宁反相高效液相色谱分析［J］.时珍国医国药，2000（3）：198-199.

［55］蔡永敏.中药药名辞典［M］.北京：中国中医药出版社.1996.

［56］蔡延渠，李苑新，鲁湘鄂.诃子叶提取物对水产养殖常见致病性弧菌的抗菌作用研究［J］.饲料研究，2022，45（21）：78-81.

［57］陈文贵.治疗冠心病的天然药物——诃子树皮［J］.心血管病防治知识（科普版），2014（15）：58-59.

［58］宁光辉.一种养阴润肺的中药汤剂：CN105106835A［P］.2015-12-02.

［59］童皖晋.一种治疗偏头痛的中药组合物：CN104257730A［P］.2015-01-07.

［60］吴姗姗，刘今晓，宋毅斐，等.一种治疗脾虚湿滞型溃疡性结肠炎的药物：CN105267587A［P］.2016-01-27.

［61］王菊明.一种治疗慢性前列腺炎药物：CN105362510A［P］.2016-03-02.

［62］王峰，王琳，张发成.一种诃黎勒鞣花酸的制备方法：CN102020682B［P］.2013-06-05.

［63］罗捷华.一种风味南瓜豆腐及其制备方法：CN104054837A［P］.2014-09-24.

［64］李海会.诃子育苗技术［J］.热带农业科学，2013（1）：28-30，57.

［65］华成明.永德县着力打造绿色诃子产业［N］.中国食品安全报，2023-12-30.

［66］张敬文.公元6～10世纪时藏医与中医、阿育吠陀和阿拉伯医使用药材的特点及对比研究［D］.成都：成都中医药大学，2023.

［67］岳会兰，李明明，赵晓辉，等.诃子中没食子酸酯新化合物及其制备方法和应用：CN114835662B［P］.2024-04-05.

［68］郑良璐.十八味诃子利尿丸对糖尿病肾病大鼠肾组织的保护作用初探［D］.青海：青海大学，2021.

［69］杨秦亮，李彦希，龙成，等.一种藏药诃子的炮制方法：CN115444870B［P］.2024-01-30.

［70］松林，蒙药学概论［M］.呼和浩特：内蒙古教育出版社，2012：243.

［71］李瑞，李文军.蒙医、藏医谈诃子［J］.中国中医药信息杂志，1995（6）：34-35.

［72］张爱弟，其格沁，韩志强.蒙成药那如-3味丸方源考证及现代研究进展［J］.中国民族医药杂志，2024，30（1）：51-56.

［73］巴根那.蒙药方剂［M］.通辽：内蒙古人民出版社，2007：68-216.

［74］吉丽.基于古今医案云平台挖掘《圣济总录》治疗痢疾的用药规律研究［D］.沈阳：辽宁中医药大学，2021.

［75］Miao Z，Chen L，Feng H，et al.Baitouweng Decoction Ameliorates Ulcerative Colitis in Mice Partially Attributed to Regulating Th17/Treg Balance and Restoring Intestinal Epithelial Barrier［J］.Front Pharmacol，2020，11：531117.